LES DIÉTÉTISTES DU CANADA
BONS METS VITE FAITS

Bev Callaghan, Dt. P. et Lynn Roblin, Dt. P.

LES DIÉTÉTISTES DU CANADA
BONS METS VITE FAITS

Bev Callaghan, Dt. P. et Lynn Roblin, Dt. P.

TRÉCARRÉ

Données de catalogage

Callaghan, Bev

    Bons mets vite faits

    Traduction de : Great food fast.

    Comprend un index.

    Publi. en collab. avec : Association canadienne des diététistes.

    ISBN 2-89249-917-8

1. Cuisine rapide. 2. Cuisine santé. I. Roblin, Lynn. II. Association canadienne des diététistes. III. Titre

TX833.5.C3414 2000	641.5'55	C00-940411-2

L'édition originale de cet ouvrage a paru en anglais sous le titre :
Great Food Fast
© Dietitians of Canada
Éditeur original : Dietitians of Canada

© Éditions du Trécarré 2000

CONCEPTION, RÉDACTION :	MATTHEWS COMMUNICATIONS DESIGN INC.
PHOTOGRAPHIE :	MARK T. SHAPIRO
DIRECTION ARTISTIQUE ET PHOTOGRAPHIE :	SHARON MATTHEWS
STYLISTE CULINAIRE :	KATE BUSH
STYLISTE DES ACCESSOIRES :	CHARLENE ERRICSON
DIRECTEUR DE RÉDACTION :	PETER MATTHEWS
INDEXEURE :	BARBARA SCHON
NUMÉRISATION COULEURS ET FILM :	POINTONE GRAPHICS
TRADUCTION :	RAYMOND ROY, ALICE TAVARES MASCARENHAS
RÉVISION LINGUISTIQUE :	DIANE MARTIN
MISE EN PAGE :	CLAUDE BERGERON

Nous reconnaissons l'aide financière du gouvernement du Canada par l'entremise du Programme d'aide au développement de l'industrie de l'édition (PADIÉ) pour nos activités d'édition.

ISBN 2-89249-917-8

Dépôt légal, 2000
Bibliothèque nationale du Québec
Imprimé au Canada

Éditions du Trécarré
Outremont (Québec) Canada

TABLE DES MATIÈRES

Merci à nos commanditaires

Les diététistes du Canada tiennent à exprimer leur reconnaissance envers leurs trois commanditaires officiels et leur commanditaire du monde des médias pour le soutien qu'ils ont accordé à la réalisation de ce livre et à la campagne du Mois de la nutrition 2000. L'engagement de l'Office canadien de commercialisation des œufs, des Producteurs laitiers du Canada, des céréales Post et du magazine *Châtelaine* a contribué à faire de *Bons mets vite faits* une réalité. Toutes ces entreprises se font fort d'envoyer des messages d'alimentation saine qui profitent à tous les Canadiens.

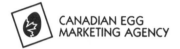
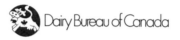

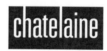

Office canadien de commercialisation des œufs

Producteurs laitiers du Canada

Céréales Post

Châtelaine

Les diététistes du Canada

Les diététistes du Canada sont le porte-parole des diététistes. Cette organisation s'efforce d'améliorer la santé des Canadiens grâce à une saine alimentation. Représentant plus de 5 000 diététistes aux quatre coins du pays, Les diététistes du Canada sont la troisième association de diététistes en importance dans le monde.

Les diététistes sont les personnes idéales à consulter pour obtenir des conseils fiables sur les questions d'alimentation. Si vous avez besoin d'information sur l'alimentation ou d'une consultation personnalisée sur votre régime alimentaire, consultez un diététiste diplômé.

Pour trouver un diététiste diplômé dans votre collectivité, communiquez avec un service de santé publique, un centre local de services communautaires ou un hôpital. Vous pouvez également obtenir la liste des diététistes diplômés exerçant en pratique privée sur le site Web des Diététistes du Canada à l'adresse www.dietitians.ca ou en téléphonant au réseau des diététistes-conseils au 1 888 901-7776.

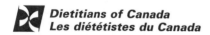

Introduction

Nous sommes heureux de vous offrir *Bons mets vite faits*, le troisième livre de recettes des Diététistes du Canada. Comme son titre le laisse entendre, ce livre se concentre sur la préparation de plats à la fois simples, vite cuisinés, nutritifs et délicieux. Les recettes proposées ont été puisées et testées dans les cuisines des quatre coins du pays. Essayez-les et vous vous apercevrez que manger santé n'est pas compliqué. Et que ça goûte bon !

De nos jours, le temps est une denrée de plus en plus précieuse. Peu importe qu'on vive seul, en couple ou en famille, les exigences de la vie professionnelle et personnelle laissent souvent bien peu de temps pour la planification et la préparation de repas sains et équilibrés.

Bien entendu, vous êtes déjà convaincu de l'importance d'une saine alimentation. Mais à vos yeux, l'aspect pratique des choses importe tout autant. Eh bien, dorénavant, vous n'avez plus à choisir la commodité au détriment de la santé. Vous trouverez dans ce livre des idées de repas vite faits et faciles, qui vous aideront au quotidien et favoriseront l'adoption par votre famille d'habitudes alimentaires saines, pour toute la vie.

Une étude menée récemment (*Tour de table sur l'alimentation - Le point de vue des consommateurs*, Fondation canadienne de la recherche en diététique, Les diététistes du Canada et Kraft Canada) a révélé que 60 % des personnes chargées de la préparation des repas admettent que la partie la plus fastidieuse de celle-ci consiste à décider d'un menu. Quels sont les facteurs les plus importants à considérer dans la prise de cette décision ? Pour 68 % des répondants, c'est la facilité de préparation ; pour 66 % des personnes interrogées, c'est la durée de la préparation. L'étude a également montré que la plupart (56 %) des Canadiens sont las d'entendre des messages contradictoires sur ce qu'il convient de consommer ou d'éviter à table.

Effectivement, ces messages contradictoires jettent de la confusion dans notre esprit. Et c'est là justement que le diététiste peut intervenir. C'est donc avec cette question présente à l'esprit et pour vous aider à relever le défi de la préparation des repas que nous avons réuni ces recettes et conseils nutritionnels éprouvés.

Alors, dégustez nos plats savoureux et vite faits !

Lise Smedmor, Dt. P.
Coordonnatrice du Mois
national de la nutrition
Les diététistes du Canada

Remerciements

Les diététistes du Canada aimeraient remercier les nombreuses personnes qui ont contribué à la réalisation du présent ouvrage.

D'abord, un grand merci à tous ceux et celles, aux quatre coins du Canada, qui ont soumis leurs recettes à notre attention. Les réactions ont été extrêmement nombreuses, et la diversité de recettes impressionnante.

Il convient ensuite de remercier nos auteurs : Lynn Roblin, Dt. P., M. Sc., auteure des notes nutritionnelles, et Bev Callaghan, Dt. P., qui a élaboré et éprouvé les recettes. Nous remercions également Barbara Selley, Dt. P., et Sharyn Joliat, Dt. P., M. Sc., d'Info Access Inc. (1988), pour les analyses nutritionnelles. Bev et Lynn doivent beaucoup à Margie Armstrong, Mary Persi et Marilena Rutka pour leur aide experte dans les tests et l'élaboration des recettes ; à Barbara McHughan pour son aide à la saisie du manuscrit ; à Meredith Jackson, Dt. P., pour la révision du contenu. Elles tiennent aussi à exprimer leur reconnaissance envers leur famille, notamment les enfants, pour leur patience et leur soutien.

Nous sommes énormément redevables aux membres des Diététistes du Canada qui ont révisé le livre afin de vérifier la qualité et l'exactitude de l'information nutritionnelle :

Zita Bersenas-Cers, Dt. P., Hamilton, Ontario ;

Bonnie Conrad, Dt. P., M.A.H.E., Halifax, Nouvelle-Écosse ;

Renée Crompton, Dt. P., M. Sc., Ottawa, Ontario ;

Janice Holley, Dt. P., Morriston, Ontario ;

Valerie Irvine, Dt. P., Saskatoon, Saskatchewan ;

Anar Jamal, Dt. P., Calgary, Alberta ;

Susan Mah, Dt. P., M. H. Sc., Toronto, Ontario ;

Mary Fodor O'Brien, Dt. P., M. H. Sc., Oakville, Ontario ;

Elizabeth Thomas, RDN, Abbotsford, Colombie-Britannique ;

Mary Sue Waisman, Dt. P., M. Sc., Calgary, Alberta

Leslie Whittington-Carter, Dt. P., London, Ontario.

Merci aux diététistes et au personnel des commanditaires du Mois de la nutrition pour leur participation :

Anne Kennedy, Dt. P., M. H. Sc., directrice de la nutrition, Office canadien de commercialisation des œufs ; Gail Ewan, Dt. P., M. Sc., et Susan Iantorno, Dt. P., M. H. Sc., Producteurs laitiers du Canada ; Marilynn Small, Dt. P., directrice principale de la nutrition, Affaires nutritionnelles de Kraft Canada inc., et Lindsey Davis, chef de produit adjointe, céréales Post.

Un remerciement tout spécial à Helen Haresign, Dt. P., M. Sc., directrice du développement, Les diététistes du Canada, pour ses précieux conseils et son leadership dans la réalisation de ce livre. Merci aussi à Lise Smedmor, Dt. P., de L.M.C. Communications, pour avoir coordonné les tâches afférentes, souvent complexes.

Finalement, nous tenons à exprimer notre gratitude envers les éditions Robert Rose Inc. et notamment à Bob Dees ; à Matthews Communications Design Inc., pour leur expertise dans les domaines de la rédaction, de la conception et de la production ; au photographe Mark Shapiro, pour le talent avec lequel il a mis les plats en valeur ; à Kate Bush, pour ses formidables talents de styliste culinaire et à Charlene Erricson, pour les accessoires qui apparaissent dans les photos du livre.

S'alimenter vite et bien

Pour la plupart, nous faisons attention à ce que nous mangeons et tentons d'effectuer les meilleurs choix alimentaires possible. Mais notre horaire chargé nous force souvent à sauter des repas, à manger sur le pouce ou à improviser à partir de ce qu'on a sous la main. Certains aliments ainsi mangés à la hâte sont bons pour la santé, par exemple les fruits, les céréales, le yogourt ou les sandwiches. Mais le plus fréquemment, quand le temps nous presse, nous nous tournons vers des goûters riches en matières grasses, la restauration rapide ou des plats commerciaux. Les conséquences d'une telle alimentation ? Nous risquons de n'y pas trouver tous les éléments nutritifs nécessaires.

Ne laissez donc pas les contraintes de temps vous empêcher de manger comme vous le devriez. Vous trouverez dans ces pages de nombreuses idées de repas savoureux et nutritifs, tous préparés beaucoup plus rapidement qu'on ne l'imaginerait.

Qu'est-ce qui fait qu'un mets est *bon* ?

Commençons par établir ce qui ne l'est pas. Un bon repas n'a pas besoin d'être compliqué. Le repas de qualité n'est pas obligatoirement chaud et n'a pas à se conformer au schéma démodé « une viande et deux légumes ». Un petit déjeuner, même s'il est pris sur le pouce, peut quand même être valable, s'il est équilibré. Une collation énergisante vite avalée, un repas plus copieux pris entre amis peuvent aussi être sains.

Au fond, un bon repas, ce n'est rien d'autre qu'un repas savoureux et équilibré sur le plan nutritionnel. Ces deux qualités ont leur importance ; toutefois, étant donné que nous sommes diététistes, commençons par l'aspect nutritionnel.

Aspect nutritionnel. Ici, le mot-clé est « équilibre ». Vous trouverez dans ce livre des recettes qui fournissent une grande variété d'éléments nutritifs. Tous les mets proposés ont été analysés, et vous avez donc accès aux données sur les quantités de calories, de protéines, de matières grasses, de glucides, de fibres alimentaires et de sodium pour chaque plat. On y indique aussi les sources de vitamines et de minéraux « bonnes » et « excellentes ». Respecter l'équilibre nutritionnel signifie aussi prendre en considération les quatre groupes alimentaires. Par conséquent on donne, pour chaque mets, le nombre de portions de chacun des groupes alimentaires du *Guide alimentaire canadien pour manger sainement* qu'il contient (voir à la page 176).

Saveur. Dans l'élaboration de ce livre, nous avons tenu compte de différents styles culinaires, de différentes saveurs et textures, et nous avons inclus aussi bien des plats classiques que des mets un peu plus inusités. Essayez ces recettes, car elles sont toutes délicieuses. Soyez aventureux, sortez des sentiers battus et faites des expériences, qu'il s'agisse d'un ingrédient jusqu'ici inconnu, d'une nouvelle recette ou d'une façon différente d'apprêter les aliments.

Budget. Un bon repas est meilleur encore quand il n'est pas cher. Vous trouverez dans ce livre des recettes à base d'ingrédients courants et bon marché, faciles à trouver au supermarché.

Qu'est-ce qu'un mets *vite fait* ?

Des études révèlent que de plus en plus de gens souhaitent manger des repas nutritifs, préparés à la maison et rapidement réalisés. Nous avons donc retenu dans ce livre des recettes vite exécutées. De fait, même si les temps de cuisson varient d'un repas à l'autre, la plupart des plats n'exigent que de 10 à 30 minutes de préparation.

Liste d'ingrédients courte. Dans la plupart des recettes, on s'en est tenu à une liste d'ingrédients aussi courte que possible.

Recherche de la simplicité. Les instructions sont faciles à suivre, assez en tout cas pour que les grands enfants, les adolescents et les cuisiniers novices puissent mettre la main à la pâte.

Raccourcis. Les ingrédients préparés commercialement, comme les légumes surgelés ou les sauces pour pâtes alimentaires en bocal, permettent parfois de gagner du temps.

LA VARIÉTÉ
est le secret du bien-manger.

Il est normal de manger quand on a faim, de manger rapidement et de revenir sans cesse aux mêmes aliments. Pour économiser du temps en semaine, nous nous en remettons souvent aux mêmes plats, au nombre de cinq à dix. Le fait de manger des aliments variés peut améliorer la qualité de votre nutrition. Par exemple, en consommant une grande variété de céréales, de fruits et de légumes, vous irez chercher des vitamines, des minéraux et des fibres alimentaires en abondance.

PLAN DE REPAS

Un plan de repas hebdomadaire peut vous aider à vous organiser, à diminuer le nombre de passages à l'épicerie et à réduire votre dépendance vis-à-vis des repas tout faits ou livrés à la maison. Si la planification des repas est une corvée pour vous, essayez au moins de songer au genre de repas que vous aimeriez prendre dans les jours à venir et assurez-vous d'avoir les ingrédients nécessaires sous la main.

Examinez votre horaire de la semaine

❧ **Petits déjeuners et dîners.** Il se peut que vous deviez prendre ces repas à la course ou les emporter au travail. En prévision de cette éventualité, faites provision d'aliments faciles à transporter. Jetez un coup d'œil aux recettes et conseils donnés au chapitre « Pour commencer la journée du bon pied », des pages 27 à 44, et « Repas et collations rapides », des pages 45 à 64. La plupart de ces recettes sont à la portée des adolescents qui peuvent les préparer, les servir et les déguster avec leurs copains.

❧ **Repas en semaine.** Ils doivent être vite faits et simples. On peut faciliter la préparation des repas en semaine en cuisinant certains éléments à l'avance (voir SAUCE PIQUANTE AUX TOMATES, à la page 150), en utilisant certains aliments pratiques (voir CHILI EXPRESS à la page 106) ou en prévoyant une utilisation des restes (voir RIZ FRIT AUX ŒUFS ET AUX CHAMPIGNONS à la page 54). Vous trouverez de bonnes idées en consultant les chapitres « Des soupes nourrissantes », des pages 65 à 76, « Les salades et les légumes », des pages 77 à 99, et « Les plats de résistance », des pages 100 à 154.

❧ **Une fois parvenus au vendredi,** nous méritons une pause et pouvons peut-être nous faire livrer un repas à domicile. Il n'y a rien de mal à se laisser aller de temps à autre, à prendre congé des activités culinaires.

❧ **La fin de semaine,** on a souvent plus de temps pour cuisiner et pour partager des repas entre amis. On peut aussi en profiter pour prendre de l'avance sur la semaine à venir en préparant certains repas ou en doublant les quantités d'une recette pour congeler par exemple quelques portions de LASAGNE FLEMMARDE, page 108, ou de SOUPE AU JAMBON ET AUX HARICOTS NOIRS À LA CARIBÉENNE, page 70. Vous découvrirez d'excellentes recettes pour les repas de famille et pour recevoir les amis au chapitre « Les plats de résistance » (pages 100 à 154). Vous trouverez aussi de bonnes idées de desserts dans « La note finale » (pages 155 à 171).

Apprenez à combiner les différentes recettes de ce livre en consultant la section « Exemples de menus » aux pages 172 et 173.

Étapes de la planification

❦ Composez des repas qui comprennent des aliments de chacun des groupes du *Guide alimentaire canadien pour manger sainement* (voir aux pages 176 et 177) ou planifiez vos repas en suivant les recettes de ce livre.

❦ Recherchez les mets qui apportent de bonnes quantités de céréales, de légumes et de fruits. Ces aliments devraient constituer environ les deux tiers des repas.

❦ Servez-vous de la « Liste de provisions de *Bons mets vite faits* » à droite pour planifier l'achat des denrées et des aliments santé essentiels.

❦ Dressez une liste d'épicerie et inscrivez-y les aliments nécessaires pour les petits déjeuners, les dîners et les collations. Placez une liste sur le réfrigérateur et ajoutez-y à mesure les ingrédients épuisés ou manquants.

❦ Déterminez trois ou quatre plats principaux à cuisiner en semaine. Ajoutez à votre liste d'achats tous les articles nécessaires à la préparation de ces plats.

❦ Demeurez souple dans la planification des repas. Ainsi, vous et vos aides disposerez de plusieurs options pour le souper. N'oubliez pas que certaines denrées, comme les produits laitiers, la viande, la volaille et le poisson frais, sont plus périssables et qu'elles doivent être consommées en premier.

❦ Affichez votre plan de repas sur le réfrigérateur. De la sorte, le premier à rentrer au foyer pourra commencer les préparatifs. Laissez votre livre de recettes ouvert à la bonne page afin que tous aient accès aux instructions.

❦ Les jours où vous savez que vous n'aurez pas le temps de cuisiner, prévoyez des restes ou des repas qui se préparent à l'avance.

Recherchez le

℗

En ayant sous la main les ingrédients de la « Liste de provisions de *Bons mets vite faits* », vous avez tout ce qu'il faut pour exécuter les recettes marquées d'un **℗**.

Bons mets vite faits !

QUE VOTRE GARDE-MANGER
SOIT BIEN GARNI

Avoir en abondance des aliments simples et nutritifs dans le garde-manger, au réfrigérateur et au congélateur aide à préparer des repas rapides. Voici quelques-uns des ingrédients essentiels utilisés dans ce livre. Approvisionnez-vous consciencieusement, vous partirez ainsi avec une bonne longueur d'avance dans la préparation des repas.

LISTE DE PROVISIONS

Dans le garde-manger :

Haricots et lentilles en conserve : fèves au four en sauce tomate, haricots noirs, rouges, pois chiches, petits haricots blancs, lentilles

Pain : pain de blé entier, petits pains, pain pita, bagels, préparation pour biscuits

Céréales : de son, de grains entiers, flocons d'avoine à cuisson rapide

Condiments et assaisonnements : moutarde, ketchup, vinaigre, sauce soya, cubes de bouillon

Poisson en conserve : thon, saumon, palourdes

Farine : blanche et complète

Fruits en conserve (dans le jus ou un sirop léger) : pêches, poires, ananas, mandarines en segments, compote de pommes

Fruits séchés : raisins secs, canneberges, abricots, dattes

Herbes et épices : poivre, basilic, ail, gingembre, origan, thym, estragon, coriandre et cumin

Lait : évaporé en conserve, écrémé en poudre

Noix et graines : amandes, noix de Grenoble, arachides

Huiles : huile d'olive, huile végétale

Pâtes alimentaires : fusilli, rotini, spaghetti, penne, papillons, couscous

Sauces à pâtes alimentaires : aux tomates et aux légumes

Riz : blanc ou brun, riz à cuisson rapide

Édulcorants : sucre, miel, sirop, confiture

Légumes en conserve : tomates étuvées ou coupées en dés, maïs en grains, citrouille

Légumes frais : pommes de terre, patates douces, oignons

Légumes marinés : cornichons sucrés, cornichons à l'aneth

Son de blé, semoule de maïs

suite à la page suivante...

LISTE DE PROVISIONS

Sur la table :

Bananes, cantaloups, tomates

Au réfrigérateur :

Fromage : cheddar, parmesan, ricotta, mozzarella, fromage en tranches

Œufs

Gras : margarine molle, beurre

Fruits frais : oranges, kiwis, pommes, raisins, poires

Jus : tomate, légumes, fruits, citron

Viande et volaille : poulet, dindon, bœuf, bœuf haché maigre, côtelettes de porc (congeler ces denrées si on ne les consomme pas dans les deux jours suivant l'achat)

Lait : écrémé, à 1 %, à 2 %, entier, babeurre

Légumes : carottes, poivrons rouges et verts, brocoli, laitue romaine, céleri, épinards, oignons verts, champignons, courgettes

Yogourt : nature et aromatisé

Au congélateur :

Pain : pita, tortillas de blé, pains plats ronds

Poissons et fruits de mer surgelés : sole, perche, flétan, aiglefin, crevettes cuites

Fruits : fraises, framboises, bleuets

Jus de fruits concentrés

Légumes : pois, maïs, brocoli, chou-fleur, macédoine orientale

Vous pouvez personnaliser cette liste en y incluant les ingrédients nécessaires à la préparation de vos plats préférés.

Conseils pour les achats

Achat de produits céréaliers :

❧ Choisissez les pains et les céréales de grain complet, de son, d'avoine, de seigle ou de céréales mélangées. Ces produits apportent plus de fibres alimentaires que les produits à base de farine blanche. Comparez les teneurs en fibres alimentaires en lisant les étiquettes (voir « Savoir décoder les allégations nutritionnelles » à la page 13).

❧ Réduisez votre consommation de croissants, de beignets, de pâtisseries et de biscuits. Ces produits apportent souvent beaucoup de matières grasses.

❧ Essayez d'éviter les préparations de riz et de pâtes assaisonnées ; elles risquent d'être riches en sodium.

Achat de légumes et de fruits :

❧ Choisissez des légumes et fruits rouges, orange ou vert foncé, habituellement plus riches en éléments nutritifs que ceux qui sont de couleur pâle.

❧ Pour profiter d'un maximum de saveur (et d'un bon prix !), achetez les fruits et légumes de saison. Dans la mesure du possible, choisissez des produits de culture régionale.

❧ N'achetez que ce que vous pouvez consommer en quelques jours. Quand les fruits et les légumes se défraîchissent, ils perdent de leur valeur nutritive et de leur saveur.

❧ Considérez les légumes surgelés comme une solution de rechange pratique et économique aux légumes frais ; ils sont tout aussi nourrissants, se gardent bien et permettent de réduire le temps de préparation. Toutefois, allez-y doucement avec les légumes surgelés en sauce, ils sont généralement riches en gras.

❧ Les légumes en conserve sont pratiques. Par contre, ils sont généralement salés. Lisez donc les étiquettes si vous devez faire attention à votre consommation de sodium.

❧ Quand vous ne trouvez pas de fruits frais sur le marché (ou s'ils sont trop chers), achetez des fruits surgelés ou des fruits en conserve dans le jus ou dans un sirop léger. Essayez de remplacer les pommes fraîches par de la compote non sucrée.

❧ Au lieu de boissons, de cocktails ou de punchs aux fruits, prenez des vrais jus de fruits, reconstitués ou surgelés. Ils contiennent davantage d'éléments nutritifs.

Achat de produits laitiers :

❧ Lisez les étiquettes pour connaître le pourcentage de matières grasses (% MG). Plus le pourcentage est faible, moins le produit est gras.

❧ Les différents yogourts, nature ou aromatisés, varient beaucoup quant à la teneur en gras. Les yogourts à 2 % ou moins contiennent moins de gras.

❧ Achetez du fromage ordinaire ou réduit en matières grasses, comme le cheddar, la mozzarella, le brick et le colby.

❧ Choisissez du yogourt ou de la crème sure légère, qui contient deux fois moins de gras (ou moins encore) que le produit courant.

❧ Consommez le fromage à la crème avec modération ; il est relativement riche en matières grasses et apporte peu ou pas de calcium.

Achat des viandes et substituts :

❦ Choisissez des produits maigres, comme le poulet sans la peau, la poitrine de dindon, le filet ou les côtelettes de porc, le bifteck de flanc, le rôti de ronde de bœuf, le bœuf haché maigre ou extra-maigre. Aussi, prenez des charcuteries comme la poitrine de dindon, le poulet, le rôti de bœuf, le jambon et le pastrami.

❦ Mangez différents poissons frais ou surgelés : sole, perche, aiglefin, flétan ou saumon, de même que des crevettes et du saumon ou du thon conservé dans l'eau.

❦ Recherchez les œufs classés Canada « A » et assurez-vous qu'ils ont été réfrigérés adéquatement.

❦ Achetez des lentilles, des pois et des haricots en conserve ou secs. Les légumineuses sont une source de protéines bon marché, elles sont faibles en matières grasses et riches en fibres alimentaires.

❦ Faites de la place aux noix et aux graines : amandes, pacanes, arachides, graines de sésame et beurres de noix. Assurez-vous que personne chez vous ne souffre d'allergie à ces produits.

Savoir lire les étiquettes

Les étiquettes fournissent trois sortes d'informations qui peuvent vous aider à faire des choix éclairés.

Allégations. Ce sont les énoncés des qualités d'un aliment sur le plan alimentaire. Par exemple : « faible en matières grasses », « sans matières grasses », « riche en fibres alimentaires » ou « contient 7 éléments nutritifs essentiels ». Ces allégations doivent respecter des normes strictes et, lorsqu'on les utilise, elles doivent être conformes à l'information nutritionnelle donnée sur l'étiquette. (Voir « Savoir décoder les allégations nutritionnelles » à droite.) Les critères s'appliquant aux allégations nutritionnelles ont été retenus pour donner l'information sur les recettes du présent livre. Ainsi, la SOUPE AUX LÉGUMES ET AUX LENTILLES (voir la recette à la page 73) est considérée comme « faible en matières grasses » et « riche en fibres alimentaires ».

Information nutritionnelle. On y trouve des données quantitatives sur les éléments nutritifs, dont le nombre de calories ainsi que les quantités de protéines, de gras, de glucides et d'autres éléments nutritifs par portion.

Liste des ingrédients. Liste des ingrédients alimentaires utilisés dans le produit, par ordre décroissant de poids. La liste des ingrédients vous permet de comparer les produits ou de choisir ceux qui sont plus nutritifs. Ainsi, un pain qui indique « farine de blé entier » comme premier ingrédient est plus riche en fibres alimentaires qu'un autre qui indiquerait « farine blanche » en premier. La liste des ingrédients vous permet aussi de repérer les substances auxquelles des membres de votre famille sont allergiques.

Savoir décoder
LES ALLÉGATIONS NUTRITIONNELLES

• « Faible en gras » Ne contient pas plus de 3 g de gras par portion.

• « Sans gras » Ne contient pas plus de 0,5 g de gras par portion.

• « Source de fibres alimentaires » Contient au moins 2 g de fibres alimentaires par portion.

• « Source élevée de fibres » Contient au moins 4 g de fibres alimentaires par portion.

• « Riche en fibres » Contient au moins 6 g de fibres alimentaires par portion.

• « Sans sel » ou « Sans sodium » Contient au plus 5 mg de sodium/ par 100 g d'aliment.

• « Source de » telle vitamine ou tel minéral. Renferme au moins 5 % de l'apport quotidien recommandé de la vitamine ou du minéral en question par portion.

• « Bonne source de » telle vitamine ou tel minéral. Renferme au moins 15 % de l'apport quotidien recommandé de la vitamine ou du minéral en question par portion (ou, dans le cas de la vitamine C, 30 % de l'apport quotidien recommandé).

• « Excellente source de » ou « Riche en » telle vitamine ou tel minéral. Contient au moins 25 % de l'apport quotidien recommandé de la vitamine ou du minéral en question par portion (ou, dans le cas de la vitamine C, 50 % de l'apport quotidien recommandé).

Faites attention aux portions

Une portion d'un produit a beau être « faible en matières grasses », si vous en mangez un grand nombre, les matières grasses s'additionneront.

« Sans matières grasses » ne veut pas dire « sans calories »

Il ne faut pas se leurrer : ce n'est pas parce qu'un aliment est dit « sans matières grasses » qu'on peut en manger autant qu'on veut. Bon nombre des aliments sans matières grasses apportent un nombre considérable de calories.

La sécurité d'abord

Trop de personnes souffrent d'empoisonnements alimentaires causés par une mauvaise manipulation des aliments, une cuisson à trop faible température ou par la consommation d'aliments contaminés par des bactéries.

Voici quelques mesures de sécurité :

❦ Lavez-vous les mains, lavez les ustensiles et les plans de travail au savon et à l'eau chaude avant, durant et après la préparation des aliments. Rappelez-vous également que des mains mouillées peuvent transmettre les bactéries, alors asséchez-les bien.

❦ Désinfectez toujours les surfaces de travail, les planches à découper et les ustensiles avec une solution faible d'eau de Javel (un bouchon d'eau de Javel par évier d'eau propre), surtout après avoir manipulé de la viande, du poisson, de la volaille ou des œufs crus.

❦ Pour éviter la contamination, gardez la viande, le poisson et la volaille crus éloignés des autres aliments pendant la préparation et la réfrigération.

❦ Conservez, servez et réchauffez les aliments à des températures sûres : moins de 4 °C (40 °F) pour les aliments froids ou plus de 60 °C (140 °F) pour les aliments chauds. Jetez les aliments qui sont restés à la température ambiante pendant plus de deux heures. On doit réfrigérer les restes immédiatement dans des contenants peu profonds afin d'assurer un refroidissement rapide.

❦ Consommez les aliments avant la date de péremption. Rappelez-vous que la date de péremption ne s'applique plus dès qu'on ouvre un emballage. Mangez les aliments frais aussi vite que possible. Si du fromage est moisi ou si des œufs sont fêlés, jetez-les. On doit consommer dans les trois jours les restes réfrigérés. Pour de plus amples détails, voir la « Durée de conservation des aliments » à la page 174.

❦ Faites décongeler la viande, la volaille et le poisson au réfrigérateur ou au micro-ondes, et non sur le comptoir, où les bactéries peuvent proliférer à loisir. Si vous faites décongeler de la viande au micro-ondes, faites-la cuire sans attendre.

❦ Faites cuire les viandes, la volaille et le poisson à point et déposez-les dans une assiette propre, et non dans une assiette qui a contenu ces mêmes aliments crus.

❦ Dans le doute, il est préférable de jeter !

❦ Pour de plus amples renseignements sur l'hygiène alimentaire, consultez le site Web du Partenariat canadien pour la salubrité des aliments à l'adresse www.canfightbac.org/.

Manger santé

Une saine alimentation est la pierre angulaire d'un mode de vie sain. Une bonne alimentation contribue à la croissance et au développement de l'organisme, améliore notre bien-être et notre apparence.

En combinant une bonne alimentation et les autres habitudes qui font partie d'un mode de vie sain — par exemple l'exercice physique et la réduction du stress (ces deux facteurs vont souvent de pair), en renonçant au tabac et en consommant les boissons alcoolisées avec modération, vous mettez les chances de votre côté pour les années à venir.

Cependant, rechercher une saine alimentation va bien au-delà de la simple quête de calories et d'éléments nutritifs. Ce qui compte, ce n'est pas seulement ce qu'on mange, mais aussi comment on mange. Bien manger signifie prendre le temps d'apprécier les aliments et partager les repas avec des amis ou la famille aussi souvent que faire se peut.

Avoir bon teint, se sentir bien

Les éléments à la base d'une saine alimentation sont les mêmes pour toutes les personnes en bonne santé ; ils sont présentés dans le *Guide canadien pour manger sainement**. Il suffit de suivre ces simples règles pour avoir bon teint et se sentir bien. Évitez l'embonpoint et efforcez-vous de prévenir les maladies cardiaques, le cancer et l'ostéoporose.

Le *Guide** donne les conseils suivants :

- manger des aliments variés ;
- mettre l'accent sur les céréales, le pain et les autres produits céréaliers, les légumes et les fruits ;
- choisir des produits laitiers plus faibles en matières grasses, des viandes plus maigres et des aliments apprêtés avec peu de gras ou sans gras ;
- atteindre et maintenir un poids santé en faisant de l'exercice physique et en mangeant sainement ;
- consommer le sel, l'alcool et la caféine avec modération.

* Santé et Bien-être social Canada, 1990

VALEUR NUTRITIVE
des différents groupes alimentaires

GROUPE ALIMENTAIRE	ÉLÉMENTS NUTRITIFS PRINCIPAUX
Produits céréaliers	Glucides, fibres alimentaires, protéines, thiamine, riboflavine, niacine, acide folique, fer, zinc, magnésium
Légumes et fruits	Glucides, fibres alimentaires, thiamine, acide folique, vitamine A, vitamine C, fer, magnésium
Produits laitiers	Protéines, matières grasses, riboflavine, vitamine B_{12}, vitamine A, vitamine D, calcium, zinc, magnésium
Viandes et substituts	Protéines, matières grasses, thiamine, riboflavine, niacine, acide folique, vitamine B_{12}, fer, zinc, magnésium

Suivez le Guide

Pour trouver des conseils précieux sur le choix des aliments (et sur les quantités à consommer), consultez le *Guide alimentaire canadien pour manger sainement*. Ce guide, reproduit à la page 176, est fondé sur une répartition des aliments en quatre groupes : Produits céréaliers, Légumes et fruits, Produits laitiers et Viandes et substituts. Chaque groupe apporte un ensemble unique d'éléments nutritifs (voir le tableau à la page 15). C'est pourquoi il importe de consommer tous les jours des aliments de chacun des groupes, ainsi que des aliments variés à l'intérieur d'un groupe donné.

L'équilibre est essentiel à une bonne alimentation. Un repas équilibré comprend des aliments tirés de chacun des quatre groupes.

Pour vous aider à composer des repas équilibrés, les recettes du livre présentent un tableau indiquant le nombre de portions selon le Guide.

Dans certains cas, un repas pourra comprendre des aliments de trois seulement des quatre groupes. Dans ce cas, vous pourrez satisfaire vos besoins alimentaires quotidiens à l'occasion des autres repas ou de collations.

Vous verrez aussi que la plupart des recettes sont suivies d'une rubrique intitulée « On prend un repas complet ». Ce paragraphe suggère des aliments représentant les autres groupes alimentaires.

Les aliments autres

Jetez un coup d'œil au *Guide alimentaire canadien pour manger sainement* (page 176). Vous constaterez que bien des aliments et boissons ne rentrent dans aucun des groupes. Ces aliments sont classés « Autres ». Ils regroupent les graisses et les huiles, la margarine et le beurre, les croustilles de pommes de terre ou de maïs (et les autres amuse-gueule riches en gras ou en sel), le sucre, les confitures, les sirops, les bon-

bons, le chocolat et autres sucreries, l'eau, le café, le thé, les boissons gazeuses, l'alcool, les fines herbes, les épices et les condiments.

Est-ce que cela signifie qu'il faut s'abstenir de ces aliments ? Sûrement pas. Même s'ils ne sont pas aussi essentiels à une bonne alimentation, ces aliments ajoutent saveur et agrément aux repas et aux collations, et sont souvent consommés avec des aliments provenant d'un ou de plusieurs des quatre groupes alimentaires. Cependant, ces aliments apportent souvent trop de matières grasses et de calories ; consommez-les donc avec modération.

Le mythe des « mauvais » aliments

En soi, aucun aliment ne devrait être considéré comme mauvais ou dommageable pour la santé. Ce n'est pas un seul aliment, un seul plat ou même une journée d'abus qui peut faire ou défaire les bonnes habitudes alimentaires. Ce qui compte, c'est ce que vous consommez habituellement, au jour le jour. Si vous avez fait une entorse à vos bonnes habitudes, il vous suffira d'effectuer des choix plus avisés aux repas subséquents. Rappelez-vous que tous les aliments peuvent trouver leur place dans une saine alimentation. « Modération » est le mot-clé.

Questions de quantité

Consommer la juste quantité de nourriture aide à satisfaire les besoins en éléments nutritifs et à maintenir un poids santé. Mais quelle est justement la quantité d'aliments dont on a besoin ? La réponse est fonction de l'âge, du sexe, du degré d'activité, d'une éventuelle grossesse ou de l'allaitement.

Le *Guide alimentaire canadien pour manger sainement* (voir à la page 176) propose des lignes directrices générales en ce qui concerne les quantités de nourriture à consommer et précise le nombre de portions ainsi que la taille de ces portions. Voici comment appliquer ces recommandations à différents sujets :

Les **jeunes enfants** et les **femmes âgées peu actives** devraient s'orienter sur le plus petit nombre de portions suggéré de chacun des groupes alimentaires (par exemple, 5 portions de Produits céréaliers, 5 portions de Légumes et de fruits, 2 portions de Produits laitiers et 2 portions de Viandes et substituts). Les enfants âgés de moins de quatre ans peuvent recevoir le même nombre de portions, mais des portions plus petites. Habituellement, une portion destinée à un enfant d'âge préscolaire correspond à la moitié environ d'une portion ordinaire.

Les **femmes plus ou moins actives** et les **hommes sédentaires** peuvent s'orienter sur le nombre de portions intermédiaire de chacun des groupes alimentaires (par exemple, 6 portions de Produits céréaliers, 7 portions de Légumes et de fruits, 2 à 4 portions de Produits laitiers et 2 à 3 portions de Viandes et substituts).

Les **femmes et les hommes très actifs** devront sans doute s'orienter sur les quantités élevées (par exemple, 12 portions de Produits céréaliers, 10 portions de Légumes et de fruits, 4 portions de Produits laitiers et 3 portions de Viandes et substituts).

L'**alimentation**, une affaire de famille

Quand c'est possible, partagez vos repas avec votre famille et vos amis. Cette habitude est un élément important d'une alimentation saine. En effet, les personnes qui mangent en bonne compagnie prennent habituellement des repas plus équilibrés et plus diversifiés. Vous en profiterez en outre pour parler et, mieux encore, vous aurez des personnes avec qui partager les corvées de la préparation et de la vaisselle.

Les parents soucieux de la saine alimentation de leurs enfants auront intérêt à se rappeler que les préférences gustatives et les habitudes alimentaires se forment précocement et qu'elles sont fortement influencées par le comportement de la famille et des semblables. L'alimentation des enfants est souvent à l'image de celle des parents ; ces derniers doivent donc servir de modèles, proposer des habitudes alimentaires saines et offrir des choix valables.

Les **bases** d'une saine alimentation

Les éléments nutritifs essentiels à une saine alimentation sont les glucides, les protéines, les gras, les vitamines et les minéraux. Ces éléments contribuent à la croissance de l'organisme, à son bon fonctionnement et au maintien de la santé. Les fibres alimentaires et l'eau, bien qu'elles ne soient pas des éléments nutritifs à proprement parler, ont également leur importance.

Les **glucides**

Les glucides sont la principale source d'énergie de l'organisme et devraient constituer environ la moitié de votre alimentation.

Les aliments contenant des **glucides lents** ou **sucres complexes** comptent parmi les plus importants, car ils apportent des vitamines, des minéraux, des fibres alimentaires et d'autres composés importants. Ils comprennent les pains et céréales de grain complet, les pâtes alimentaires, certains légumes (pommes de terre, maïs et pois) ainsi que les légumineuses (haricots, pois et lentilles).

On a démontré qu'une alimentation riche en glucides lents et en fibres aide à prévenir bien des affections, comme les maladies cardiaques et certains types de cancer.

Les aliments à **glucides simples** incluent des choix qui contiennent beaucoup d'éléments nutritifs (lait, fruits, légumes) ainsi que certains aliments classés « Autres », comme le sucre, le miel, la confiture, les bonbons, les boissons à saveur de fruit et les boissons gazeuses. Ces aliments classés « Autres » ont leur place dans une saine alimentation, mais ils ne devraient pas remplacer les aliments plus nutritifs.

Pleins feux sur les **fibres**

Les fibres alimentaires sont de provenance exclusivement végétale. Elles contribuent à maintenir le bon fonctionnement de l'appareil digestif et aident à réduire le cholestérol sanguin, la glycémie et le poids corporel. L'organisme a besoin de deux sortes de fibres alimentaires : les *fibres insolubles*, qui favorisent la régularité intestinale ; les *fibres solubles*, qui jouent un rôle dans la réduction des taux sanguins de cholestérol et de la glycémie chez les personnes atteintes de diabète. Le tableau suivant indique les sources de fibres alimentaires :

Type de fibres	Aliments
Fibres insolubles	son de blé, produits à base de céréales entières et certains légumes
Fibres solubles	céréales telles que avoine, orge et psyllium, haricots secs, pois et lentilles, certains fruits et légumes

La plupart des Canadiens ne consomment pas suffisamment de fibres alimentaires. L'adulte devrait viser une consommation de 25 à 35 g par jour. Dans le cas des enfants âgés de 3 à 18 ans, on peut calculer la consommation recommandée en grammes en ajoutant le nombre « 5 » à l'âge. Ainsi, un enfant de 10 ans devrait consommer quotidiennement 10 + 5 = 15 grammes de fibres alimentaires.

Accroître sa consommation de fibres

En règle générale, essayez d'inclure des céréales entières, des légumes et des fruits dans chacun de vos repas.

Choisissez des pains et des céréales riches en son de blé, en blé entier, en avoine, en seigle, en graines de lin ou en céréales mélangées, et du riz brun. Mangez des bagels, des pains pita et des tortillas de blé entier. Remplacez jusqu'à la moitié de la farine blanche dans les recettes par de la farine de blé entier.

Les fruits et légumes sont une bonne source de fibres alimentaires, surtout si on évite de les peler.

Les autres bonnes sources de fibres alimentaires sont les soupes et salades à base de haricots, ainsi que les plats de résistance contenant des haricots, des pois ou des lentilles.

En consultant ce livre, étudiez la quantité de fibres des recettes et vérifiez comment les différents ingrédients affectent la teneur en fibres. Quand vous achetez des aliments préparés, lisez les étiquettes et choisissez les produits riches en fibres alimentaires.

Note santé : si vous décidez d'augmenter votre consommation de fibres, buvez davantage de liquide pour aider les fibres à agir correctement.

Mets riches en fibres alimentaires

Voici une liste de mets jugés « très riches » en fibres alimentaires :

Muesli à emporter (page 39)

Gruau au micro-ondes (page 37)

Muffins au son (page 33)

Chili de riz et de haricots (page 55)

Couscous et patates douces aux pêches (page 56)

Soupe au bœuf, aux légumes et aux haricots (page 69)

Soupe aux tomates et aux haricots (page 76)

Salade de poulet et de haricots (page 81)

Salade de haricots avec riz et artichauts (page 93)

Chili express (page 106)

Poulet aux amandes avec vermicelles à la chinoise (page 124)

Spaghettini au thon, aux olives et aux câpres (page 143)

Cari de pois chiches (page 145)

Chili végétarien (page 147)

Pâtes aux légumes rôtis et au fromage de chèvre (page 149)

Penne aux champignons avec sauce piquante aux tomates (page 151)

Rotini avec sauce aux tomates et aux légumes (page 152)

Croquant campagnard aux pommes et aux petits fruits (page 162)

Les **protéines**

Les protéines sont essentielles à la croissance, à l'entretien et à la réparation des tissus de l'organisme ainsi qu'au maintien d'une bonne santé en général. Il est rare que les protéines fassent défaut dans le régime alimentaire nord-américain. En réalité, bien des gens mangent plus de protéines qu'il n'est nécessaire.

Les protéines se trouvent surtout dans les produits animaux comme le lait, la viande, la volaille, le poisson et les œufs. Certains aliments végétaux apportent aussi des protéines, comme le soya, les noix, le beurre d'arachide, les graines, les haricots, les pois et les lentilles.

Les **matières grasses**

Le gras s'est acquis une mauvaise réputation ces dernières années, mais il n'en demeure pas moins que les matières grasses sont essentielles au maintien d'une bonne santé. Les problèmes surviennent lorsqu'on consomme trop de matières grasses, ce qui peut causer des troubles de la santé.

Quelques données sur les matières grasses :

❦ Les matières grasses apportent de l'énergie (calories) ainsi que des acides gras essentiels et aident à l'absorption des vitamines liposolubles (A, D, E et K).

❦ Le gras rehausse la saveur et la texture des mets, et les rend plus appétissants.

❦ Les régimes alimentaires riches en matières grasses apportent souvent beaucoup de calories. À la longue, un tel régime peut déboucher sur un gain pondéral et l'obésité, état qui aggrave le risque de maladies cardiaques, d'hypertension et de diabète.

❦ On recommande de consommer quotidiennement 65 grammes de gras ou moins pour les femmes et 90 grammes ou moins pour les hommes. Ces chiffres s'appuient sur le principe que les matières grasses ne doivent pas apporter plus que 30 % des calories.

❦ La plupart des Canadiens consomment trop de matières grasses. Pour réduire cet apport, recherchez les produits laitiers réduits en gras, les coupes de viande plus maigres et les aliments préparés avec peu de gras ou sans gras.

❦ Les enfants ont des besoins en matières grasses plus élevés que les adultes. Le pourcentage de calories apportées par les matières grasses passe graduellement de 50 % dans la petite enfance à 30 % à la fin de l'adolescence. Les enfants devraient prendre le surplus de gras dont ils ont besoin dans les produits laitiers, le beurre d'arachide, les œufs et la viande.

❦ On ne doit pas priver les enfants d'aliments nutritifs par crainte des matières grasses. Mais les aliments qui apportent du gras et des calories sans les avantages d'autres éléments nutritifs, comme les aliments frits, les tablettes de chocolat, les croustilles et autres amuse-gueule, devraient être consommés avec modération.

Les types de matières grasses

Tous les gras ne sont pas égaux. Voici la description des différentes variétés de gras :

Gras saturés. Habituellement solides à la température ambiante, ces gras se trouvent surtout dans les produits animaux (viande, produits laitiers, saindoux), les huiles tropicales (palme et noix de coco) et les produits hydrogénés (certaines margarines, les biscuits et craquelins). Une forte consommation de gras saturés a tendance à élever les taux de cholestérol sanguins, ce qui constitue un risque de maladies cardiaques.

Acides gras trans. Ces gras se trouvent naturellement dans certains aliments, mais ils sont créés aussi lorsque des gras liquides sont durcis par le procédé d'hydrogénation. On pense que les acides gras trans, comme les gras saturés, élèvent les taux sanguins de cholestérol. Les aliments contenant des huiles végétales partiellement hydrogénées sont le shortening, certaines margarines, certains craquelins, les croustilles, les biscuits, les pâtisseries, le poulet et le poisson frits, les beignes et les frites.

Gras polyinsaturés. Ce type de gras demeure liquide même à la température du réfrigérateur. On les trouve principalement dans les noix et les graines, ainsi que dans les huiles de maïs, de carthame, de tournesol, de soya, de noix et de graines. Les margarines non hydrogénées en renferment également.

Les gras polyinsaturés ont ceci d'intéressant qu'ils abaissent les taux sanguins de cholestérol quand ils sont intégrés à un régime alimentaire faible en matières grasses.

Les gras oméga-3 sont un type de gras polyinsaturés présents dans les huiles de poisson, certains poissons (saumon, sardines, thon, hareng, maquereau), les graines de lin et les œufs enrichis de gras oméga-3. Les gras oméga-3 ont tendance à réduire les taux de triglycérides.

Gras monoinsaturés. Les gras monoinsaturés, d'aspect trouble ou partiellement solides au froid, se trouvent surtout dans les huiles de canola, d'arachide et d'olive, dans les margarines préparées à partir de ces huiles ainsi que dans les huiles de noix, les noix et les graines. On croit que ces gras abaissent légèrement les taux sanguins de cholestérol.

Cholestérol. Le cholestérol se trouve dans les denrées d'origine animale, comme les œufs, les produits laitiers, la viande et les crustacés. On a déjà cru qu'un apport élevé de cholestérol alimentaire accroissait les taux sanguins de cholestérol. Cependant, on sait maintenant qu'une consommation de gras saturés exerce une action beaucoup plus marquée sur les taux sanguins de cholestérol que le cholestérol alimentaire.

Le cholestérol sanguin est le cholestérol en circulation dans le sang. La majeure partie de ce cholestérol est produite par le foie. Le cholestérol alimentaire provient d'aliments d'origine animale. Les aliments d'origine végétale ne contiennent aucun cholestérol.

Dix façons de réduire votre consommation de gras

1. Faites des céréales, des légumes et des fruits l'essentiel de vos repas.

2. Faites une place plus grande aux produits laitiers réduits en gras : babeurre, lait écrémé à 1 % ou à 2 %, yogourt à 2 % ou moins, cottage à 4 % ou moins.

3. Essayez les fromages réduits en matières grasses comme la mozzarella fabriquée à partir de lait partiellement écrémé, la ricotta légère. Consommez moins de fromages au goût prononcé (cheddar fort, parmesan).

4. Optez pour le poisson, la volaille et les viandes maigres. Prenez soin d'enlever le gras visible et la peau.

5. Utilisez des méthodes de cuisson qui exigent peu de gras, comme la cuisson au four, le grillage, le rôtissage et le micro-ondes.

6. Aromatisez les aliments avec du citron, de la salsa, de la moutarde, du ketchup, des fines herbes et des épices.

7. Préparez les aliments sans leur ajouter d'huile, de beurre, de margarine, de sauces grasses.

8. Donnez préséance aux gras polyinsaturés et monoinsaturés sur les gras saturés.

9. Étudiez les recettes et les étiquettes des aliments pour connaître la quantité de gras par portion.

10. Réduisez les portions d'amuse-gueule et de desserts riches en gras.

Les vitamines

Les vitamines favorisent la croissance et le développement normal de l'organisme, aident à utiliser l'énergie apportée par les aliments, à combattre les infections, à protéger les cellules contre les dommages et à maintenir la bonne santé en général. Voyez à la page 15 la liste des aliments qui fournissent ces importants éléments nutritifs.

Vitamines hydrosolubles. La vitamine C et les vitamines du groupe B (thiamine, riboflavine, niacine, B_6, B_{12}, biotine, acide folique et acide pantothénique) sont des vitamines hydrosolubles, que l'organisme ne peut stocker longtemps. On doit trouver ces vitamines tous les jours dans l'alimentation.

Vitamines liposolubles. Les vitamines A, D, E et K sont les vitamines dites liposolubles, que l'organisme peut stocker. Par conséquent, il est moins nécessaire d'en trouver tous les jours dans l'alimentation.

Antioxydants. Les vitamines C et E ainsi que le bêta-carotène (la forme végétale de la vitamine A) sont les vitamines dites antioxydantes. On croit qu'elles jouent un rôle important dans la protection contre les maladies cardiaques et le cancer.

Pleins feux sur l'acide folique

L'acide folique est une vitamine du groupe B très importante qui contribue à la régénération des cellules de l'organisme et qui participe, avec la vitamine B_{12}, à la formation de l'hémoglobine des globules rouges. Durant la grossesse, cette vitamine aide à prévenir les malformations du tube neural chez le fœtus, comme le spina bifida. Les femmes qui ont l'intention de devenir enceintes et qui ne présentent pas d'antécédents de malformations du tube neural devraient envisager d'augmenter leur consommation d'acide folique en faisant les choix alimentaires appropriés et en prenant un supplément alimentaire de 400 microgrammes (0,4 mg) d'acide folique.

Sources alimentaires d'acide folique*

Les sources considérées comme **excellentes** sont les haricots cuits, les pois chiches, les lentilles, les épinards cuits, les asperges, la laitue romaine, le jus d'orange, le jus d'ananas en conserve et les graines de tournesol.

Les sources considérées comme **bonnes** sont les haricots de Lima cuits, le maïs, les germes de haricots, le brocoli cuit, les petits pois, les choux de Bruxelles, les betteraves, les oranges, le melon miel, les framboises, les mûres, les avocats, les arachides grillées, le germe de blé.

* Source : Santé Canada, 1999

Les champions de l'acide folique

Voici la liste des mets de ce livre jugés « très riches » ou une « excellente source » d'acide folique :

Lait frappé à l'orange (page 30)

Strata au brocoli et au fromage (page 44)

Salsa aux haricots noirs (page 48)

Chili de riz et de haricots (page 55)

Couscous et patates douces aux pêches (page 56)

Frittata à la bette à carde (page 62)

Soupe au bœuf, aux légumes et aux haricots (page 69)

Soupe au jambon et aux haricots noirs à la caribéenne (page 70)

Soupe aux légumes et aux lentilles (page 73)

Salade de poulet et de haricots (page 81)

Salade colorée de haricots et de maïs (page 83)

Salade de fusilli et de fruits (page 87)

Salade de penne aux asperges et au thon (page 90)

Salade de haricots avec riz et artichauts (page 93)

Chou-fleur en cocotte (page 95)

Épinards sautés aux pignons (page 99)

Chili express (page 106)

Lasagne flemmarde (page 108)

Pastitsio (page 110)

Gratin de légumes, de bœuf et de pâtes (page 114)

Papillons en sauce crémeuse avec poulet, épinards et poivrons (page 126)

Hamburgers de dindon piquants (page 131)

Hamburgers de poisson (page 137)

Pâtes avec sauce blanche aux palourdes (page 139)

Filets de poisson aux pommes de terre et aux asperges (page 140)

Saumon avec légumes rôtis (page 141)

Couscous aux crevettes et aux moules (page 142)

Spaghettini au thon, aux olives et aux câpres (page 143)

Cari de pois chiches (page 145)

Chili végétarien (page 147)

Fettuccine alla carbonara (page 148)

Pâtes aux légumes rôtis et au fromage de chèvre (page 149)

Penne aux champignons avec sauce piquante aux tomates (page 151)

Rotini avec sauce aux tomates et aux légumes (page 152)

Tourte « pizza » aux épinards et aux champignons (page 153)

Tofu sauté à la sauce teriyaki (page 154)

Les **minéraux**

Les minéraux aident à maintenir l'équilibre électrolytique des liquides de l'organisme, à réguler les contractions musculaires et les impulsions nerveuses. Ils jouent aussi un rôle essentiel dans la formation et l'entretien des cellules du sang, des os et des dents. Tout comme les vitamines, les minéraux ont chacun leurs fonctions propres. Les minéraux importants sont :

Le calcium

Le calcium est capital pour le fonctionnement du système nerveux, la coagulation sanguine, les contractions musculaires, la croissance et l'entretien d'une ossature et d'une dentition saines. Le calcium protège contre l'ostéoporose, maladie dans laquelle les os deviennent friables et fragiles, courante chez les femmes ménopausées. La meilleure mesure préventive consiste à absorber une quantité suffisante d'aliments riches en calcium et à faire de l'exercice physique dès ses jeunes années.

Le lait et les produits laitiers fournissent le calcium le plus facilement absorbé. Le *Guide alimentaire canadien pour manger sainement* recommande la consommation quotidienne de 2 à 4 portions de produits laitiers. Les adolescentes et les femmes devraient chercher à atteindre le plus élevé de ces chiffres afin de se constituer de bonnes réserves de calcium et de se prémunir contre l'ostéoporose. Les personnes qui ne consomment pas de produits laitiers doivent s'assurer de consommer tous les jours d'autres aliments riches en calcium. Cependant, les aliments autres que les produits laitiers contiennent souvent beaucoup moins de calcium ou fournissent du calcium qui n'est pas aussi bien absorbé.

Les sources alimentaires de calcium*

Excellentes sources : fromages à pâtes dures, lait (liquide ou en poudre), jus de fruits ou boissons enrichis de calcium, yogourt nature, sardines en boîte.

Bonnes sources : feta, yogourt aux fruits, fromage en tranches, tofu coagulé avec du sulfate de calcium, amandes, saumon en boîte avec les arêtes.

Autres sources : ricotta, légumineuses cuites ou en conserve, huîtres, graines de sésame, graines de tournesol, cottage en crème, pak-choï, feuilles de navet.

Les épinards, la bette à carde, les feuilles de betterave, la patate douce et la rhubarbe ne sont pas de bonnes sources de calcium. Ces plantes (tout comme les légumineuses et les produits à base de son) contiennent des oxalates ou des phytates, qui entravent l'absorption du calcium.

* *Source : Fichier canadien sur les éléments nutritifs, Santé Canada, 1997*

Une **cuisine** riche en calcium

Voici la liste des mets de ce livre jugés « très riches » ou une « excellente source » de calcium :

Lait frappé à l'orange (page 30)

Lait frappé à la banane et aux fruits (page 31)

Gruau au micro-ondes (page 37)

Muesli à emporter (page 39)

Strata au brocoli et au fromage (page 44)

Frittata à la bette à carde (page 62)

Chaudrée de fruits de mer (page 74)

Soupe aux tomates et aux haricots (page 76)

Chou-fleur en cocotte (page 95)

Lasagne flemmarde (page 108)

Poulet parmigiano au four (page 123)

Papillons en sauce crémeuse avec poulet, épinards et poivrons (page 126)

Fettuccine alla carbonara (page 148)

Tourte « pizza » aux épinards et aux champignons (page 153)

Le fer

Une consommation adéquate de fer apporte énergie et santé. Une carence en fer peut entraîner une anémie ferriprive, qui se manifeste par la pâleur du teint et une sensation d'abattement. Un apport suffisant en fer est particulièrement important chez les enfants, les femmes, les femmes enceintes, les végétariens et les athlètes féminines.

Le fer se présente sous deux formes, le fer héminique et le fer non héminique. Le fer héminique, qu'on trouve dans les aliments d'origine animale, est en règle générale plus facilement absorbé que le fer non héminique, lequel se trouve dans les végétaux.

On trouve du fer héminique dans le bœuf, le porc, la volaille, l'agneau, le poisson (flétan, aiglefin, perche, saumon, crevettes, sardines en boîte, thon) et les œufs. Le fer non héminique se trouve dans les palourdes, les huîtres, les haricots, les pois et lentilles cuits, les graines de sésame, de courge et de citrouille, les céréales pour petit déjeuner enrichies de fer, le tofu, les nouilles et pâtes enrichies de fer, les abricots secs, les noix, le pain, la farine d'avoine, le germe de blé, les betteraves en conserve, la citrouille en conserve, les raisins secs, les pêches, les pruneaux et les abricots.

Pour favoriser l'absorption du fer :

❦ Consommez des aliments contenant du fer héminique avec des aliments végétaux à fer non héminique. Par exemple, on incorporera du bœuf haché au chili con carne, ou du poulet à une salade de pâtes.

❦ Mangez des aliments à fer non héminique en même temps que des aliments riches en vitamine C. Ainsi, on peut manger une salade de haricots avec des tomates, ou des céréales pour le petit déjeuner avec des fraises ou du jus d'orange.

❦ Prenez votre café ou votre thé entre les repas, car ces boissons risquent d'entraver l'absorption du fer.

Des repas pour une santé de fer

Voici la liste des mets de ce livre jugés « très riches » ou une « excellente source » de fer :

Muffins au son (page 33)

Frittata à la bette à carde (page 62)

Chaudrée de fruits de mer (page 74)

Ragoût de bœuf mijoté (page 105)

« Muffins » à la viande avec sauce barbecue (page 109)

Gratin de légumes, de bœuf et de pâtes (page 114)

Papillons en sauce crémeuse avec poulet, épinards et poivrons (page 126)

Hamburgers de dindon piquants (page 131)

Pâté de dindon (page 134)

Hamburgers de poisson (page 137)

Pâtes avec sauce blanche aux palourdes (page 139)

Couscous aux crevettes et aux moules (page 142)

Spaghettini au thon, aux olives et aux câpres (page 143)

Chili végétarien (page 147)

Fettuccine alla carbonara (page 148)

Pâtes aux légumes rôtis et au fromage de chèvre (page 149)

Penne aux champignons avec sauce piquante aux tomates (page 151)

Rotini avec sauce aux tomates et aux légumes (page 152)

Tourte « pizza » aux épinards et aux champignons (page 153)

Le sodium

Chez certains sujets, une consommation trop élevée de sodium (sel) peut provoquer de l'hypertension artérielle, reconnue comme facteur de risque de maladies cardiaques et d'accidents vasculaires cérébraux.

La majeure partie du sodium présent dans notre régime alimentaire provient d'aliments préparés commercialement, comme les marinades, la charcuterie, la viande fumée, les craquelins, les amuse-gueule comme les croustilles et les bretzels, les noix salées, les soupes et sauces en sachet, les soupes et bouillons en conserve, les aliments en conserve et les mets de restauration rapide, comme la pizza et les frites.

Pour diminuer votre consommation de sel, faites attention aux aliments transformés et réduisez la quantité de sel utilisé dans la préparation des aliments et à table. Vous pouvez remplacer ce sel par d'autres assaisonnements, comme les fines herbes, les épices, l'ail, les oignons, le jus de citron et le vinaigre. La méthode la plus simple consiste peut-être tout simplement à goûter la nourriture avant de la saler ; il y a de grandes chances que vous jugiez l'aliment déjà suffisamment salé !

Devriez-vous prendre des suppléments **vitaminiques** ?

Si vous mangez des aliments variés, comme le préconise le *Guide alimentaire canadien pour manger sainement*, vous n'avez sans doute pas besoin de suppléments de vitamines et de minéraux. Il existe cependant des cas où ces produits s'avèrent utiles.

❦ Les nourrissons allaités exclusivement au sein nécessitent un supplément de vitamine D.

❦ Les sujets qui s'exposent trop peu au soleil, comme les personnes âgées, ont peut-être intérêt à prendre des suppléments de vitamine D.

❦ Les enfants et les adultes qui ne mangent pas de produits laitiers peuvent avoir besoin d'un supplément de calcium.

❦ Les femmes enceintes ou en âge de procréer peuvent profiter d'un supplément de multivitamines qui apporte de l'acide folique, du fer et du calcium.

❦ Les personnes âgées dont l'alimentation est inadéquate peuvent tirer parti de la prise de multivitamines, ce qui réduira le risque de carences alimentaires et d'infections.

Il importe de se rappeler que ces suppléments ne sauraient remplacer une alimentation saine. Ils n'apportent pas d'énergie (calories), d'oligo-éléments, de fibres alimentaires ni d'autres substances non nutritives que nous fournissent les aliments. De plus, un supplément ne procure ni la saveur ni le plaisir qu'on trouve à manger. Si vous pensez quand même avoir besoin d'un supplément, consultez votre diététiste ou votre médecin.

Note santé : Certains suppléments, notamment les vitamines A et D, s'ils sont consommés excessivement, peuvent s'accumuler et intoxiquer l'organisme. Il est plus sage de prendre une multivitamine plutôt que des suppléments des différents éléments nutritifs. Tenez-vous-en à la posologie recommandée.

Les **boissons**

Eau. Le fait de boire quotidiennement 2 l (8 tasses) d'eau ou de boissons non alcoolisées, comme le jus, la citronnade, le lait, les soupes et les tisanes, contribue à satisfaire les besoins de l'organisme en liquide. Faites toutefois attention aux boissons qui contiennent de la caféine, car elles provoquent une déshydratation de l'organisme. Vous pouvez compenser cette perte en buvant davantage d'eau ou en choisissant des boissons décaféinées.

Alcool. Consommé modérément, l'alcool a sa place dans un régime équilibré. Pour la majorité des adultes, « consommation modérée » signifie pas plus d'un verre par jour et pas plus de sept par semaine. Un « verre » correspond ici à 148 ml (5 oz) de vin, à 355 ml (12 oz) de bière ou à 44 ml (1 ½ oz) de spiritueux. Les femmes enceintes ou qui tentent de le devenir devraient éviter l'alcool.

LE SOUTENABLE POIDS DE LA VIE

Pour se sentir bien et demeurer en santé, il importe d'avoir un poids corporel sain. Mais avant d'envisager de faire des efforts pour perdre du poids, il faut déterminer si vous êtes exposé à des problèmes de santé associés au poids. Il se peut que vous ayez déjà un poids santé. Vérifiez votre indice de masse corporelle (IMC) à l'aide du tableau figurant à la page 175. Vous constaterez que, pour une taille donnée, il existe toute une plage de poids santé. Pour atteindre un poids santé, il importe que vous entreteniez des attentes réalistes sur votre taille et votre morphologie, que vous adoptiez un régime alimentaire sain, un style de vie actif et une attitude positive face à vous-même.

Un pas dans la
bonne DIRECTION

Si vous vous livrez à une activité physique au moins 30 minutes par jour, soit en continu, soit en périodes plus courtes réparties sur toute la journée, vous en faites probablement déjà assez pour maintenir une bonne santé cardiaque et un poids corporel sain. L'activité physique vous aidera à vous sentir plus énergique, à accroître votre masse osseuse et votre force musculaire, à améliorer votre confiance en vous-même, à mieux surmonter le stress et à vous sentir plus détendu. L'exercice physique n'a pas besoin de devenir une corvée. Incluez des activités physiques agréables dans votre quotidien pour demeurer fort, énergique et souple. Le *Guide d'activité physique canadien* vous montre comment devenir actif à votre façon, tous les jours et pour toute la vie ! Vous pouvez vous procurer un exemplaire de ce guide à un centre de santé communautaire ou de conditionnement physique ou encore sur Internet, à l'adresse www.paguide.com/f-index.html.

En apprendre davantage sur la saine alimentation

De nos jours, on peut trouver de l'information sur l'alimentation presque partout. Toutefois, la personne désireuse de s'instruire devra séparer l'ivraie du bon grain et s'en tenir aux sources dignes de foi.

Vous pouvez commencer vos recherches sur le site Web des Diététistes du Canada à l'adresse www.dietitians.ca ou sur celui du Réseau canadien de la santé à l'adresse http://www.canadian-health-network.ca/customtools/homef.html.

Si vous avez besoin de renseignements sur une saine alimentation ou de conseils personnels sur votre régime alimentaire, communiquez avec un diététiste diplômé.

Pour trouver un diététiste diplômé dans votre région, adressez-vous au département de la santé publique, à un centre local de services communautaires ou à un hôpital. Vous pouvez aussi obtenir la liste des diététistes diplômés exerçant en privé en consultant le site Web des Diététistes du Canada (voir l'adresse plus haut) ou en téléphonant au réseau des diététistes conseils au 1 888 901-7776.

La voie de la sagesse vers le poids santé

❦ Rappelez-vous qu'il existe des corps bien proportionnés de toutes les formes et de toutes les tailles.

❦ Gardez votre corps en mouvement. La pratique régulière d'exercices physiques peut vous aider à atteindre et à maintenir votre poids santé. L'exercice physique améliore votre aspect et votre bien-être.

❦ Ne sautez jamais le petit déjeuner. Les personnes qui déjeunent régulièrement ont un poids plus sain que celles qui ne le font pas.

❦ Écoutez votre corps : mangez quand vous avez faim et cessez quand vous êtes rassasié.

❦ Prenez des collations et des repas équilibrés riches en fibres alimentaires et pas trop gras.

❦ Si vous devez perdre du poids, il importe que les kilos superflus disparaissent de la même façon qu'ils se sont installés, c'est-à-dire lentement ! Le rythme de perte pondérale souhaitable est de 500 g à 1 kg (1 à 2 lb) par semaine.

❦ Évitez les programmes ou les régimes à base de suppléments conçus pour perdre du poids rapidement. Concentrez-vous plutôt sur l'exercice physique et sur l'amélioration globale de vos choix alimentaires.s

Notes sur l'analyse nutritionnelle des recettes

L'analyse nutritionnelle des recettes et des menus a été menée par Info Access (1988) Inc., de Don Mills en Ontario, selon le système CBORD de gestion des menus. Le Fichier canadien sur les éléments nutritifs (1997) a servi de base de données, complétées par d'autres données bien documentées provenant de sources fiables.

Les analyses sont fondées sur :

• les mesures impériales, sauf quand des aliments sont conditionnés et utilisés en quantités métriques ;

• le nombre de portions moindre quand des nombres variables sont indiqués ;

• la quantité moindre quand des quantités variables d'ingrédients sont indiquées ;

• le premier ingrédient indiqué quand plusieurs ingrédients sont suggérés.

Sauf indication contraire, les recettes ont été analysées avec l'utilisation de l'huile de canola, de margarine molle, de yogourt aromatisé à 1 %, de lait, de babeurre, de yogourt nature et de cottage à 2 %, ainsi que de pâtes non enrichies.

Les calculs sont faits avec la partie maigre de la viande et de la volaille, sans la peau. Du sel a été ajouté seulement quand une quantité précise était indiquée. Les pâtes ont été cuites sans sel. Dans l'analyse, on n'a pas tenu compte des ingrédients facultatifs et des ingrédients sans indication précise de quantité.

Les valeurs des éléments nutritifs ont été arrondies au nombre entier le plus rapproché dans le cas des calories et dans celui du sodium, et à une décimale pour les protéines, les gras, les glucides et les fibres alimentaires. Les sources excellentes et bonnes de vitamines et de minéraux ont aussi été indiquées. Selon les règles d'étiquetage des aliments (*Guide d'étiquetage et de publicité sur les aliments*, Agriculture et Agroalimentaire Canada, mars 1996), une portion qui apporte 15 % de l'apport quotidien recommandé (AQR) d'une vitamine ou d'un minéral (30 % dans le cas de la vitamine C) est décrite comme une bonne source. Une portion qui apporte 25 % de l'AQR (50 % de la vitamine C) est décrite comme une excellente source. Une portion qui contient au moins 2 grammes de fibres alimentaires est qualifiée de source moyenne, une portion qui contient 4 grammes de fibres alimentaires est qualifiée de source élevée et une portion qui en apporte 6 est considérée comme une source très élevée.

Les portions selon le *Guide alimentaire canadien*

Le *Guide alimentaire canadien pour manger sainement* contient des recommandations sur le nombre de portions quotidiennes des quatre groupes alimentaires (Produits céréaliers, Légumes et fruits, Produits laitiers, Viandes et substituts) et indique la taille des portions pour les aliments choisis. Le nombre de portions a été calculé à l'aide d'un logiciel mis au point par Info Access. Les tailles des portions des ingrédients qui ne sont pas mentionnés spécifiquement dans le *Guide alimentaire canadien* ont été évaluées par référence aux portions et à l'apport en éléments nutritifs d'autres aliments du même groupe. Les fourchettes de valeurs sont indiquées dans le *Guide alimentaire* pour les Viandes et substituts. Dans le calcul du nombre de portions produit par une recette, des quantités de 50 à 100 g (2 à 4 oz) de viande, de 1 œuf ou de 125 ml (½ tasse) de haricots et de lentilles ont été considérées comme équivalentes à une portion du groupe Viandes et substituts. Les nombres de portions de Produits laitiers et de Viandes et substituts ont été arrondis au quart de portion, tandis que ceux des portions des Produits céréaliers et des Légumes et fruits ont été arrondis à la demi-portion. L'apport en éléments nutritifs des différents ingrédients de la recette a été pris en considération dans l'arrondissement de ces quantités.

Pour commencer la journée
du bon pied

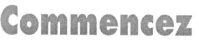

Commencez la journée

« Dé-jeûnez » en prenant un repas riche en éléments nutritifs, qui satisfera environ 25 % de vos besoins énergétiques et nutritionnels.

Essayez d'inclure dans votre petit déjeuner des aliments tirés d'au moins trois des quatre groupes du *Guide alimentaire canadien pour manger sainement* (voir à la page 176).

Un petit déjeuner équilibré peut être aussi rapide à préparer et aussi simple qu'un bol de céréales avec du lait,

« Dé-jeûner »

Les recettes du présent chapitre sont idéales pour les personnes qui n'ont pas beaucoup de temps à consacrer au petit déjeuner. Bon nombre de ces déjeuners peuvent être préparés à l'avance (les muffins par exemple), tandis que d'autres, comme les laits frappés, sont vite faits et peuvent être emportés avec vous. Certaines recettes ont été incluses seulement pour votre plaisir, pour les trop rares occasions où vous pouvez vous permettre de prendre votre temps.

Ingérer des aliments au réveil apporte l'énergie et les éléments nutritifs nécessaires pour faire face aux défis physiques et intellectuels de la journée.

Lorsque vous avez passé huit heures ou plus sans prendre de nourriture, votre glycémie est basse. Manger en début de journée apaise la faim mais aide aussi à améliorer la concentration et la vivacité d'esprit.

Chez les écoliers, on a démontré que la prise du petit déjeuner facilite l'apprentissage et le rendement.

Le petit déjeuner est le repas le plus souvent sauté.

Les personnes qui omettent le petit déjeuner compensent rarement ce manque d'éléments nutritifs par la suite.

Sauter ou ne pas sauter

On a constaté que les enfants et les adultes qui ont l'habitude de déjeuner ont un poids corporel et un mode de vie plus sains que les personnes qui sautent ce repas.

Que faire si vous n'avez pas d'appétit au réveil ?

Si vous n'avez pas faim en vous levant, c'est peut-être que vous avez trop mangé avant d'aller au lit. Si c'est le cas, vous avez intérêt à concentrer votre consommation d'aliments plus tôt dans la journée, alors que votre corps est plus actif.

Cependant, si vous ne pouvez supporter la vue d'aliments au réveil, essayez d'y aller progressivement. L'absorption d'une petite collation nourrissante en milieu de matinée est déjà un pas dans la bonne direction.

de façon équilibrée

accompagné d'un jus de fruits, ou bien une pointe de pizza accompagnée d'un verre de lait et d'un fruit, ou encore un œuf cuit au micro-ondes avec une rôtie et un verre de jus.

On inculquera aux enfants de bonnes habitudes alimentaires pour la vie en les amenant à prendre régulièrement un bon petit déjeuner.

Les parents donneront le bon exemple en prenant un petit déjeuner équilibré en présence de leurs enfants.

ET la caféine ?

Il n'a pas été prouvé que la consommation modérée de caféine causait des problèmes de santé. Selon Santé Canada, il n'y a pas d'inconvénient à absorber de 400 à 450 mg de caféine par jour (cela correspond à trois ou quatre tasses de café ou de thé). Assurez-vous que vous ne remplacez pas les boissons saines que sont le lait, le jus et l'eau par des boissons caféinées.

Des petits déjeuners meilleurs

Le petit déjeuner nous aide à augmenter notre consommation globale d'éléments nutritifs, surtout quand il comporte des aliments qui en sont riches.

Prendre un petit déjeuner riche en fibres alimentaires et faible en matières grasses est une excellente façon de commencer la journée.

Les aliments recommandables pour le petit déjeuner sont les céréales de blé entier, de son et d'avoine ; le pain et les bagels de blé entier ; les fruits frais, en conserve ou séchés ; les produits laitiers ; les œufs.

Manger à la course

Quand votre agenda est chargé et que vous devez vous rendre à mille endroits, il est difficile de trouver cinq minutes pour déjeuner. Ce n'est pas grave, il suffit de consommer une variété d'aliments santé sur toute la matinée.

Si vos horaires sont trop mouvementés pour vous permettre de prendre un repas à table, emportez avec vous des aliments que vous pourrez manger en route.

CONTENU STIMULANT

Teneur en caféine de différentes boissons
par portion de 175 ml (6 oz)

	Caféine
Café au percolateur	72 à 144 mg
Café filtre	108 à 180 mg
Café instantané	60 à 90 mg
Café instantané décaféiné	moins de 6 mg
Thé faible	18 à 24 mg
Thé fort	78 à 108 mg
Chocolat chaud	6 à 30 mg
La moitié d'une canette de 355 ml (12 oz) de boisson gazeuse au cola	14 à 32 mg

Source : *Caffeine Issue Paper : Direction générale de la protection de la santé, Santé et Bien-être social Canada, 1992*

Aliments énergétiques à manger chez soi ou en route

- *yogourt battu aux fruits avec muffin au son, à l'avoine ou à d'autres grains entiers*
- *sandwich au beurre d'arachide et à la banane avec un verre de lait*
- *muffin anglais de blé entier rôti avec une tranche de fromage et un fruit*
- *céréales de son avec du lait et des petits fruits*
- *barre de céréales, yogourt et un carton de jus*
- *sachet de céréales, de noix et de fruits secs mélangés, avec un carton de lait*
- *bagel et cheddar avec un cocktail de jus de légumes*
- *œuf poché sur une brioche avec un verre de jus*

Donne 1 portion Lait frappé à l'orange

*Producteurs laitiers
du Canada*

DONNE 300 ML (1 ¹/₄ TASSE)

175 ml	yogourt faible en gras, au parfum de vanille	³/₄ tasse
25 ml	lait écrémé en poudre	2 c. à table
125 ml	jus d'orange	¹/₂ tasse

1. Réunir dans un mélangeur le yogourt, le lait écrémé en poudre et le jus d'orange. Battre jusqu'à homogénéité.

On prend un repas complet

Versez ce lait frappé dans un thermos et buvez-en en cours de route, accompagné d'un bagel ou d'un muffin de blé entier, ou d'une barre de céréales.

Lait frappé express

Une fois par semaine, Amelia Roblin, âgée de 12 ans, se lève tôt pour préparer à son père ce lait frappé onctueux. Elle prend 125 ml (¹/₂ tasse) de lait, un contenant de 175 g (6 oz) de yogourt aromatisé et 125 ml (¹/₂ tasse) de fruits et bat le tout au mélangeur. On peut varier les combinaisons de parfums à l'infini : yogourt à la banane avec mandarines en conserve ; yogourt aux pêches avec fraises ; yogourt au citron avec bleuets congelés ; yogourt aux fraises avec banane ; yogourt à la vanille avec pêches en conserve.

CONSEIL

Le lait frappé est une excellente façon d'augmenter votre consommation de lait et de fruits. Celui-ci convient particulièrement bien aux personnes qui apprécient un lait frappé onctueux, sans grumeaux.

Information nutritionnelle

Le lait écrémé en poudre donne de l'onctuosité à la boisson et porte sa teneur en calcium à 353 mg par portion. Ce lait frappé est également faible en matières grasses.

Portions selon le Guide

PRODUITS CÉRÉALIERS	LÉGUMES ET FRUITS
	1
1 ¹/₂	
PRODUITS LAITIERS	VIANDES ET SUBSTITUTS

Valeur nutritionnelle

PAR PORTION			
Calories	262	Glucides	50,8 g
Protéines	10,8 g	Fibres alimentaires	0,4 g
Matières grasses	1,9 g	Sodium	147 mg

Excellente source de calcium, de vitamine C, de riboflavine, d'acide folique et de vitamine B_{12}. **Bonne** source de zinc et de thiamine.

Donne 2 portions

Lait frappé à la banane et aux petits fruits

Ann Merritt
TORONTO, ONTARIO

P

DONNE ENVIRON 800 ML (3 1/4 TASSES)

1	banane	1
250 ml	petits fruits frais ou surgelés (n'importe quelle combinaison)	1 tasse
250 ml	lait ou boisson au soya parfumée à la vanille	1 tasse
175 ml	yogourt réduit en gras (à la vanille ou à tout autre parfum se mariant bien avec les fruits)	3/4 tasse

L'ajout de banane congelée, en tranches, donne de bons résultats dans ce lait frappé en lui ajoutant de l'onctuosité. Quand les bananes commencent à brunir, mettez-les au congélateur et prélevez-en au besoin.

1. Liquéfier les fruits au mélangeur, en ajoutant un peu de lait. Ajouter le lait restant et le yogourt puis battre jusqu'à homogénéité. Si la boisson est trop épaisse, ajouter un peu de lait ou de boisson au soya pour obtenir la consistance désirée.

CONSEIL

Le yogourt à la vanille utilisé dans cette recette est plus riche en glucides que la plupart des autres yogourts. Les personnes atteintes de diabète auront peut-être intérêt à choisir une variété de yogourt moins riche en glucides.

Données nutritionnelles

Ce genre de boisson regorge de calcium, essentiel à la formation des os. Les personnes allergiques au lait ou qui ne tolèrent pas le lactose peuvent remplacer les produits laitiers par une boisson au soya et un yogourt au soya enrichis de calcium.

On prend de l'avance

Vous pouvez préparer ces boissons le soir. Le lendemain matin, vous aurez un petit déjeuner tout prêt à emporter.

On prend un repas complet
Vous pouvez savourer cette boisson avec des MUFFINS À LA CITROUILLE ET AUX RAISINS SECS (voir la recette à la page 35) ou avec des SCONES À L'AVOINE, À L'ORANGE ET À L'ABRICOT (voir la recette à la page 36).

Portions selon le Guide

PRODUITS CÉRÉALIERS	LÉGUMES ET FRUITS
	1 1/2
1	
PRODUITS LAITIERS	VIANDES ET SUBSTITUTS

Valeur nutritionnelle

PAR PORTION			
Calories	234	Glucides	43,8 g
Protéines	8,7 g	Fibres alimentaires	3,2 g
Matières grasses	3,8 g	Sodium	114 mg

Excellente source de calcium, de riboflavine, de vitamines B$_6$ et B$_{12}$. **Bonne** source de vitamine C et d'acide folique. Source **moyenne** de fibres alimentaires.

Donne 1 portion

Pain à la banane

Shauna Ratner, RDN
VANCOUVER, COLOMBIE-
BRITANNIQUE

PRÉCHAUFFER LE FOUR À 180 °C (350 °F)
MOULE D'UNE CAPACITÉ DE 2 L (9 SUR 5 PO), ALLANT AU FOUR, GRAISSÉ

« À la maison, nous préparons souvent ce pain à la banane, dit Shauna. Il est délicieux agrémenté de quelques bleuets, de canneberges surgelées ou de grains de chocolat. »

300 ml	farine tout usage	1 ¼ tasse
5 ml	bicarbonate de soude	1 c. à thé
2 ml	poudre à lever	½ c. à thé
175 ml	sucre granulé	¾ tasse
1	œuf	1
1	blanc d'œuf	1
50 ml	yogourt nature réduit en gras	¼ tasse
50 ml	huile végétale	¼ tasse
5 ml	vanille	1 c. à thé
250 ml	bananes bien mûres écrasées (deux ou trois de taille moyenne)	1 tasse

Données nutritionnelles

Vous pouvez remplacer 125 ml (½ tasse) de farine tout usage par de la farine de blé entier, si vous en avez sous la main. Si les bananes sont vraiment mûres, vous pouvez réduire la quantité de sucre à 125 ml (½ tasse).

On prend de l'avance

Préparez du coup deux pains et congelez-en un en vue d'une consommation ulté-rieure. Vous pouvez aussi congeler des tranches de ce pain à la banane enveloppées individuellement et les mettre dans le sac à lunch au besoin.

Variation

Pour obtenir des muffins au lieu d'un pain, mettre la pâte dans douze moules à muffins graissés. Cuire les muffins au four chauffé à 180 °C (350 °F) de 18 à 22 minutes ou jusqu'à ce qu'ils soient fermes au toucher.

1. Dans un bol, tamiser ensemble la farine, le bicarbonate de soude et la poudre à lever. Réserver.

2. Dans un grand bol, mélanger le sucre, l'œuf, le blanc d'œuf, le yogourt, l'huile et la vanille. Incorporer les bananes. Ajouter les ingrédients secs et remuer pour mélanger quelque peu. Verser la pâte dans le moule préparé. Cuire au four préchauffé pendant 1 heure ou jusqu'à ce qu'une sonde à gâteau introduite au centre du pain en ressorte propre.

On prend un repas complet

Servez ce pain accompa-gné de jus d'orange ou de pamplemousse et d'un œuf brouillé (voir la recette à la page 40).

Portions selon le Guide

PRODUITS CÉRÉALIERS	LÉGUMES ET FRUITS
½	

PRODUITS LAITIERS	VIANDES ET SUBSTITUTS

Valeur nutritionnelle

PAR TRANCHE (PAIN DE 12 TRANCHES)			
Calories	165	Glucides	27,4 g
Protéines	2,6 g	Fibres alimentaires	0,7 g
Matières grasses	5,3 g	Sodium	122 mg

MUFFINS À LA CITROUILLE ET AUX RAISINS SECS (PAGE 35) LAIT FRAPPÉ À LA BANANE ET AUX PETITS FRUITS (PAGE 31) ➤

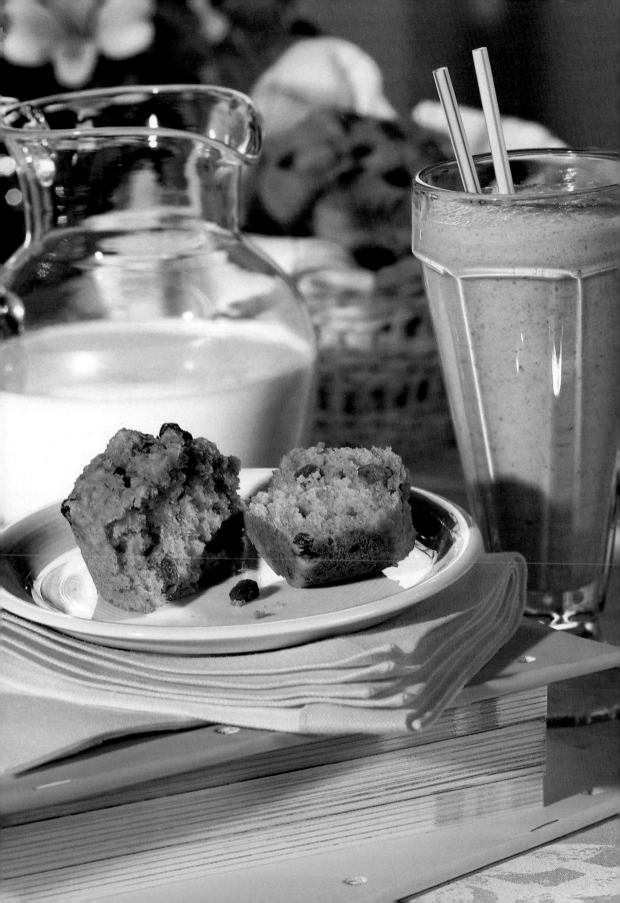

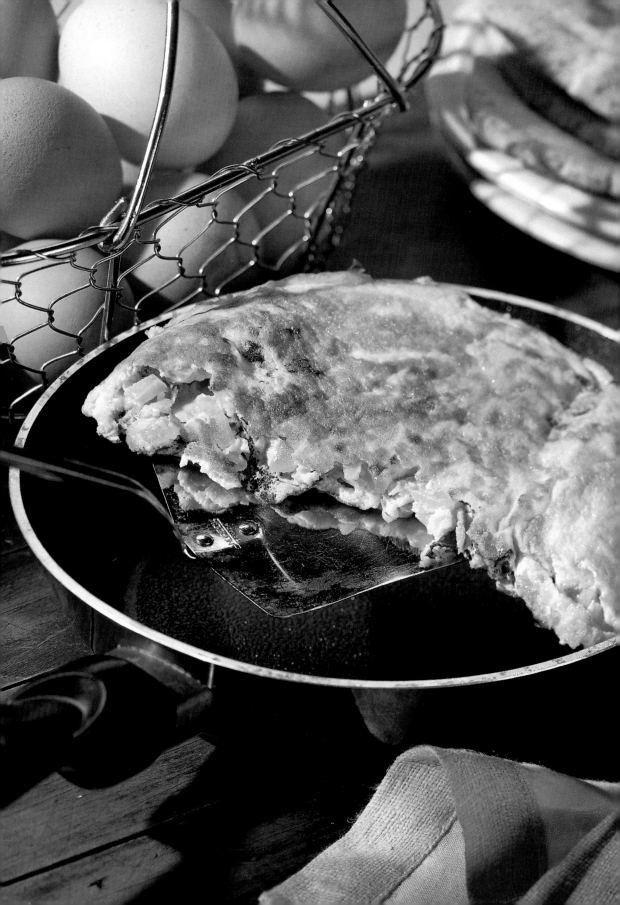

Muffins au son

Susanne Stark
Céréales Post
TORONTO, ONTARIO

Donne 24 muffins

Ⓟ

PRÉCHAUFFER LE FOUR À 190 °C (375 °F)
DEUX PLAQUES DE 12 MOULES À MUFFINS GRAISSÉS OU TAPISSÉS DE PAPIER

1,25 l	farine tout usage	5 tasses
1,375 l	céréales 100 % son	5 1/2 tasses
500 ml	cassonade bien tassée	2 tasses
250 ml	dattes hachées ou raisins secs	1 tasse
15 ml	bicarbonate de soude	1 c. à table
15 ml	cannelle	1 c. à table
1 l	babeurre *ou* lait sur (voir le Conseil dans la marge)	4 tasses
250 ml	huile végétale	1 tasse
4	œufs	4

1. Réunir la farine, les céréales, la cassonade, les dattes, le bicarbonate de soude et la cannelle dans un grand bol.

2. Dans un autre grand bol, mélanger le babeurre, l'huile et les œufs. Incorporer aux ingrédients secs et mélanger quelque peu.

3. Déposer la pâte à la cuillère dans les moules à muffins, en remplissant généreusement. Cuire les muffins au four préchauffé de 25 à 30 minutes ou jusqu'à ce qu'ils soient dorés. Laisser refroidir dans les moules pendant 5 minutes puis démouler. Laisser refroidir sur une grille métallique. Conserver dans un contenant fermé. On peut congeler les muffins si on le désire.

CONSEIL

La pâte peut être préparée à l'avance et conservée deux semaines au réfrigérateur. Versez la pâte dans les moules à muffins préparés et cuire au besoin. Vous pouvez aussi cuire toute la pâte et conserver les muffins au congélateur.

On peut prendre du lait sur au lieu de babeurre. Pour préparer le lait sur, remuer 45 ml (3 c. à table) de jus de citron ou de vinaigre ordinaire dans 1 l (4 tasses) de lait et laisser reposer pendant 5 minutes.

Données nutritionnelles

Manger des muffins de son au petit déjeuner est une excellente façon d'enrichir son régime en fibres alimentaires. Le son de blé favorise la régularité et le bon fonctionnement de l'appareil digestif.

On prend un repas complet

Pour un lunch vite fait, accompagnez ces muffins de LAIT FRAPPÉ À LA BANANE ET AUX PETITS FRUITS (voir la recette à la page 31).

Portions selon le Guide

PRODUITS CÉRÉALIERS	LÉGUMES ET FRUITS
2	
PRODUITS LAITIERS	VIANDES ET SUBSTITUTS

Valeur nutritionnelle

PAR MUFFIN			
Calories	331	Glucides	57,2 g
Protéines	7,0 g	Fibres alimentaires	6,8 g
Matières grasses	10,8 g	Sodium	334 mg

Excellente source de thiamine et de fer. **Bonne** source de riboflavine, de niacine, de vitamine B_6, d'acide folique et de zinc. **Très riche** en fibres alimentaires.

◄ FRITTATA À LA BETTE À CARDE (PAGE 62)

Muffins à la semoule de maïs

Donne 24 muffins

Bev Callaghan, Dt. P.

P

PRÉCHAUFFER LE FOUR À 190 °C (375 °F)
DEUX PLAQUES DE 12 MOULES À MUFFINS GRAISSÉS OU TAPISSÉS DE PAPIER

1 l	farine tout usage	4 tasses
500 ml	semoule de maïs	2 tasses
175 ml	sucre granulé	3/4 tasse
25 ml	poudre à lever	2 c. à table
10 ml	bicarbonate de soude	2 c. à thé
2 ml	sel	1/2 c. à thé
1 l	babeurre *ou* lait sur (voir le Conseil dans la marge)	4 tasses
125 ml	huile végétale	1/2 tasse
3	œufs	3

1. Réunir dans un bol la farine, la semoule de maïs, tout le sucre à l'exception de 10 ml (2 c. à thé), la poudre à lever, le bicarbonate de soude et le sel.

2. Dans un autre bol, battre ensemble au fouet le babeurre, l'huile et les œufs. Ajouter aux ingrédients secs et mélanger quelque peu.

3. Déposer la pâte à la cuillère dans les moules à muffins. Saupoudrer du sucre restant. Cuire les muffins au four préchauffé de 18 à 22 minutes ou jusqu'à ce qu'ils soient fermes au toucher.

CONSEIL

Gardez une réserve de muffins au congélateur, dans un contenant fermé. Vous en aurez sous la main pour vos petits déjeuners, dîners ou collations. Pour le petit déjeuner, faites décongeler le muffin au micro-ondes. Pour votre lunch, il suffit de sortir le muffin du congélateur pour le mettre directement dans le sac ; il aura amplement le temps de décongeler.

On peut prendre du lait sur au lieu de babeurre. Pour préparer le lait sur, mélanger 45 ml (3 c. à table) de jus de citron ou de vinaigre ordinaire dans 1 l (4 tasses) de lait et laisser reposer pendant 5 minutes.

Données nutritionnelles

Le punch aux fruits et les boissons aromatisées aux fruits n'apportent pas les mêmes éléments nutritifs que les vrais jus de fruits frais ou les jus reconstitués à partir de concentrés.

On prend un repas complet

Accompagnez ces muffins de LAIT FRAPPÉ À L'ORANGE (voir la recette à la page 30) au petit déjeuner ou emportez-les dans votre lunch avec un thermos de CHILI EXPRESS (voir la recette à la page 106) et un contenant de lait ou de yogourt.

Portions selon le Guide

PRODUITS CÉRÉALIERS	LÉGUMES ET FRUITS
1 1/2	
PRODUITS LAITIERS	VIANDES ET SUBSTITUTS

Valeur nutritionnelle

PAR MUFFIN			
Calories	209	Glucides	33,4 g
Protéines	5,2 g	Fibres alimentaires	1,2 g
Matières grasses	5,9 g	Sodium	261 mg

Muffins à la citrouille et aux raisins secs

Donne 24 muffins

Tracy Nash, Dt. P.
PRINCE ALBERT, ALBERTA

[P]

PRÉCHAUFFER LE FOUR À 190 °C (375 °F)
DEUX PLAQUES DE 12 MOULES À MUFFINS GRAISSÉS OU TAPISSÉS DE PAPIER

500 ml	farine de blé entier	2 tasses
375 ml	farine tout usage	1 ½ tasse
250 ml	sucre granulé	1 tasse
20 ml	poudre à lever	4 c. à thé
5 ml	bicarbonate de soude	1 c. à thé
15 ml	cannelle	1 c. à table
5 ml	muscade moulue	1 c. à thé
5 ml	gingembre moulu	1 c. à thé
1 ml	sel	¼ c. à thé
375 ml	raisins secs	1 ½ tasse
1	boîte de 398 ml (14 oz) de purée de citrouille (non pas de la garniture à tarte)	1
125 ml	huile végétale	½ tasse
500 ml	babeurre *ou* lait sur (voir le Conseil dans la marge)	2 tasses
3	œufs	3

1. Réunir dans un grand bol la farine de blé entier, la farine tout usage, le sucre, la poudre à lever, le bicarbonate de soude, la cannelle, la muscade, le gingembre, le sel et les raisins secs.

2. Dans un autre bol, mélanger la citrouille, l'huile, le babeurre et les œufs.

3. Creuser un grand puits au milieu des ingrédients secs et y verser le mélange d'ingrédients liquides d'un seul coup. Remuer délicatement pour mélanger quelque peu.

4. Déposer la pâte à la cuillère dans les moules. Cuire les muffins au four préchauffé de 18 à 22 minutes ou jusqu'à ce qu'ils soient fermes au toucher.

Données nutritionnelles

La consommation de légumes et de fruits de couleur foncée, comme la citrouille, le cantaloup, la carotte ou le poivron rouge, constitue une excellente façon d'augmenter votre apport en vitamine A et en bêta-carotène.

On peut prendre du lait sur au lieu de babeurre. Pour préparer le lait sur, mélanger 20 ml (4 c. à thé) de jus de citron ou de vinaigre ordinaire dans 500 ml (2 tasses) de lait et laisser reposer pendant 5 minutes.

On prend de l'avance

Ces muffins se congèlent très bien. Il vaut donc la peine de doubler les quantités de la recette et de conserver les muffins supplémentaires au congélateur, dans un contenant hermétique ou dans un sac de congélation.

On prend un repas complet

Servez avec du jus ou un fruit, un verre de lait et un œuf minute (voir à la page 41).

Portions selon le Guide

PRODUITS CÉRÉALIERS	LÉGUMES ET FRUITS
1	½

PRODUITS LAITIERS	VIANDES ET SUBSTITUTS

Valeur nutritionnelle

PAR MUFFIN			
Calories	191	Glucides	32,6 g
Protéines	4,2 g	Fibres alimentaires	2,3 g
Matières grasses	5,7 g	Sodium	148 mg

Excellente source de vitamine A. Source **moyenne** de fibres alimentaires.

Donne 12 scones

Bev Callaghan, Dt. P.

P

Scones à l'avoine, à l'orange et à l'abricot

PRÉCHAUFFER LE FOUR À 190 °C (375 °F) · PLAQUE À BISCUITS GRAISSÉE

500 ml	farine de tout usage	2 tasses
375 ml	flocons d'avoine à cuisson rapide	1 1/2 tasse
50 ml	sucre granulé	1/4 tasse
15 ml	poudre à lever	1 c. à table
10 ml	zeste d'orange râpé	2 c. à thé
2 ml	bicarbonate de soude	1/2 c. à thé
1 ml	sel	1/4 c. à thé
90 ml	beurre	6 c. à table
125 ml	abricots hachés	1/2 tasse
250 ml	babeurre *ou* lait sur (voir le Conseil dans la marge)	1 tasse
	lait	

CONSEIL

L'avoine et les abricots enrichissent ces savoureux scones de fibres alimentaires. Ils peuvent faire partie d'un petit déjeuner équilibré à emporter au travail. Ils sont excellents aussi au moment de la collation, avec une tasse de thé.

On prend de l'avance

Comme ces scones se congèlent facilement, vous pouvez très bien doubler les quantités de la recette et garder les scones supplémentaires au congélateur, dans un contenant hermétique ou dans des sacs de congélation. Prélevez-en ensuite au besoin pour vos petits déjeuners, dîners ou collations.

Variation

Pour faire changement, on peut remplacer les abricots par 125 ml (1/2 tasse) de canneberges séchées, de dattes, de raisins secs ou de raisins de Corinthe.

On peut prendre du lait sur au lieu de babeurre. Pour préparer le lait sur, mélanger 10 ml (2 c. à thé) de jus de citron ou de vinaigre ordinaire dans 250 ml (1 tasse) de lait et laisser reposer pendant 5 minutes.

1. Réunir dans un bol la farine, l'avoine, tout le sucre à l'exception de 5 ml (1 c. à thé), la poudre à lever, le zeste d'orange, le bicarbonate de soude et le sel. À l'aide d'une fourchette ou d'un coupe-pâte, incorporer le beurre dans ces ingrédients jusqu'à ce que le mélange ait l'apparence d'une chapelure grossière. Incorporer les abricots. Ajouter le babeurre puis remuer pour mélanger les ingrédients quelque peu.

2. Sur une surface légèrement farinée, pétrir la pâte quatre ou cinq fois. Diviser la pâte en trois parts. Façonner chaque part en un disque épais de 2,5 cm (1 po). Déposer les disques sur la plaque à biscuits.

3. Découper chacun des disques en quatre. Badigeonner de lait et saupoudrer du sucre réservé. Cuire les scones au four préchauffé de 20 à 25 minutes ou jusqu'à ce qu'ils soient légèrement dorés.

On prend un repas complet

Essayez ces scones avec un verre de lait et un fruit. Ils sont excellents également accompagnés de LAIT FRAPPÉ À L'ORANGE (voir la recette à la page 30).

Portions selon le Guide

PRODUITS CÉRÉALIERS	LÉGUMES ET FRUITS
1 1/2	
PRODUITS LAITIERS	VIANDES ET SUBSTITUTS

Valeur nutritionnelle

PAR SCONE			
Calories	205	Glucides	31,8 g
Protéines	4,7 g	Fibres alimentaires	2,4 g
Matières grasses	6,8 g	Sodium	242 mg

Source **moyenne** de fibres alimentaires.

Donne 1 portion Gruau au micro-ondes

Bev Callaghan, Dt. P.   P

Données nutritionnelles

Voici un truc simple pour accroître votre consommation de calcium : en préparant un gruau, remplacez par du lait la moitié de l'eau exigée par la recette. Ce petit déjeuner apporte à la fois les fibres solubles du son d'avoine et les fibres insolubles du son de blé. Une consommation des deux types de fibres (solubles et insolubles) est bonne pour la santé.

125 ml	eau	1/2 tasse
125 ml	lait *ou* boisson au soya	1/2 tasse
0,5 ml	sel	1/8 c. à thé
25 ml	raisins secs	2 c. à table
5 ml	son de blé	1 c. à thé
125 ml	flocons d'avoine à cuisson rapide	1/2 tasse
1 ml	cannelle	1/4 c. à thé
	cassonade *ou* sirop d'érable	
	lait	

1. Réunir l'eau, le lait, le sel, les raisins secs et le son dans un bol, d'une capacité de 1 l (4 tasses), allant au micro-ondes. Cuire à intensité élevée pendant 2 minutes. Incorporer les flocons d'avoine et la cannelle, puis cuire de nouveau à intensité élevée pendant 3 ou 4 minutes, en remuant aux 60 secondes, jusqu'à ce que le gruau ait épaissi. Couvrir et laisser reposer pendant 1 minute. Servir le gruau sucré de cassonade ou de sirop d'érable et arrosé de lait.

On prend un repas complet

Pour enrichir ce gruau de vitamine C, servez-le accompagné d'un demi-pamplemousse ou d'un verre de jus d'orange.

Portions selon le Guide

PRODUITS CÉRÉALIERS	LÉGUMES ET FRUITS
1 1/2	
1/2	
PRODUITS LAITIERS	VIANDES ET SUBSTITUTS

Valeur nutritionnelle

PAR PORTION			
Calories	282	Glucides	50,7 g
Protéines	11,4 g	Fibres alimentaires	6,0 g
Matières grasses	5,1 g	Sodium	355 mg

Bonne source de calcium, de fer, de zinc, de thiamine et de riboflavine. **Très riche** en fibres alimentaires.

Muesli

Donne 14 portions

Stefa Katamay, Dt. P.
DEEP RIVER, ONTARIO

Voici le petit déjeuner préféré de Stefa. Ses enfants et son mari Bruce en raffolent aussi. Stefa varie son muesli au goût en lui ajoutant différents fruits, au gré des saisons.

Pour accélérer les choses

Emportez une petite quantité de ce muesli au travail ou à l'école. Quand vous aurez envie d'une collation rapide, dégustez-le accompagné de yogourt. Ces céréales sont idéales aussi en camping, en randonnée ou dans les sorties en canot.

Données nutritionnelles

Ces céréales riches en fibres alimentaires aident à maintenir la régularité intestinale. Pour enrichir davantage le muesli de fibres alimentaires et d'éléments nutritifs, ajoutez-lui des pêches ou des bleuets.

1 l	flocons d'avoine à cuisson rapide	4 tasses
125 ml	graines de lin	1/2 tasse
125 ml	germe de blé	1/2 tasse
125 ml	son d'avoine	1/2 tasse
125 ml	son de blé	1/2 tasse
250 ml	canneberges séchées	1 tasse

1. Mélanger tous les ingrédients et verser dans un contenant hermétique. Conserver dans un lieu frais et sec.

On prend un repas complet

Pour un petit déjeuner équilibré, mélangez dans un bol ces céréales avec 175 ml (3/4 tasse) de yogourt nature et 125 ml (1/2 tasse) de fruits frais ou en conserve. Sucrez de miel ou de sirop d'érable, au goût.

Portions selon le Guide

PRODUITS CÉRÉALIERS	LÉGUMES ET FRUITS
1	
PRODUITS LAITIERS	VIANDES ET SUBSTITUTS

Valeur nutritionnelle

PAR PORTION DE 125 ML (1/2 TASSE)			
Calories	169	Glucides	29,5 g
Protéines	6,7 g	Fibres alimentaires	5,6 g
Matières grasses	4,2 g	Sodium	6 mg

Bonne source de fer, de zinc, de thiamine et d'acide folique. **Riche** en fibres alimentaires.

Donne 2 portions

Muesli à emporter

Renée Crompton, Dt. P.
OTTAWA, ONTARIO

P

Voici un petit déjeuner complet pour les personnes qui doivent se rendre au travail à la course. Renée affirme que ce muesli a meilleure consistance et meilleur goût quand on le prépare la veille. Elle répartit les céréales dans deux contenants hermétiques et laisse de la place pour ajouter la banane.

250 ml	gros flocons d'avoine à cuisson en 3 minutes (non pas instantanés)	1 tasse
250 ml	yogourt nature faible en matières grasses	1 tasse
125 ml	lait	1/2 tasse
25 ml	miel liquide *ou* sirop d'érable	2 c. à table
250 ml	petits fruits assortis (frais ou surgelés)	1 tasse
1	grosse banane en tranches	1

1. Réunir dans un contenant de plastique les flocons d'avoine, le yogourt, le lait et le miel. Incorporer délicatement les petits fruits. Servir garni de tranches de banane ou mettre dans un contenant de plastique, pour emporter au travail.

On prend un repas complet

Ce petit déjeuner est très substantiel. Un verre de jus l'aide à « descendre ».

CONSEIL

Pour faire changement, essayez différents types de yogourt ou de fruits de saison. Si vous choisissez du yogourt à la vanille ou aromatisé aux fruits, omettez le miel.

Données nutritionnelles

Une portion de ce muesli apporte déjà une quantité appréciable de fibres alimentaires et environ la moitié de l'apport quotidien recommandé de vitamine C et de calcium.

Portions selon le Guide

PRODUITS CÉRÉALIERS	LÉGUMES ET FRUITS
1 1/2	1 1/2

1

PRODUITS LAITIERS	VIANDES ET SUBSTITUTS

Valeur nutritionnelle

PAR PORTION			
Calories	423	Glucides	79,2 g
Protéines	16,0 g	Fibres alimentaires	7,9 g
Matières grasses	6,8 g	Sodium	117 mg

Excellente source de calcium, de zinc, de vitamine C, de thiamine, de riboflavine, de vitamines B_6 et B_{12}. **Bonne** source de fer, de niacine et d'acide folique. **Très riche** en fibres alimentaires.

Gâteau aux pommes à la mode finlandaise

Donne 2 portions

Kimberly Green, Dt. P.
THUNDER BAY, ONTARIO

Selon Kimberly, ce gâteau est facile à préparer et donne un petit déjeuner qui sort de l'ordinaire. Il témoigne de l'influence finlandaise dans la région de Thunder Bay.

PRÉCHAUFFER LE FOUR À 220 °C (425 °F)
PLAT CARRÉ D'UNE CAPACITÉ DE 2 L (8 PO), ALLANT AU FOUR ET GRAISSÉ

500 ml	pommes pelées et évidées, tranchées finement	2 tasses
15 ml	beurre fondu	1 c. à table
3	œufs	3
125 ml	lait	½ tasse
75 ml	farine tout usage	⅓ tasse
1 ml	poudre à lever	¼ c. à thé
0,5 ml	sel	⅛ c. à thé

Garniture

2 ml	cannelle	½ c. à thé
15 ml	sucre granulé	1 c. à table

1. Mettre les pommes dans le plat avec le beurre et remuer pour enrober. Cuire 5 minutes au four préchauffé.

2. Pendant ce temps, battre ensemble les œufs, le lait, la farine, la poudre à lever et le sel jusqu'à homogénéité dans un petit bol. Réserver.

3. Préparation de la garniture : Dans un autre bol, mélanger le sucre et la cannelle. Réserver.

4. Verser le mélange à base d'œufs sur les pommes cuites et saupoudrer de sucre à la cannelle. Cuire au four de 15 à 20 minutes ou jusqu'à ce que le gâteau soit gonflé et doré. Servir le gâteau sans attendre, accompagné de sirop d'érable ou de ses confitures préférées.

Œufs brouillés minute pour une personne

Le four à micro-ondes est un excellent outil pédagogique pour enseigner à vos enfants à préparer des repas.

Dans un bol allant au micro-ondes, fouetter ensemble 2 œufs avec 25 ml (2 c. à table) de lait. Saler et poivrer au goût. Recouvrir d'une pellicule de plastique, en prévoyant une petite ouverture pour laisser échapper la vapeur. Cuire au micro-ondes à intensité moyenne-élevée de 1 minute 30 secondes à 1 minute 45 secondes, en remuant à quelques reprises pendant la cuisson. Couvrir et laisser reposer de 30 à 60 secondes avant de servir.

Au sortir du four, les œufs auront encore l'air humide, mais la cuisson se poursuivra à l'extérieur du four, à couvert.

On prend un repas complet

Ce petit déjeuner est complet, mais si on l'accompagne d'un verre de lait, on augmente notre consommation de calcium. Une portion de fruits ou un jus ajoutent de la vitamine C.

Portions selon le Guide

Produits Céréaliers	Légumes et Fruits
1	1
¼	1
Produits Laitiers	Viandes et Substituts

Valeur nutritionnelle

PAR PORTION			
Calories	357	Glucides	42,7 g
Protéines	13,8 g	Fibres alimentaires	3,3 g
Matières grasses	14,9 g	Sodium	359 mg

Excellente source de riboflavine et de vitamine B₁₂. **Bonne** source de fer, de vitamine A, de niacine et d'acide folique. Source **moyenne** de fibres alimentaires.

Donne 8 portions

Crêpes au son

Louise J. Vautour
POINTE DU CHÊNE,
NOUVEAU-BRUNSWICK

Ces délicieuses crêpes vous aideront à consommer des fibres alimentaires. Elles sont exquises avec du sirop d'érable ou des confitures.

Données nutritionnelles
Le germe de blé est une source de vitamine E. Il est aisé d'en ajouter aux muffins et aux crêpes.

175 ml	farine de blé entier	3/4 tasse
125 ml	céréales de flocons de son, écrasées	1/2 tasse
50 ml	germe de blé	1/4 tasse
7 ml	poudre à lever	1 1/2 c. à thé
0,5 ml	sel	1/8 c. à thé
250 ml	lait	1 tasse
1	œuf	1
1	blanc d'œuf	1
15 ml	huile végétale	1 c. à table

1. Réunir la farine, les flocons de son, le germe de blé, la poudre à lever et le sel dans un bol de taille moyenne. Réserver.

2. Dans un petit bol, mélanger le lait, l'œuf, le blanc d'œuf et l'huile. Incorporer dans le mélange à base de flocons de son. Pour chaque crêpe, verser environ 50 ml (1/4 tasse) de pâte dans une poêle antiadhésive. Cuire la crêpe, en la retournant une fois, pendant 1 minute ou 2 de chaque côté ou jusqu'à ce qu'elle soit dorée.

On prend un repas complet
Ces crêpes sont délicieuses accompagnées d'un verre de jus ou d'une demi-tasse de fruits frais ou en conserve.

Œuf minute
Briser l'œuf et le récupérer dans un petit bol ou un ramequin résistant au micro-ondes. Perforer le jaune à la fourchette. Recouvrir d'une pellicule de plastique, en prévoyant une ouverture pour laisser échapper la vapeur. Cuire au micro-ondes à intensité moyenne-élevée de 45 à 60 secondes ou jusqu'à l'atteinte du degré de cuisson désiré. Attendre 1 minute ou 2 avant d'ôter la pellicule de plastique.

Portions selon le Guide

PRODUITS CÉRÉALIERS	LÉGUMES ET FRUITS
1 1/2	
1/4	1/2
PRODUITS LAITIERS	VIANDES ET SUBSTITUTS

Valeur nutritionnelle

PAR 2 CRÊPES			
Calories	208	Glucides	28,8 g
Protéines	9,8 g	Fibres alimentaires	4,8 g
Matières grasses	7,0 g	Sodium	285 mg

Excellente source de thiamine. **Bonne** source de fer, de zinc, de riboflavine, de niacine et d'acide folique. **Riche** en fibres alimentaires.

Donne 2 portions

*Office canadien de
commercialisation des œufs*

Omelettes individuelles à la salsa fresca

CONSEIL

Voici un repas que les grands enfants et les adolescents peuvent cuisiner aisément pour eux-mêmes ou pour la famille. On peut facilement doubler les quantités pour obtenir quatre portions.

Pour accélérer les choses

Une fois qu'on a tous les ingrédients sous la main, cette recette se prépare rapidement. Si le temps vous manque pour préparer la salsa, prenez une salsa commerciale.

On prend de l'avance

Préparez la salsa la veille et conservez-la dans un bocal fermé au réfrigérateur.

Comptez environ 125 ml (1/2 tasse) de salsa par omelette. Vous pouvez utiliser les 250 ml (1 tasse) restants dans les BURRITOS « BOURRATIFS » EXPRESS (voir la recette à la page 61) ou comme trempette avec des Croustilles de tortilla ou de pita (voir la recette à la page 48).

Salsa fresca

250 ml	tomates épépinées coupées en dés	1 tasse
250 ml	concombre coupé en dés	1 tasse
75 ml	oignons rouges hachés	1/3 tasse
50 ml	coriandre *ou* persil frais hachés	1/4 tasse
25 ml	jus de lime	2 c. à table
	sel et poivre au goût	

Omelettes

4	œufs	4
15 ml	eau	1 c. à table
	sel et poivre au goût	
5 ml	beurre *ou* huile végétale	1 c. à thé

1. Préparation de la salsa : Réunir dans un bol les tomates, le concombre, les oignons rouges, la coriandre, le jus de lime, le sel et le poivre. Laisser reposer pendant 10 minutes. Bien laisser égoutter.

2. Préparation des omelettes : Dans un bol, battre ensemble les œufs, l'eau, le sel et le poivre. Dans une poêle antiadhésive de 20 cm (8 po), faire fondre 2 ml (1/2 c. à thé) de beurre à feu moyen-élevé. En faisant une omelette à la fois, verser la moitié des œufs battus dans la poêle. Quand les œufs commencent à prendre en périphérie, amener les portions cuites vers le centre à l'aide d'une spatule, en inclinant la poêle pour permettre à l'œuf cru de s'écouler vers les espaces vides.

On prend un repas complet

Servez ces omelettes accompagnées d'une rôtie de pain de blé entier, un pain pita ou enveloppées d'une tortilla de blé entier. Complétez le repas avec un verre de lait.

Variation

Garnir votre omelette de jambon haché et d'oignons verts, de fromage râpé ou de pommes de terre coupées en dés.

3. Quand l'œuf semble presque figé en surface, mais qu'il paraît encore humide, farcir la moitié de l'omelette de salsa fresca. Passer la spatule sous la moitié non farcie, rabattre sur la moitié farcie et laisser glisser l'omelette dans une assiette. Napper encore de salsa fresca. Traiter le reste de l'œuf battu de la même façon.

Portions selon le Guide

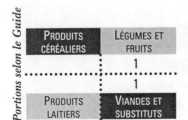

PRODUITS CÉRÉALIERS	LÉGUMES ET FRUITS
	1
	1
PRODUITS LAITIERS	VIANDES ET SUBSTITUTS

Valeur nutritionnelle

PAR OMELETTE NAPPÉE DE 125 ML (1/2 TASSE) DE SALSA FRESCA			
Calories	185	Glucides	5,9 g
Protéines	13,2 g	Fibres alimentaires	0,9 g
Matières grasses	12,0 g	Sodium	150 mg

Excellente source de riboflavine et de vitamine B$_{12}$. **Bonne** source de vitamine A et d'acide folique.

Donne 4 portions

Office canadien de commercialisation des œufs P

Strata au brocoli et au fromage

COCOTTE D'UNE CAPACITÉ DE 2,5 L (9 PO), GRAISSÉE

500 ml	brocoli frais haché *ou* asperges	2 tasses
1 l	pain de blé entier, de préférence rassis, coupé en cubes	4 tasses
500 ml	emmenthal *ou* cheddar râpé	2 tasses
4	œufs	4
500 ml	lait	2 tasses
2 à 5 ml	moutarde sèche	½ à 1 c. à thé
	piment de Cayenne au goût (facultatif)	

1. Cuire le brocoli à l'eau bouillante dans une casserole jusqu'à ce qu'il soit à la fois tendre et encore croquant. Laisser égoutter et éponger. Réserver.

2. Placer les cubes de pain dans la cocotte. Ajouter le fromage et le brocoli puis remuer délicatement.

3. Dans un bol, battre ensemble les œufs, le lait, la moutarde et, si on en utilise, le piment de Cayenne. Verser sur le pain. Couvrir et laisser au moins 2 heures au réfrigérateur ou pendant toute la nuit.

4. Préchauffer le four à 180 °C (350 °F). Cuire la strata de 50 à 60 minutes ou jusqu'à ce qu'elle soit dorée et prise en son centre. Laisser reposer pendant 3 ou 4 minutes avant de servir.

On prend un repas complet

Voici un mets excellent réunissant des aliments des quatre groupes. Servez la strata avec un verre de jus de fruits ou de légumes, si vous le désirez.

CONSEIL

Voici un repas magnifique pour un petit déjeuner ou un brunch spécial, qui se prépare facilement à l'avance.

Vous pouvez sans problème remplacer le brocoli frais par du brocoli surgelé. Placez le brocoli surgelé dans un bol résistant au micro-ondes et chauffez-le à intensité élevée pendant 2 minutes. Laissez égoutter, épongez et poursuivez l'exécution de la recette.

Données nutritionnelles

Ce repas apporte la quantité incroyable de 763 mg de calcium par portion. Il fournit également des fibres alimentaires et d'autres éléments nutritifs. Étant donné que la strata est relativement riche en matières grasses, équilibrez-la en mangeant des mets moins riches pendant le reste de la journée.

Portions selon le Guide

PRODUITS CÉRÉALIERS	LÉGUMES ET FRUITS
1	1
1 ½	1
PRODUITS LAITIERS	VIANDES ET SUBSTITUTS

Valeur nutritionnelle

PAR PORTION			
Calories	435	Glucides	25,6 g
Protéines	30,5 g	Fibres alimentaires	3,9 g
Matières grasses	23,9 g	Sodium	444 mg

Excellente source de calcium, de zinc, de vitamine C, de vitamine A, de riboflavine, de niacine, d'acide folique et de vitamine B$_{12}$. **Bonne** source de fer. Source **moyenne** de fibres alimentaires.

REPAS ET COLLATIONS RAPIDES

LES COLLATIONS *ont leur place dans un régime alimentaire équilibré*

Les recettes présentées dans cette section sont idéales pour les journées affolantes où vous ne rentrez à la maison que pour prendre une bouchée à la course et en ressortir tout aussi vite. Certaines recettes donnent des quantités suffisantes pour nourrir une armée. D'autres plats sont parfaits comme collation après l'école ou le travail. Bon nombre de mets sont faciles à emporter au travail dans le sac à lunch.

Une collation nourrissante permet de recharger ses batteries. Consommer de nombreux petits repas pendant la journée aide à stabiliser la glycémie et à contrôler son poids.

Le fait de sauter des repas ou de passer de longues périodes sans manger peut entraîner un état de malnutrition. Un tel comportement risque aussi de vous pousser plus tard dans la journée à une consommation compulsive ou exagérée d'aliments, susceptible de produire un gain pondéral.

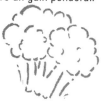

Basez vos collations sur des aliments tirés des quatre groupes alimentaires décrits dans le *Guide alimentaire canadien pour manger sainement* afin de vous procurer les vitamines, fibres alimentaires et minéraux essentiels.

Certaines collations sont « plus égales » que d'autres

Au moment de la collation, associez des aliments riches en glucides (bagels, pain, céréales, fruits ou légumes) avec des aliments riches en protéines (lait, fromage, yogourt, viandes, poisson, volaille, œufs, beurre d'arachide, noix, graines, haricots et lentilles) afin de faire durer la sensation de satiété.

On doit faire preuve de modération avec les aliments riches en lipides, comme les beignets, les croissants, les croustilles, les tablettes de chocolat, les biscuits riches, les frites et les autres fritures.

Optez pour des collations qui n'endommagent pas les dents. Les bonbons mous, les fruits séchés et les autres aliments riches en sucre ou en amidon risquent de causer des caries quand on les mange seuls. Consommez ces aliments dans le cadre d'un repas complet et, dans la mesure du possible, brossez-vous les dents immédiatement après avoir mangé.

Gardez *des aliments de collation santé* à portée de la main

Il est facile de prendre des collations santé à condition de garder quelques aliments non périssables dans son sac à dos, son porte-documents, sa voiture, ou à son travail. Les céréales sèches, les barres de figues, les craquelins de blé entier, les barres granola, les noix et les graines, les poudings ou fruits en portions individuelles, les jus et l'eau sont des aliments de collation faciles à garder.

Si vous avez accès à un réfrigérateur au travail, conservez-y des portions individuelles de yogourt, de lait, de fromage, de jus de fruits ou de légumes.

À la maison, il est bon de garder, en prévision des collations, des fruits, des légumes, des jus, du pain pita, des bagels, des craquelins, des gressins, du yogourt, du lait, du fromage, des muffins, des céréales sèches, des trempettes de haricots, de l'hoummos, du beurre d'arachide, des noix et des graines.

Préparez des *repas vite faits* à emporter

Composez-vous des repas vite faits, qui se réchauffent en une minute au micro-ondes. Profitez-en pour utiliser des restes de la veille ou combiner des ingrédients frais. Essayez les mets à base de pâtes alimentaires, les haricots en boîte, la pizza, les tortillas ou les burritos, ou encore les repas pour le sac à lunch suggérés aux pages 55 et 56.

Préparez la veille au soir des sandwiches, des salades et des trempettes, et gardez-les au réfrigérateur pendant la nuit.

Lavez des légumes crus, coupez-les et placez-les dans des contenants individuels que vous emporterez avec vous avant de sortir.

Si vous n'avez pas le temps de préparer un repas, remplissez un sac isolant de fruits frais, de jus, de petits pains ou de craquelins de blé entier, de yogourt ou de fromage.

Conservez les collations à la **bonne** température

Certains aliments laissés à température chaude dans un casier, une armoire, sur un comptoir ou au soleil risquent de devenir insalubres. Les aliments qui se gâtent facilement sont les produits laitiers, la viandes, le poisson, les œufs ainsi que les salades ou sandwiches contenant de la mayonnaise ou de la sauce à salade.

Pour des raisons de sécurité, gardez les aliments chauds au chaud et les aliments froids au froid. Offrez-vous un sac à lunch isolant, quelques petits contenants réfrigérants réutilisables et un bon thermos à grande ouverture.

Utilisez des bouteilles de plastique remplies d'eau ou des cartons de jus congelés comme contenants réfrigérants. Vous aurez le bénéfice ajouté d'une bonne boisson froide à boire avec votre repas.

Si vous prévoyez réchauffer plus tard des aliments au micro-ondes, conservez-les au froid en attendant, dans des sacs isolants avec un contenant réfrigérant.

Alice Lee
KINGSTON, ONTARIO

Donne 6 portions Salsa aux haricots noirs

P

DONNE ENVIRON 750 ML (3 TASSES)

Étudiante à l'Université Queen, Alice affirme que « cette salsa est vite faite, facile à préparer, nutritive et économique ». Elle est également faible en matières grasses et riche en fibres alimentaires. Vous pouvez remplacer la coriandre ou le persil frais par 5 à 10 ml (1 à 2 c. à thé) de persil ou de basilic séché.

1	boîte de 540 ml (19 oz) de haricots noirs, rincés et égouttés	1
250 ml	maïs en grains en conserve, égoutté	1 tasse
250 ml	tomates coupées en dés	1 tasse
15 ml	huile d'olive extra-vierge	1 c. à table
25 ml	jus de lime *ou* vinaigre de cidre	2 c. à table
25 ml	coriandre *ou* persil frais haché	2 c. à table
2 ml	ail émincé	1/2 c. à thé
0,5 ml	poivre noir	1/8 c. à thé

1. Réunir tous les ingrédients dans un bol de taille moyenne et mélanger en remuant délicatement.

CONSEIL

Pour un repas vite fait facile à emporter, mettez 125 ml (1/2 tasse) de salsa dans une moitié de pita ouverte en deux, avec du fromage râpé et de la laitue.

Croustilles de pain pita
Couper six pains pita de 12,5 cm (5 po) de diamètre en douze triangles. Vaporiser légèrement d'huile d'olive ou badigeonner légèrement de 5 à 10 ml (1 à 2 c. à thé) d'huile d'olive. Cuire les triangles dans un four chauffé à 180 °C (350 °F) de 10 à 15 minutes ou jusqu'à ce qu'ils soient croustillants et dorés. Laisser refroidir et garder dans un contenant hermétique. Donne 72 croustilles de pain pita.

On prend un repas complet
Servez cette salsa accompagnée de Croustilles de pain pita (voir la recette ci-contre) ou de croustilles de tortillas cuites au four, ou bien comme condiment pour accompagner le poulet, le poisson ou la viandes.

Données nutritionnelles

Manger davantage de haricots et de maïs est une bonne façon d'augmenter sa consommation de fibres alimentaires et d'acide folique.

Portions selon le Guide

PRODUITS CÉRÉALIERS	LÉGUMES ET FRUITS
	1/2
	1/2
PRODUITS LAITIERS	VIANDES ET SUBSTITUTS

Valeur nutritionnelle

PAR PORTION DE 125 ML (1/2 TASSE)			
Calories	139	Glucides	23,8 g
Protéines	6,7 g	Fibres alimentaires	5,0 g
Matières grasses	2,9 g	Sodium	246 mg

Excellente source d'acide folique. **Bonne** source de thiamine. **Riche** en fibres alimentaires.

Donne 6 portions

Pamela Piotrowski, Dt. P.
Shannon Crocker, Dt. P.
HAMILTON, ONTARIO

Trempette piquante verte

DONNE ENVIRON 375 ML (1 1/2 TASSE)

Cette trempette piquante et épicée est une variation rafraîchissante du guacamole et des trempettes de haricots vendues dans le commerce. Elle est faible en matières grasses et riche en fibres alimentaires. La trempette piquante verte est excellente avec des triangles de pain pita, des CROUSTILLES DE PAIN PITA (voir la recette à la page 48), des croustilles de tortillas cuites au four et des crudités.

1	boîte de 540 ml (19 oz) de haricots blancs ou cannellini, rincés et égouttés	1
125 ml	coriandre fraîche légèrement tassée	1/2 tasse
50 ml	jus de citron ou de lime	1/4 tasse
15 ml	huile d'olive	1 c. à table
5 ml	ail émincé	1 c. à thé
1 ou 2	Jalapeños épépinés et coupés en morceaux	1 ou 2

1. Réunir dans un robot de cuisine ou un mélangeur les haricots, la coriandre, le jus de citron, l'huile, l'ail et les piments. Battre jusqu'à homogénéité. Réfrigérer avant de servir.

CONSEIL

La coriandre a une saveur marquée qu'on aime ou pas. Ne la confondez pas avec la coriandre moulue ou les feuilles de coriandre séchées, dont le goût est complètement différent.

Données nutritionnelles

Les haricots, pois et lentilles, en boîte ou séchés, tout comme les noix, les graines et le tahini (pâte de graines de sésame), font tous partie du groupe alimentaire « V i a n d e s et substituts ».

On prend de l'avance

Cette trempette se conserve cinq jours au réfrigérateur.

Le meilleur hoummos qui soit

Cette recette nous vient de Catherine Collins de Beaconsfield au Québec. On réunit dans un mélangeur ou un robot de cuisine une boîte de 540 ml (19 oz) de pois chiches (rincés et égouttés), 25 ml (2 c. à table) de tahini, 45 ml (3 c. à table) de jus de citron, 2 ml (1/2 c. à thé) de sel, 2 gousses d'ail, la partie blanche d'un oignon vert et 50 ml (1/4 tasse) d'eau bouillante. Battre jusqu'à homogénéité. Hacher la partie verte de l'oignon vert, incorporer à la trempette et garnir de persil.
Donne 500 ml (2 tasses).

On prend un repas complet

Étendez de la trempette dans un pita de blé entier, farcissez de poivrons rouges crus ou rôtis (voir la technique à la page 51), de carottes râpées et de laitue déchiquetée. Emportez-le au travail dans le sac à lunch, et offrez-vous le plaisir d'un yogourt glacé comme dessert.

Portions selon le Guide

PRODUITS CÉRÉALIERS	LÉGUMES ET FRUITS
	1
PRODUITS LAITIERS	VIANDES ET SUBSTITUTS

Valeur nutritionnelle

PAR PORTION DE 50 ML (1/4 TASSE)			
Calories	98	Glucides	14,2 g
Protéines	5,3 g	Fibres alimentaires	5,5 g
Matières grasses	2,6 g	Sodium	209 mg

Bonne source d'acide folique. **Riche** en fibres alimentaires.

Donne 5 portions

Lorraine Fullum-Bouchard, Dt. P.
OTTAWA, ONTARIO

Trempette au miel et à la moutarde

DONNE ENVIRON 300 ML (1 1/4 TASSE)

250 ml	fromage de yogourt (voir la recette à la page 85) *ou* crème sure légère (5 %)	1 tasse
25 ml	miel liquide	2 c. à table
25 ml	moutarde de Dijon	2 c. à table
3	oignons verts hachés	3
15 ml	persil frais	1 c. à table
10 ml	jus de citron	2 c. à thé

1. Réunir dans un robot de cuisine ou un mélangeur la crème sure, le miel, la moutarde, les oignons verts, le persil et le jus de citron. Battre jusqu'à homogénéité. Réfrigérer avant de servir.

CONSEIL

Utilisez cette délicieuse trempette comme tartinade à sandwich au lieu de moutarde et de mayonnaise. Cette trempette est excellente aussi comme sauce pour la salade d'épinards ou de chou, ou encore comme sauce pour accompagner le saumon froid.

Données nutritionnelles

Il est parfois difficile d'amener les enfants à manger des légumes, surtout au souper. Alors, n'attendez pas le repas du soir : servez des légumes comme collation après l'école, au moment où les enfants ont l'estomac dans les talons. Vous verrez ces légumes disparaître comme par magie !

On prend de l'avance

Cette trempette se garde sept jours au réfrigérateur, dans un contenant hermétique.

Trempette au yogourt et aux fines herbes

Préparer une trempette vite faite à partir de fromage de yogourt (voir la recette à la page 85). À l'aide de la mixette, mélanger jusqu'à homogénéité dans un petit bol 175 ml (3/4 tasse) de fromage de yogourt ou de crème sure légère (5 %), 50 ml (1/4 tasse) de mayonnaise légère, 5 ml (1 c. à thé) de basilic séché, 2 ml (1/2 c. à thé) d'ail émincé et 1 ml (1/4 c. à thé) de sucre granulé.

On prend un repas complet

Versez la trempette dans un contenant étanche et emportez au travail avec des bâtonnets de carotte, des tranches de concombre et un sandwich, dans un sac à lunch isolant.

Portions selon le Guide

PRODUITS CÉRÉALIERS	LÉGUMES ET FRUITS
1/2	
PRODUITS LAITIERS	VIANDES ET SUBSTITUTS

Valeur nutritionnelle

PAR PORTION DE 50 ML (1/4 TASSE)			
Calories	89	Glucides	13,3 g
Protéines	3,8 g	Fibres alimentaires	0,3 g
Matières grasses	2,8 g	Sodium	125 mg

Donne 6 portions

Helen Haresign, Dt. P.
TORONTO, ONTARIO

Trempette minute aux poivrons rouges rôtis

DONNE 375 ML (1 ½ TASSE)

3	poivrons rouges rôtis, pelés et épépinés (voir la technique dans la marge)	3
175 ml	feta égouttée et émiettée, soit environ 175 g (6 oz)	3/4 tasse
2 ml	ail émincé	1/2 c. à thé
1 ml	flocons de piment fort	1/4 c. à thé

Les poivrons rouges rôtis sont savoureux et ont une valeur nutritive intéressante. On ne s'étonnera pas d'en retrouver dans nombre de recettes. Vous pouvez les faire rôtir vous-même puis les congeler en vue d'une consommation ultérieure ou les acheter déjà rôtis en bocal.

Pour gagner du temps et épargner de l'argent, Helen suggère d'acheter les poivrons en grande quantité à la fin de l'été, alors qu'ils sont de saison. « Passez une soirée ou un samedi matin à les faire rôtir sur le barbecue puis faites congeler. »

1. Dans un robot de cuisine ou un mélangeur, réduire en purée les poivrons, la feta, l'ail et les flocons de piment. Réfrigérer avant de servir.

On prend un repas complet

Servez la trempette pour accompagner des crudités et des CROUSTILLES DE PAIN PITA (voir la recette à la page 48), des triangles de pain pita ou des craquelins de blé entier.

Rôtissage des poivrons
Allumer le barbecue (on peut préparer les poivrons sous le grilloir du four, mais la méthode au barbecue est moins salissante et permet de jouir du grand air). Déposer plusieurs poivrons sur la grille et cuire jusqu'à ce que la peau noircisse. Retourner les poivrons et poursuivre la cuisson jusqu'à ce que toute leur surface soit boursouflée et noircie. Placer les poivrons dans une grande casserole et mettre le couvercle. Sous l'effet de la vapeur, la peau des poivrons transpirera et se détachera facilement. Laisser refroidir. Enlever les tiges, les pépins et la peau.

Données nutritionnelles
Le poivron rouge est riche en vitamines antioxydantes, dont le bêta-carotène et la vitamine C.

Portions selon le Guide

PRODUITS CÉRÉALIERS	LÉGUMES ET FRUITS
	1
1/4	
PRODUITS LAITIERS	VIANDES ET SUBSTITUTS

Valeur nutritionnelle

PAR PORTION DE **50 ML** (1/4 TASSE)			
Calories	58	Glucides	4,6 g
Protéines	2,8 g	Fibres alimentaires	0,9 g
Matières grasses	3,4 g	Sodium	175 mg

Excellente source de vitamine C. **Bonne** source de vitamine A et de vitamine B_{12}.

Donne 5 portions

Sandy Stewart
OAKVILLE, ONTARIO

La salsa aux fruits donne une collation rafraîchissante, appréciée à l'occasion des réceptions estivales. Servez-la accompagnée d'un panier de croustilles à la cannelle et voyez-la disparaître comme par magie ! Cette salsa donne un merveilleux nappage sur le yogourt ou le pouding à la vanille.

Données nutritionnelles

Faites l'essai de nouvelles façons de déguster les fruits frais regorgeant d'éléments nutritifs. Changez de fruit tous les jours afin de bénéficier de la variété de minéraux et vitamines propres à chacun.

Salsa aux fraises et aux pommes avec croustilles à la cannelle

PRÉCHAUFFER LE FOUR À 220 °C (425 °F)
GRANDE PLAQUE À BISCUITS ANTIADHÉSIVE

Croustilles à la cannelle

5	petites tortillas de blé de 20 cm (8 po)	5
15 ml	sucre granulé	1 c. à table
2 ml	cannelle	½ c. à thé

Salsa aux fraises et aux pommes

250 ml	fraises équeutées	1 tasse
1	pomme aigrelette de taille moyenne, pelée et coupée en dés	1
25 ml	miel liquide *ou* cassonade	2 c. à table
2 ml	zeste d'orange râpé (facultatif)	½ c. à thé

1. Préparation des croustilles à la cannelle : Badigeonner les tortillas d'eau, puis les saupoudrer de sucre et de cannelle. Tailler en pointes. Mettre les pointes sur la plaque à biscuits et cuire au four pendant 5 minutes ou jusqu'à ce qu'elles soient dorées et croustillantes.

2. Préparation de la salsa : Écraser les fraises dans un bol de taille moyenne. Ajouter les pommes, le miel et, si on en utilise, du zeste d'orange. Remuer pour bien mélanger. Servir avec les croustilles à la cannelle.

On prend un repas complet

En guise de collation rapide ou comme repas à emporter, faites suivre ces croustilles d'un yogourt à la vanille ou aux fruits.

Portions selon le Guide

PRODUITS CÉRÉALIERS	LÉGUMES ET FRUITS
1	½

PRODUITS LAITIERS	VIANDES ET SUBSTITUTS

Valeur nutritionnelle

PAR PORTION			
Calories	161	Glucides	32,9 g
Protéines	3,0 g	Fibres alimentaires	2,2 g
Matières grasses	2,4 g	Sodium	151 mg

Bonne source de vitamine C. Source **moyenne** de fibres alimentaires.

Donne 12 portions

Amuse-gueule pour randonneurs

Marilynn Small, Dt. P.
Céréales Post
TORONTO, ONTARIO

P

DONNE 1,5 L (6 TASSES)

CONSEIL

Voici une collation vite faite, et facile à préparer et à emporter en randonnée. Excellente source de glucides et d'énergie !

Préparez ce mélange au besoin et conservez-le dans un contenant hermétique. Après une journée ou deux, les céréales perdent de leur croquant.

Gare aux allergies

Le mélange contient des noix. Tenez compte de l'état de santé des personnes de votre entourage avant de le servir.

1 l	céréales de type « Shreddies »	4 tasses
5 ml	cannelle	1 c. à thé
375 ml	fruits séchés assortis hachés	1 1/2 tasse
125 ml	amandes entières grillées	1/2 tasse
250 ml	noix de coco (facultative)	1 tasse

1. Réunir les céréales et la cannelle dans un grand bol puis incorporer les ingrédients restants.

Croquants aux canneberges

La prochaine fois que vous aurez envie d'une friandise sucrée et croquante, mais faible en matières grasses, essayez ces croquants, création de Susanne Stark de Toronto et des céréales Post. Ils se préparent en moins de 10 minutes.

Faire fondre 50 ml (1/4 tasse) de beurre dans un grand bol résistant au micro-ondes en chauffant pendant 40 secondes. Ajouter un paquet de 250 g (8 oz) de guimauves et bien remuer. Chauffer au micro-ondes à intensité élevée de 1 à 1 1/2 minute ou jusqu'à l'obtention d'une pâte homogène. Incorporer 2 ml (1/2 c. à thé) d'extrait d'amande. Ajouter 1,5 l (6 tasses) de céréales croquantes aux canneberges et aux amandes puis les enrober de guimauve en remuant. Enfoncer la préparation dans un moule de 23 sur 33 cm (9 sur 13 po) et laisser refroidir. Tailler en bâtonnets. Donne 24 bâtonnets.

On prend un repas complet

Mangez un yogourt ou buvez un contenant de lait en grignotant ce mélange. Vous aurez une collation ou un petit déjeuner vite fait.

Portions selon le Guide

PRODUITS CÉRÉALIERS	LÉGUMES ET FRUITS
1/2	1

PRODUITS LAITIERS	VIANDES ET SUBSTITUTS

Valeur nutritionnelle

PAR PORTION DE 125 ML (1/2 TASSE)			
Calories	153	Glucides	28,3 g
Protéines	3,2 g	Fibres alimentaires	3,2 g
Matières grasses	3,9 g	Sodium	106 mg

Excellente source de thiamine. **Bonne** source de fer. Source **moyenne** de fibres alimentaires.

Bev Callaghan, Dt. P.

Donne 4 portions

Riz frit aux œufs et aux champignons

On déguste ce riz comme repas ou collation. C'est une excellente façon d'utiliser les restes de riz. On peut facilement diviser les quantités de la recette par deux si on veut se contenter de deux portions.

CONSEIL

Une petite quantité d'huile de sésame, à la saveur marquée, enrichit énormément le goût de ce plat, tout en n'apportant que peu de gras.

On prend de l'avance

Servez ce riz au souper et emportez les restes au travail le lendemain. Conservez au froid jusqu'au moment de réchauffer au micro-ondes.

4	œufs	4
10 ml	huile végétale	2 c. à thé
250 ml	champignons tranchés	1 tasse
5 ml	ail émincé	1 c. à thé
5 ml	gingembre émincé *ou* 2 ml (1/2 c. à thé) de gingembre moulu	1 c. à thé
750 ml	riz cuit	3 tasses
125 ml	petits pois surgelés	1/2 tasse
125 ml	oignons verts hachés	1/2 tasse
75 ml	sauce soya hyposodique	1/3 tasse
2 à 5 ml	huile de sésame	1/2 à 1 c. à thé
0,5 ml	poivre noir	1/8 c. à thé

1. Fouetter les œufs dans un petit bol jusqu'à ce que les jaunes et les blancs soient bien intégrés. Verser dans une grande poêle antiadhésive et laisser cuire sans remuer à feu doux de 4 à 5 minutes ou jusqu'à ce que le fond des œufs soit légèrement doré et que le liquide ait presque figé. Retourner le mélange et laisser cuire pendant 1 minute ou 2. Retirer de la poêle et laisser refroidir quelque peu. Tailler en lanières de 5 mm (1/4 po). Réserver.

2. Chauffer l'huile à feu moyen-élevé dans la même poêle. Y cuire les champignons pendant 4 ou 5 minutes ou jusqu'à ce qu'ils soient légèrement dorés. Ajouter l'ail et le gingembre et cuire pendant 1 minute. Incorporer le riz, les pois et les oignons puis mélanger. Ajouter la sauce soya, l'huile de sésame et le poivre, puis les lanières d'œufs. Cuire pendant 2 minutes ou jusqu'à ce que la préparation soit très chaude.

On prend un repas complet
Terminez le repas par des fruits frais ou en conserve et du yogourt glacé.

Portions selon le Guide

Produits céréaliers	Légumes et fruits
1 1/2	1/2
	1
Produits laitiers	Viandes et substituts

Valeur nutritionnelle

PAR PORTION			
Calories	284	Glucides	39,4 g
Protéines	11,9 g	Fibres alimentaires	2,1 g
Matières grasses	8,3 g	Sodium	881 mg

Excellente source de niacine. **Bonne** source de fer, de zinc, de riboflavine, d'acide folique et de vitamine B$_{12}$. Source **moyenne** de fibres alimentaires.

Chili de riz et de haricots

Donne 1 portion

Bev Callaghan, Dt. P.
Lynn Roblin, Dt. P.

CONTENANT DE PLASTIQUE DE 750 ML (3 TASSES), RÉSISTANT AU MICRO-ONDES

250 ml	riz cuit	1 tasse
175 ml	haricots rouges en conserve, rincés et égouttés	3/4 tasse
125 ml	maïs surgelé	1/2 tasse
125 à 175 ml	tomate fraîche hachée (une de taille moyenne)	1/2 à 3/4 tasse
50 ml	poivron vert coupé en dés	1/4 tasse
25 ml	oignon haché finement	2 c. à table
1 à 2 ml	assaisonnement au chili	1/4 à 1/2 c. à thé

Voici un repas vite fait et facile à emporter. Il est faible en matières grasses, riche en fibres alimentaires (15,4 g !) et en éléments nutritifs essentiels. Ce riz saura à coup sûr titiller vos papilles gustatives.

L'idéal ici est de réunir tous les ingrédients dans le contenant la veille. Vous faites cuire au micro-ondes le lendemain, au travail ou à l'école. Prenez soin d'emballer le plat dans un sac isolant, avec un petit contenant réfrigérant.

1. Réunir dans le contenant le riz, les haricots, le maïs, la tomate, le poivron vert, l'oignon et l'assaisonnement au chili. Mélanger en remuant.

2. Recouvrir lâchement d'une pellicule de plastique et chauffer au micro-ondes à intensité élevée de 2 à 3 minutes ou jusqu'à ce que le mélange soit très chaud. Remuer avant de servir.

CONSEIL

Si vous n'en trouvez pas, vous pouvez remplacer la tomate fraîche par de la tomate étuvée ou coupée en dés, en conserve. On peut facilement doubler les quantités de la recette pour en faire un plat de résistance.

On prend un repas complet

En accompagnant ce plat d'un carton de lait ou d'un yogourt, vous obtiendrez un dîner bien équilibré.

Données nutritionnelles

Les contenants de margarine ou de yogourt, les plats de plastique pour les enfants et les contenants de polystyrène ne se prêtent pas à la cuisson au micro-ondes. Tous ces contenants, sous l'effet de la chaleur, peuvent libérer des substances chimiques dans les aliments.

Portions selon le Guide

PRODUITS CÉRÉALIERS	LÉGUMES ET FRUITS
2	2 1/2
	1
PRODUITS LAITIERS	VIANDES ET SUBSTITUTS

Valeur nutritionnelle

PAR PORTION			
Calories	447	Glucides	93,9 g
Protéines	18,0 g	Fibres alimentaires	15,4 g
Matières grasses	1,6 g	Sodium	429 mg

Excellente source de vitamine C, de niacine et d'acide folique. **Bonne** source de fer, de zinc, de vitamine A, de thiamine, de riboflavine et de vitamine B$_6$. **Très riche** en fibres alimentaires.

Couscous et patates douces aux pêches

Donne 1 portion

Bev Callaghan, Dt. P.
Lynn Roblin, Dt. P.

CONTENANT DE PLASTIQUE DE 750 ML (3 TASSES), RÉSISTANT
AU MICRO-ONDES

Vous êtes las des mêmes vieux sandwiches ? Ce savoureux repas saura faire le bonheur de ceux qui emportent un lunch au travail.

L'idéal ici est de réunir tous les ingrédients dans le contenant la veille. Vous faites cuire au micro-ondes le lendemain, au travail ou à l'école.

1	petite patate douce d'environ 175 g (6 oz)	1
50 ml	couscous non cuit	1/4 tasse
25 ml	raisins secs	2 c. à table
5 ml	bouillon de poulet ou de légumes en poudre	1 c. à thé
1 ml	gingembre moulu	1/4 c. à thé
0,5 ml	cannelle (facultative)	1/8 c. à thé
1	boîte de 142 g (5 oz) de pêches coupées en dés, avec leur jus	1
50 ml	eau	1/4 tasse

CONSEIL

En cuisinant ou en réchauffant des aliments au micro-ondes, n'utilisez que des contenants spécifiés « résistant au micro-ondes ». Les contenants de margarine ou de yogourt, les plats de plastique pour les enfants et les contenants de polystyrène ne se prêtent pas à la cuisson au micro-ondes.

Variations

Pour faire changement, remplacez le gingembre et la cannelle par de la poudre de cari.

Si vous le désirez, ajoutez un reste de porc découpé en lanières.

1. Chauffer la patate douce au micro-ondes à intensité élevée de 2 à 2 1/2 minutes ou jusqu'à ce qu'elle soit à point. Laisser refroidir, peler et couper en dés de 2,5 cm (1 po). Mettre dans le contenant.

2. Ajouter le couscous, les raisins secs, la poudre de bouillon de poulet, le gingembre et, si on en utilise, la cannelle. Laisser au réfrigérateur pendant 1 journée.

3. Quand on est prêt à faire cuire, ajouter les pêches et l'eau. Couvrir lâchement d'une pellicule de plastique et cuire au micro-ondes à intensité élevée pendant 3 minutes. Remuer, couvrir et laisser reposer pendant 2 ou 3 minutes. Émietter à la fourchette.

On prend un repas complet

Emballez ce couscous dans un sac isolant avec un contenant de lait et un petit contenant réfrigérant. Ou bien, remplacez le lait par un yogourt glacé que vous achèterez sur place.

Portions selon le Guide

PRODUITS CÉRÉALIERS	LÉGUMES ET FRUITS
1 1/2	4

PRODUITS LAITIERS	VIANDES ET SUBSTITUTS

Valeur nutritionnelle

PAR PORTION			
Calories	440	Glucides	100,8 g
Protéines	10,4 g	Fibres alimentaires	8,0 g
Matières grasses	1,0 g	Sodium	878 mg

Excellente source de vitamine A, de vitamine C, de vitamine B_6, et d'acide folique. **Bonne** source de thiamine, de riboflavine, de niacine et de fer. **Très riche** en fibres alimentaires.

Lorna Driedger, Dt. P.
CALGARY, ALBERTA

Donne 8 portions

Satays de bœuf barbecue

DONNE 24 BROCHETTES

Lorna sert ces satays en guise de plat de résistance, avec du riz et des légumes sautés à l'orientale. Ces brochettes sont excellentes également en entrée ou, en toute occasion, comme collation. Si le temps n'invite pas aux grillades en plein air, on peut griller les satays au four.

625 g	bifteck de surlonge ou de ronde, découpé en lanières de 7,5 sur 1 cm (3 sur 1/2 po)	1 1/4 lb
50 ml	sauce soya hyposodique	1/4 tasse
15 ml	jus de citron	1 c. à table
15 ml	cassonade	1 c à table
2 ml	ail émincé	1/2 c. à thé
2 ml	coriandre moulue	1/2 c. à thé
1 ml	cumin moulu	1/4 c. à thé
1 ml	gingembre moulu	1/4 c. à thé
	sauce à l'arachide commerciale	

CONSEIL

N'oubliez pas d'utiliser une assiette propre pour rapporter les satays cuits du barbecue. Les jus qui s'échappent de la viandes crue peuvent contaminer les aliments cuits.

On prend de l'avance

Vous pouvez mettre le bœuf à mariner la veille. Le lendemain, les satays se prépareront en quelques minutes. Laissez tremper les brochettes de bois pendant environ 30 minutes afin de les empêcher de brûler sur le barbecue. Usez de prudence avec les brochettes si vous êtes entourés de jeunes enfants.

Gare aux allergies

Avant de servir une sauce à l'arachide, informez-vous des éventuelles allergies de vos convives.

1. Déposer les lanières de bœuf dans un grand sac à congélation. Réserver.

2. Dans un petit bol, mélanger la sauce soya, le jus de citron, la cassonade, l'ail, la coriandre, le cumin et le gingembre. Verser sur le bœuf et refermer le sac. Laisser mariner au réfrigérateur pendant au moins 4 heures ou toute la nuit.

3. Retirer la viandes de la marinade et l'enfiler sur de petites brochettes de bois. Jeter la marinade.

4. Faire cuire à feu moyen-élevé sur le barbecue ou sous l'élément de grillage du four, en retournant une fois, de 4 à 5 minutes ou jusqu'à ce que la viandes soit dorée et cuite à point. Servir les brochettes accompagnées d'une bonne sauce à l'arachide.

On prend un repas complet

Servez ces brochettes en entrée avec des crudités et de la TREMPETTE AU YOGOURT ET AUX FINES HERBES (voir la recette à la page 50) ou comme plat de résistance avec de la SALADE DE CHOU (voir la recette à la page 82) et des petits pains de blé entier.

Portions selon le Guide

PRODUITS CÉRÉALIERS	LÉGUMES ET FRUITS
	1
PRODUITS LAITIERS	VIANDES ET SUBSTITUTS

Valeur nutritionnelle

PAR 3 SATAYS			
Calories	102	Glucides	1,4 g
Protéines	15,4 g	Fibres alimentaires	0,0 g
Matières grasses	3,5 g	Sodium	180 mg

Excellente source de vitamine B$_{12}$ et de zinc. **Bonne** source de niacine.

Ailes de poulet au miel et à l'ail

Shelagh Rowney
GEORGETOWN, ONTARIO

Les ailes de poulet ont toujours su gagner la faveur des enfants. C'est pourquoi Shelagh les apprécie. En outre, la préparation ne la retient pas longtemps à la cuisine. Plat idéal quand la maison est envahie par une bande d'adolescents.

CONSEIL

Ce plat se prépare en un tournemain, mais la cuisson des ailes exige un certain temps. Vous pouvez gagner du temps en achetant les ailes séparées (extrémités enlevées) vendues dans certaines épiceries. On peut également préparer ce mets en remplaçant toutes les ailes ou la moitié des ailes par des pilons de poulet.

On prend de l'avance

On peut préparer les ailes à l'avance et les garder deux jours au réfrigérateur ou les congeler (faire dégeler avant de réchauffer). Réchauffer les ailes de 10 à 15 minutes dans un four chauffé à 180 °C (350 °F) après les avoir étalées en une couche simple sur une plaque à biscuits.

PRÉCHAUFFER LE FOUR À 220 °C (425 °F)
PLAT ANTIADHÉSIF D'UNE CAPACITÉ DE 3 L (13 SUR 9 PO),
ALLANT AU FOUR

1,5 kg	ailes de poulet, extrémités enlevées, coupées en deux à l'articulation (environ 24 ailes)	3 lb
75 ml	miel liquide	1/3 tasse
50 ml	cassonade	1/4 tasse
45 ml	sauce soya	3 c. à table
25 ml	jus de citron *ou* vinaigre	2 c. à table
5 ml	poudre d'ail	1 c. à thé
2 ml	gingembre moulu (facultatif)	1/2 c. à thé

1. Déposer les ailes dans le plat allant au four, sans qu'elles se chevauchent. Cuire pendant 20 minutes au four préchauffé. Enlever le gras.

2. Pendant ce temps, mélanger le miel, la cassonade, la sauce soya, le jus de citron, la poudre d'ail et, si on en utilise, le gingembre. Réserver.

3. Verser la sauce sur les ailes. Réduire la température du four à 200 °C (400 °F) et cuire les ailes, en les retournant deux fois pendant la cuisson, de 40 à 45 minutes ou jusqu'à ce qu'elles soient dorées et glacées.

On prend un repas complet

Servez ces ailes de poulet accompagnées de riz et de SALADE AUX MANDARINES ET AUX AMANDES (voir la recette à la page 89) ou d'un légume frais, surgelé ou en conserve. Comme collation, servez avec des crudités et de la TREMPETTE AU MIEL ET À LA MOUTARDE (voir la recette à la page 50) et des petits pains de blé entier.

Portions selon le Guide

PRODUITS CÉRÉALIERS	LÉGUMES ET FRUITS
	1
PRODUITS LAITIERS	VIANDES ET SUBSTITUTS

Valeur nutritionnelle

PAR PORTION (4 AILES)			
Calories	307	Glucides	25,6 g
Protéines	20 g	Fibres alimentaires	0,2 g
Matières grasses	14,1 g	Sodium	578 mg

Excellente source de niacine. **Bonne** source de zinc et de vitamine B_6.

Roulés de salade de poulet au cari

Donne 10 portions

Cheryl Wren
TORONTO, ONTARIO

Pour créer un amuse-gueule appétissant, fourrez des pains pita miniatures de salade de poulet. Cette préparation donne également une belle garniture à sandwiches sur du pumpernickel (pain de seigle noir).

CONSEIL

Si vous n'avez pas de poulet cuit sous la main, achetez un poulet cuit à votre épicerie. Une fois coupé en cubes, un poulet cuit donne environ 750 ml (3 tasses) de chair. On peut remplacer le poulet par du dindon cuit.

Données nutritionnelles

Pour réduire la quantité de gras, remplacez la moitié de la mayonnaise légère par 75 ml (1/3 tasse) de yogourt ou de crème sure légère.

Gare aux allergies

Ce plat contient des amandes. Si un de vos convives souffre d'allergie aux noix, il est facile de les omettre.

750 ml	poulet cuit coupé en cubes	3 tasses
250 ml	céleri haché	1 tasse
250 ml	raisins rouges ou verts sans pépins, coupés en deux	1 tasse
125 ml	amandes effilées grillées (voir la technique à la page 124)	1/2 tasse
15 ml	jus de citron	1 c. à table
4 ml	poudre de cari	3/4 c. à thé
150 ml	mayonnaise légère	2/3 tasse
	sel et poivre au goût	
10	grandes tortillas de blé de 25 cm (10 po) de diamètre	10
10	feuilles de laitue	10

1. Dans un grand bol, mélanger le poulet, le céleri, les raisins, les amandes, le jus de citron, la poudre de cari, la mayonnaise ainsi que le sel et le poivre au goût.

2. Placer une feuille de laitue sur chaque tortilla. Déposer la salade de poulet au centre de la laitue, en la répartissant également entre les 10 tortillas. Rabattre la base et rouler.

On prend un repas complet

Servez ces roulés avec de la SOUPE FROIDE AU MELON ET À LA MANGUE (voir la recette à la page 72).

Portions selon le Guide

PRODUITS CÉRÉALIERS	LÉGUMES ET FRUITS
2	1/2
	1
PRODUITS LAITIERS	VIANDES ET SUBSTITUTS

Valeur nutritionnelle

PAR ROULÉ			
Calories	366	Glucides	37,9 g
Protéines	18,8 g	Fibres alimentaires	2,8 g
Matières grasses	15,4 g	Sodium	425 mg

Excellente source de thiamine et de niacine. **Bonne** source de fer, de zinc, de riboflavine et de vitamine B_6. Source **moyenne** de fibres alimentaires.

Fajitas au poulet

Cindy Felix
BRAMPTON, ONTARIO

Donne 10 portions

Cindy a créé cette recette dans l'espoir d'amener son mari Bruce à consommer des légumes. Elle se dit toujours à la recherche de nouvelles façons d'inclure des légumes dans ses plats. Ces fajitas sont délicieuses !

CONSEIL

Servez ce plat agrémenté de toutes sortes de garnitures : laitue déchiquetée, tomate coupée en dés, oignons verts hachés, fromage râpé et crème sure. Laissez les membres de votre famille composer eux-mêmes leur fajita.

Données nutritionnelles

Le poulet vendu désossé et sans la peau accélère la préparation tout en réduisant la quantité de matières grasses.

On prend un repas complet

Terminez le repas par un yogourt ou un sorbet à parfum de lime.

500 g	poitrines de poulet désossées, sans la peau, découpées en lanières	1 lb
25 ml	vinaigre balsamique	2 c. à table
15 ml	sauce soya	1 c. à table
15 ml	sauce à salade de type russe	1 c. à table
2 ml	poudre d'ail	1/2 c. à thé
2 ml	piment rouge broyé (facultatif)	1/2 c. à thé
15 ml	huile végétale	1 c. à table
250 ml	poivron vert découpé en lanières de 5 cm (2 po)	1 tasse
250 ml	poivron rouge découpé en lanières de 5 cm (2 po)	1 tasse
250 ml	courgette coupée en lanières de 5 cm (2 po)	1 tasse
250 ml	champignons tranchés	1 tasse
125 ml	oignons tranchés	1/2 tasse
10	grandes tortillas de 25 cm (10 po) de diamètre	10

1. Mélanger le poulet, le vinaigre, la sauce soya, la sauce à salade, la poudre d'ail et, si on en utilise, le piment rouge dans un bol de taille moyenne. Bien remuer et réserver.

2. Chauffer l'huile à feu moyen-élevé dans une grande poêle antiadhésive. Y cuire le poivron vert, le poivron rouge, la courgette, les champignons et les oignons pendant 4 ou 5 minutes. Ajouter le mélange à base de poulet et cuire pendant 5 ou 6 minutes ou jusqu'à ce que le poulet ait perdu sa couleur rosée en son centre.

3. Réchauffer les tortillas au four. Répartir la préparation uniformément entre les tortillas. Ajouter les garnitures (voir le Conseil dans la marge). Rouler et servir chaud.

Portions selon le Guide

PRODUITS CÉRÉALIERS	LÉGUMES ET FRUITS
2	1/2
	1/2
PRODUITS LAITIERS	VIANDES ET SUBSTITUTS

Valeur nutritionnelle

PAR FAJITA			
Calories	270	Glucides	35,4 g
Protéines	15,8 g	Fibres alimentaires	2,5 g
Matières grasses	6,9 g	Sodium	413 mg

Excellente source de thiamine, de niacine et de vitamine B$_6$. **Bonne** source de fer et de vitamine C. Source **moyenne** de fibres alimentaires.

Burritos « bourratifs » express

Donne 10 portions

Susan Blanchard
ROTHESAY,
NOUVEAU-BRUNSWICK

Susan affirme que ses adolescents apprécient ces burritos quand ils rentrent affamés de l'école. Les burritos sont tellement faciles à réaliser que même les enfants peuvent s'y essayer. Il suffit de 5 minutes de travail, en tout et pour tout. Ajoutez de la crème sure, de la laitue déchiqueter et un supplément de salsa, si vous le désirez.

Pour accélérer les choses

Prenez du fromage vendu râpé et un reste de riz.

On peut aussi préparer ces burritos au micro-ondes. Dans un bol, remuer ensemble le riz, les haricots, le maïs et la salsa. Répartir le mélange entre les tortillas et garnir de fromage. Rouler. Cuire les burritos au micro-ondes de 30 à 40 secondes ou jusqu'à ce qu'ils soient bien chauds.

Données nutritionnelles

Inciter les adolescents à consommer davantage de plats à base de haricots est une excellente façon d'augmenter leur consommation de fibres alimentaires.

Variation

Remplacez les haricots rouges par des haricots blancs ou des haricots noirs.

250 ml	riz cuit	1 tasse
1	boîte de 398 ml (14 oz) de haricots rouges, rincés et égouttés	1
250 ml	maïs en grains, en conserve ou surgelé	1 tasse
175 ml	salsa commerciale	3/4 tasse
10	grandes tortillas de blé de 25 cm (10 po) de diamètre, réchauffées	10
300 ml	cheddar râpé	1 1/4 tasse

1. Mélanger le riz, les haricots, le maïs et la salsa dans une poêle antiadhésive chauffée à feu moyen. Cuire pendant 3 ou 4 minutes ou jusqu'à ce que les ingrédients soient bien réchauffés.

2. Répartir le mélange uniformément entre les tortillas. Garnir de fromage, puis rouler.

On prend un repas complet

Mangez ces burritos avec des crudités bien croquantes ou un fruit et un verre de lait.

Portions selon le Guide

PRODUITS CÉRÉALIERS	LÉGUMES ET FRUITS
2	1/2
1/4	1/4
PRODUITS LAITIERS	VIANDES ET SUBSTITUTS

Valeur nutritionnelle

PAR BURRITO			
Calories	318	Glucides	47,5 g
Protéines	12,0 g	Fibres alimentaires	4,9 g
Matières grasses	9,0 g	Sodium	502 mg

Excellente source de thiamine. **Bonne** source de fer, de riboflavine et de niacine. **Riche** en fibres alimentaires.

Bev Callaghan, Dt. P.

Donne 2 portions

Frittata à la bette à carde

Cette frittata donne un délicieux repas ou une collation rapide. Si vous n'avez pas de pita sous la main, servez la frittata avec des rôties de pain de blé entier.

CONSEIL

On peut facilement remplacer la bette à carde par des épinards frais hachés. Rien ne vous empêche de faire des expériences avec d'autres légumes-feuilles, comme le chou cavalier, le chou vert frisé, les feuilles de moutarde, de pissenlit et le rapini. Tous ces légumes peuvent remplacer la bette à carde.

Données nutritionnelles

Même si cette frittata est déjà une bonne source de fibres alimentaires, vous pouvez encore l'en enrichir en prenant du pain pita de blé entier au lieu de pita de farine blanche.

On prend un repas complet

Servez la frittata accompagnée de SALSA FRESCA (voir la recette à la page 42), de salsa commerciale ou, si vous le souhaitez, de tranches de tomate fraîche.

4	œufs	4
15 ml	eau	1 c. à table
5 ml	huile d'olive	1 c. à thé
50 ml	oignons hachés	¼ tasse
2 ml	ail émincé	½ c. à thé
500 ml	bette à carde hachée bien tassée	2 tasses
25 ml	basilic frais haché *ou* 2 ml (½ c. à thé) de basilic séché	2 c. à table
50 ml	parmesan râpé	¼ tasse
2	petits pains pita de 15 cm (6 po) de diamètre	2

1. Battre au fouet les œufs et l'eau dans un petit bol. Réserver.

2. Chauffer l'huile à feu moyen-élevé dans une petite poêle antiadhésive de 20 cm (8 po) de diamètre. Y cuire les oignons et l'ail pendant une minute ou deux. Incorporer la bette à carde et le basilic (les feuilles s'affaisseront ; au besoin, remplir la poêle deux fois). Cuire pendant 3 ou 4 minutes ou jusqu'à ce que la bette à carde se soit affaissée. Retirer de la poêle et réserver.

3. Essuyer la poêle et chauffer de nouveau, à feu moyen. Y mettre la moitié du mélange à base de bette à carde et la moitié du mélange à base d'œufs. Cuire de 3 à 5 minutes ou jusqu'à ce que le fond de la préparation soit doré sans que le dessus ait pris ; garnir de fromage. Retourner la frittata et la cuire pendant 1 minute ou 2 ou jusqu'à ce qu'elle soit dorée et bien prise. Retirer de la poêle et couper en deux. Procéder de même avec le reste des ingrédients pour faire la seconde frittata.

4. Couper les pitas en deux et glisser une moitié de frittata dans chaque moitié de pita.

Portions selon le Guide

Produits céréaliers	Légumes et fruits
2	2
½	1
Produits laitiers	**Viandes et substituts**

Valeur nutritionnelle

PAR PORTION			
Calories	431	Glucides	43,2 g
Protéines	26,7 g	Fibres alimentaires	4,0 g
Matières grasses	16,9 g	Sodium	849 mg

Excellente source de calcium, de fer, de zinc, de vitamine A, de vitamine C, de riboflavine, de niacine, d'acide folique et de vitamine B₁₂. **Bonne** source de thiamine et de vitamine B₆. **Riche** en fibres alimentaires.

Salade de thon gratinée

Donne 8 portions

Bev Callaghan, Dt. P.

P

PRÉCHAUFFER LE GRILLOIR DU FOUR
GRANDE PLAQUE À BISCUITS

Les grands enfants et les adolescents pourront se préparer sans difficulté au four-grilloir ces sandwiches gratinés de type croque-monsieur. La préparation à base de thon donne également une garniture intéressante dans les sandwiches, les roulés, les pains pita, ou sur des laitues et des épinards. On peut remplacer le thon par du saumon.

2	boîtes de 170 g (6 oz) de thon conservé dans l'eau, égoutté	2
50 ml	céleri haché finement	1/4 tasse
50 ml	cornichons sucrés hachés finement *ou* relish sucrée	1/4 tasse
50 ml	poivron vert ou rouge haché finement (facultatif)	1/4 tasse
50 ml	mayonnaise légère	1/4 tasse
25 ml	yogourt nature réduit en gras	2 c. à table
15 ml	jus de citron *ou* marinade des cornichons	1 c. à table
1	baguette	1
125 ml	cheddar râpé	1/2 tasse

Données nutritionnelles

Une façon de réduire le gras contenu dans la salade de thon ou la salade aux œufs consiste à remplacer une partie de la mayonnaise par du yogourt ou du fromage de yogourt (voir à la page 85).

Variation

Roulé à la salade de thon : Garnir des tortillas de blé de préparation au thon et de fromage râpé, puis rouler. Se sert froid ou chaud. Pour cette dernière option, chauffer les tortillas au micro-ondes à intensité élevée de 30 à 45 secondes ou jusqu'à ce que le fromage ait fondu. Pour des roulés froids, faire preuve d'audace et ajouter des légumes comme du chou rouge, des carottes râpées, de la courgette, de la roquette, des feuilles de moutarde, du chou vert frisé ou des épinards.

1. Réunir dans un bol le thon, le céleri, les cornichons, le poivron rouge, la mayonnaise, le yogourt et le jus de citron. Bien mélanger.

2. Trancher la baguette en deux dans le sens de la longueur. Partager chaque moitié en quatre bouts de longueur égale, de manière à obtenir huit portions. Faire dorer sous le grilloir du four pendant 1 minute ou 2. Retirer du four, tartiner la préparation à base de thon uniformément sur les bouts de pain. Garnir de fromage. Faire griller pendant 2 ou 3 minutes ou jusqu'à ce que le fromage ait fondu et qu'il soit doré.

On prend un repas complet

Servez accompagné de tranches de cantaloup, d'un verre de lait et de TABLETTES CITRONNÉES (voir la recette à la page 165).

Portions selon le Guide

PRODUITS CÉRÉALIERS	· LÉGUMES ET FRUITS
1	
	1/2
PRODUITS LAITIERS	VIANDES ET SUBSTITUTS

Valeur nutritionnelle

PAR PORTION			
Calories	208	Glucides	23,6 g
Protéines	14,0 g	Fibres alimentaires	0,6 g
Matières grasses	6,1 g	Sodium	477 mg

Excellente source de niacine et de vitamine B$_{12}$.

Donne 4 portions

Pizza au poivron rouge et au fromage de chèvre

Lynn Roblin, Dt. P.

Voici un plat délicieux, simple et vite fait, qui vous changera de la pizza au pepperoni. Cette pizza se sert chaude ou froide, au dîner, comme souper léger et même au petit déjeuner !

CONSEIL

En temps normal, la pizza apporte une bonne quantité de matières grasses. Pour réduire votre consommation de gras, essayez de mettre davantage de légumes sur votre pizza et moins de garnitures riches, comme le pepperoni, la saucisse, le bacon et les olives.

Pour accélérer les choses

Faites chauffer deux pointes de pizza au micro-ondes à intensité élevée pendant 1 minute. Enveloppez de papier d'aluminium et placez dans un sac isolant. Pour obtenir un repas équilibré, ajoutez un fruit et un pouding.

PRÉCHAUFFER LE FOUR À 200 °C (400 °F) SI ON UTILISE UN PAIN PLAT *OU* À 230 °C (450 °F) SI ON PREND DE LA PÂTE À PIZZA
MOULE À PIZZA OU PLAQUE À BISCUITS

1	pain plat rond de 30 cm (12 po) de diamètre *ou* suffisamment de pâte à pizza pour former une pizza de 30 cm (12 po)	1
15 ml	huile d'olive	1 c. à table
250 ml	mozzarella râpée	1 tasse
50 ml	fromage de chèvre émietté	1/4 tasse
1	gros poivron rouge tranché finement	1
1	grosse tomate tranchée	1
50 ml	olives noires tranchées	1/4 tasse
50 ml	oignon sucré Vidalia tranché (facultatif)	1/4 tasse
5 ml	basilic séché *ou* 25 ml (2 c. à table) de basilic frais	1 c. à thé

1. Déposer le pain plat sur la plaque à biscuits. Si l'on utilise de la pâte à pizza, abaisser la pâte dans un moule à pizza légèrement graissé de manière à obtenir un disque de 30 cm (12 po).

2. Badigeonner le pain ou la pâte d'huile d'olive. Garnir de mozzarella, de fromage de chèvre, de poivron rouge, de tomate, d'olives noires, d'oignon et de basilic.

3. Cuire la pizza dans la moitié inférieure du four de 10 à 15 minutes ou jusqu'à ce que la croûte soit dorée et que la garniture soit bouillonnante.

On prend un repas complet

Servez la pizza accompagnée de salade de laitue et d'une sauce à salade commerciale.

Portions selon le Guide

PRODUITS CÉRÉALIERS	LÉGUMES ET FRUITS
2	1
3/4	
PRODUITS LAITIERS	VIANDES ET SUBSTITUTS

Valeur nutritionnelle

PAR PORTION			
Calories	373	Glucides	39,8 g
Protéines	14,1 g	Fibres alimentaires	2,6 g
Matières grasses	17,7 g	Sodium	585 mg

Excellente source de vitamine C et de vitamine A. **Bonne** source de calcium, de fer, de thiamine, de riboflavine, de niacine et d'acide folique. Source **moyenne** de fibres alimentaires.

PURÉE DE PATATES DOUCES (PAGE 75) ➤

AU VERSO : CHILI DE RIZ ET DE HARICOTS (PAGE 55) • AMUSE-GUEULE POUR RANDONNEURS (PAGE 53)

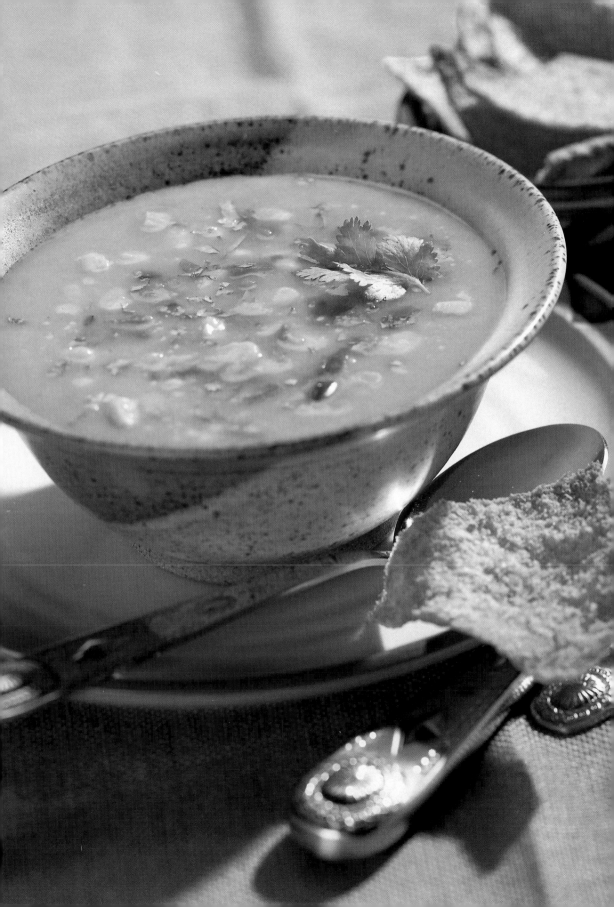

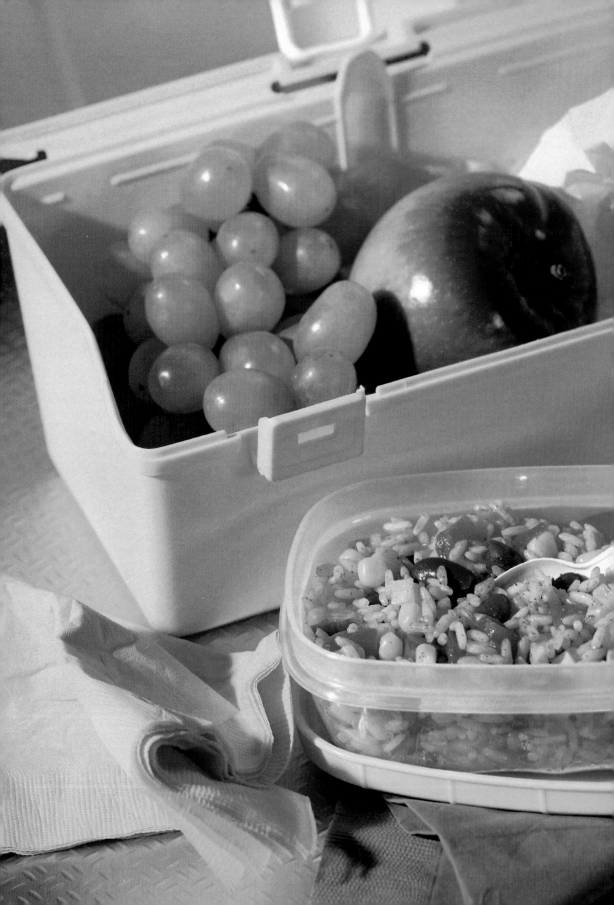

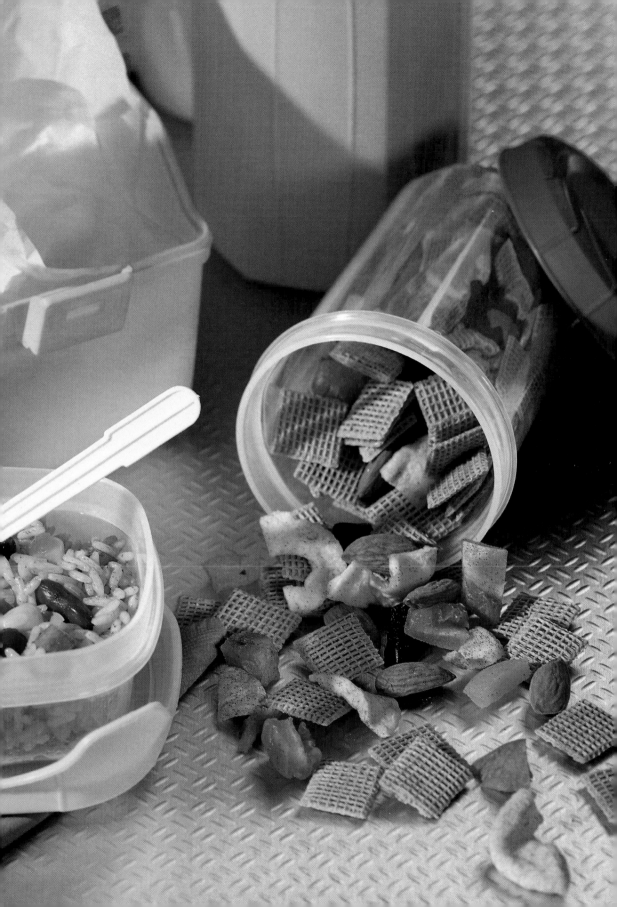

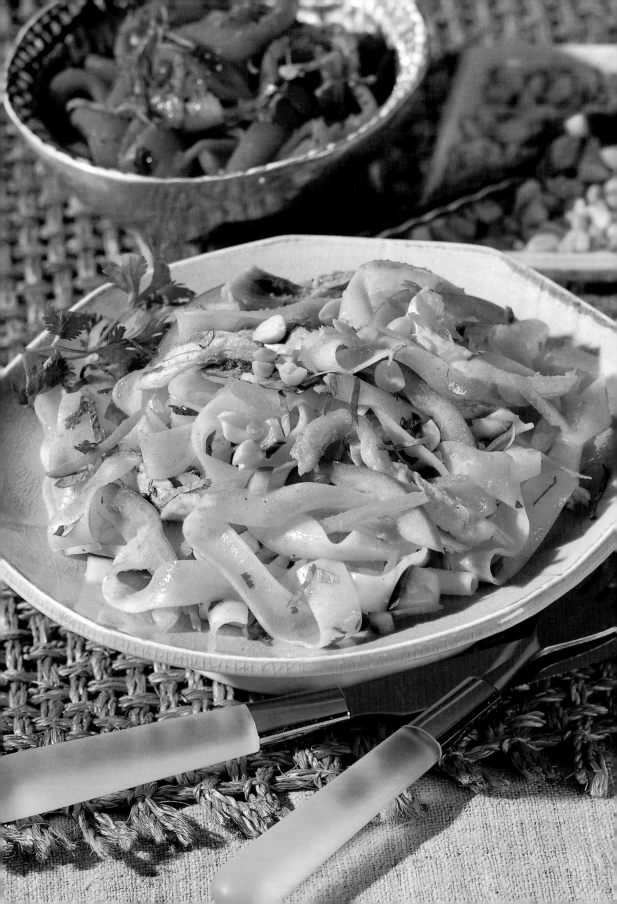

Des soupes nourrissantes

◄ Salade de poulet et de vermicelles de riz à la vietnamienne (page 94)

Vous trouverez dans les pages qui suivent des recettes de soupes vite faites, à consommer sur-le-champ, ainsi que de soupes que l'on peut préparer à l'avance et conserver au réfrigérateur ou au congélateur en vue d'une consommation ultérieure. Ces soupes sont simples, vite faites et savoureuses.

Repas et santé
dans un seul et même BOL

Une marmite de soupe fumante sur la cuisinière : tous les membres de la famille qui passent par la cuisine savent qu'un repas bien chaud les attend. La soupe est également facile à emporter au travail ou à l'école, dans un thermos.

Les soupes constituent une façon pratique d'utiliser les restes de légumes, de viandes et de volaille.

L'ajout de haricots et de lentilles augmente votre consommation de fibres alimentaires tout en rendant la soupe encore plus nourrissante.

Intégrer la SOUPE dans les repas équilibrés

Les soupes peuvent constituer un repas en soi ou bien s'intégrer à un repas plus consistant, dont elles enrichissent la valeur nutritive. Quand la soupe est le pilier du repas, équilibrez-la en y incluant des ingrédients des quatre groupes alimentaires.

Toutes les recettes proposées dans le livre sont accompagnées de suggestions de repas équilibrés. Voici quelques autres combinaisons que vous pouvez tester :

Soupe aux lentilles avec craquelins de blé entier et fromage, carottes et trempette

Soupe aux légumes accompagnée d'un bagel et de cheddar fondu

Minestrone avec sandwich au thon et yogourt

Soupe aux tomates avec pain pita et hommos et verre de lait

Ce qui est merveilleux avec la soupe, c'est qu'on peut la préparer à partir de presque n'importe quoi. La liste de provisions proposée aux pages 11 et 12 comprend plusieurs aliments susceptibles de se retrouver dans une soupe, comme les haricots et les tomates en conserve, les légumes frais ou surgelés, les pâtes alimentaires, le riz et le couscous, les fines herbes séchées ainsi que les bases que sont les cubes de bouillon ou le consommé en conserve. Laissez donc agir votre créativité et faites preuve d'audace ! Les possibilités sont infinies.

augmentez la **valeur**
nutritive
de vos soupes

Soupe au fromage

Préparez une soupe à base de lait à laquelle vous ajouterez du brocoli ou du chou-fleur cuit et réduit en purée. Relevez la soupe en lui ajoutant un trait de sauce piquante au piment.

Bouillon de poulet

Incorporez un œuf dans un bouillon de poulet bien chaud.

Soupe au poulet et aux nouilles ou soupe au poulet et au riz

Ajoutez de la macédoine de légumes surgelée ou des restes de légumes cuits.

Crème de champignons ou de céleri

Faites la soupe à base de lait et incorporez des pommes de terre cuites coupées en dés, du maïs en grains et des palourdes miniatures en conserve ; vous obtiendrez de la sorte une chaudrée de palourdes consistante.

Soupe aux tomates

Faites la soupe à base de lait pour en élever la teneur en calcium et incorporez-y des tomates fraîches hachées et du basilic. Ajoutez du cheddar râpé pour enrichir la soupe encore davantage en calcium.

Soupe aux légumes

Ajoutez de la viandes ou du poulet cuit.

Soupe aux légumes ou aux nouilles

Ajoutez des lentilles ou des haricots rouges, noirs, blancs, cuits ou en conserve.

CHOIX de soupes santé

Les soupes préparées à base de légumes grillés ou réduits en purée, comme la courge, la citrouille, la carotte, la patate douce ou le poivron rouge, regorgent d'éléments nutritifs et de substances phytochimiques (substances non nutritives contenues dans les plantes et qui possèdent des propriétés bienfaisantes pour la santé).

❧ *Les soupes à base de légumes ou de bouillon sont plus faibles en matières grasses que les soupes crémeuses. Pour réduire la teneur en matières grasses des soupes à la crème, faites-les à partir de lait et épaississez-les à l'aide de légumes réduits en purée.*

❧ *De nombreux Canadiens sont loin des cinq à dix portions quotidiennes de légumes et de fruits que recommande le* Guide alimentaire canadien pour manger sainement. *Les enfants et les adultes plus âgés qui ont de la difficulté à manger des légumes peuvent les consommer sous forme de soupe. Une demi-tasse (125 ml) de soupe aux légumes équivaut à une portion du groupe Légumes et fruits.*

Gare aux soupes trop salées

Certaines personnes, notamment celles qui souffrent d'hypertension, doivent surveiller leur consommation de sodium et faire particulièrement attention aux produits préparés vendus dans le commerce, car ces produits renferment souvent d'importantes quantités de sel.

Les préparations pour soupe en poudre, les cubes de bouillon, les soupes et bouillons en conserve sont tous relativement riches en sel. Bon nombre de ces produits contiennent également du glutamate monosodique, qui apporte encore davantage de sodium.

Si votre consommation de sel vous préoccupe, lisez les étiquettes et prêtez attention aux quantités de sodium indiquées à la suite des recettes dans ce livre.

Soupe au dindon et aux nouilles à l'orientale

Donne 6 portions

Joanne Saunders
SURREY,
COLOMBIE-BRITANNIQUE

P

DONNE 1,5 L (6 TASSES)

Cette soupe est très savoureuse avec de la poitrine de didon frais, mais on peut aussi la préparer à partir d'environ 250 ml (1 tasse) de restes de dindon. Si vous utilisez du dindon cuit, ne faites pas sauter la volaille et ajoutez-la plutôt au bouillon à la première étape.

10 ml	huile végétale	2 c. à thé
250 g	poitrine de dindon désossée, sans la peau, coupée en lanières	8 oz
250 ml	champignons tranchés	1 tasse
2	boîtes de bouillon de poulet de 284 ml (10 oz) chacune	2
750 ml	eau	3 tasses
5 ml	ail émincé	1 c. à thé
5 ml	gingembre râpé	1 c. à thé
15 ml	vinaigre de vin de riz *ou* jus de citron	1 c. à table
15 ml	sauce soya	1 c. à table
5 ml	huile de sésame	1 c. à thé
1 ml	sauce piquante au piment	1/4 c. à thé
125 g	chow mein frais *ou* nouilles de riz fraîches	4 oz
375 ml	pois mange-tout, parés et coupés en morceaux de 2,5 cm (1 po)	1 1/2 tasse
125 ml	oignons verts hachés	1/2 tasse

CONSEIL

L'huile de sésame est tirée de graines de sésame grillées. On l'emploie fréquemment en cuisine orientale pour parfumer les plats. Plus elle est foncée, plus sa saveur est intense. Utilisez-la avec parcimonie, car un peu suffit. Une fois le flacon ouvert, gardez-le au réfrigérateur.

La plupart des supermarchés vendent du gingembre râpé et de l'ail haché en flacons. Même si ces préparations ne sont pas aussi bonnes que les produits frais, elles permettent de gagner beaucoup de temps.

Données nutritionnelles

Si vous devez surveiller votre consommation de sodium, prenez la sauce soya hyposodique au lieu de la variété ordinaire. Une cuillerée à table (15 ml) de sauce soya ordinaire contient 1 037 mg de sodium ; le même volume de sauce soya réduite en sodium n'en contient que 605 mg.

1. Chauffer l'huile à feu moyen-élevé dans une grande casserole. Y faire sauter le dindon pendant 2 ou 3 minutes. Ajouter les champignons et cuire de 2 à 3 minutes. Ajouter le bouillon, l'eau, l'ail et le gingembre. Porter à ébullition. Ajouter le vinaigre, la sauce soya, l'huile de sésame, la sauce piquante au piment et les nouilles. Réduire le feu et laisser mijoter de 3 à 4 minutes.

2. Ajouter les pois mange-tout et les oignons verts. Laisser mijoter pendant 1 ou 2 minutes. Servir sans attendre.

On prend un repas complet

Cette soupe donne une entrée élégante au cours d'une réception. On peut aussi la prendre avec un sandwich et un verre de lait.

Portions selon le Guide

Produits Céréaliers	Légumes et fruits
1/2	1/2
	1/2
Produits Laitiers	Viandes et Substituts

Valeur nutritionnelle

PAR PORTION			
Calories	165	Glucides	14,1 g
Protéines	16,6 g	Fibres alimentaires	1,4 g
Matières grasses	4,4 g	Sodium	837 mg

Excellente source de niacine. **Bonne** source d'acide folique et de vitamine B_{12}.

Donne 8 portions

Fleur-Ange Joubert
ANCIENNE-LORETTE,
QUÉBEC

Ⓟ

Soupe au bœuf, aux légumes et aux haricots

DONNE 2,25 L (9 TASSES)

375 g	bœuf haché maigre	12 oz
10 ml	ail émincé	2 c. à thé
125 ml	oignons hachés	1/2 tasse
250 ml	carottes hachées	1 tasse
250 ml	céleri haché *ou* fenouil haché	1 tasse
250 ml	courgette hachée	1 tasse
5 ml	basilic séché	1 c. à thé
1	feuille de laurier	1
1,5 l	bouillon de bœuf	6 tasses
1	boîte de 796 ml (28 oz) de tomates entières	1
125 ml	macaroni (ou n'importe quelles autres pâtes de petite taille)	1/2 tasse
750 ml	épinards frais hachés	3 tasses
1	boîte de 540 ml (19 oz) de haricots mélangés, rincés et égouttés	1

CONSEIL

Si vous n'avez pas de bouillon de bœuf maison sous la main, remplacez-le par deux boîtes de 284 ml (10 oz) de bouillon de bœuf auquel vous ajouterez 875 ml (3 1/2 tasses) d'eau, ou bien par six cubes ou sachets de 25 ml (2 c. à table) de bouillon dissous dans 1,5 l (6 tasses) d'eau.

On peut prendre à la place des haricots mélangés une boîte de 540 ml (19 oz) de n'importe quelle variété de haricots. Essayez les haricots rouges, les haricots romains ou les haricots blancs.

Si vous n'avez pas de courgette, prenez à la place une quantité égale de petits pois, de haricots verts ou de maïs surgelés.

Données nutritionnelles

Cette soupe est très riche en fibres alimentaires et regorge d'éléments nutritifs essentiels, dont l'acide folique. Elle est recommandée particulièrement aux femmes qui cherchent à enrichir leur alimentation de fer et d'acide folique.

On prend de l'avance

Cette soupe se garde trois jours au réfrigérateur ou quatre mois au congélateur.

1. Faire dorer le bœuf à feu moyen-élevé dans une grande casserole ou un faitout. Y ajouter l'ail, les oignons, les carottes, le céleri et la courgette. Cuire pendant 5 minutes. Ajouter le basilic, la feuille de laurier, le bouillon et les tomates. Porter à ébullition. Réduire le feu et laisser mijoter, à couvert, pendant 10 minutes.

2. Ajouter les pâtes et poursuivre la cuisson de 5 à 6 minutes. Ajouter les épinards et les haricots. Poursuivre la cuisson pendant 3 ou 4 minutes. Retirer la feuille de laurier avant de servir.

On prend un repas complet

Consommez cette soupe accompagnée d'un bagel garni de cheddar fondu.

Portions selon le Guide

PRODUITS CÉRÉALIERS	LÉGUMES ET FRUITS
	2
	1
PRODUITS LAITIERS	VIANDES ET SUBSTITUTS

Valeur nutritionnelle

PAR PORTION			
Calories	225	Glucides	23,7 g
Protéines	16,7 g	Fibres alimentaires	6,8 g
Matières grasses	7,5 g	Sodium	967 mg

Excellente source de zinc, de vitamine A, de niacine, d'acide folique et de vitamine B_{12}. **Bonne** source de fer, de riboflavine et de vitamine B_6. **Très riche** en fibres alimentaires.

Patricia Mialkowsky
SASKATOON, SASKATCHEWAN

Donne 6 portions

Soupe au jambon et aux haricots noirs à la caribéenne

Voici une soupe toute simple, faible en matières grasses et riche en fibres alimentaires. Elle est aussi une excellente source d'acide folique.

Pour accélérer les choses

Ce bon repas chaud est facile à emporter au travail. Réchauffez la soupe avant de partir le matin, versez-la dans un thermos et dégustez-la le midi.

On prend de l'avance

La soupe peut être préparée à l'avance et gardée trois jours au réfrigérateur ou quatre mois au congélateur. Si vous désirez utiliser des restes de jambon, assurez-vous qu'ils n'ont pas plus de deux jours.

DONNE 1,75 L (7 TASSES)

125 ml	oignons hachés	½ tasse
750 ml	eau	3 tasses
1	boîte de 540 ml (19 oz) de haricots noirs, rincés et égouttés	1
1	boîte de 540 ml (19 oz) de tomates étuvées	1
250 ml	jambon cuit coupé en dés	1 tasse
125 ml	maïs en grains surgelé	½ tasse
50 ml	riz à grains longs	¼ tasse
15 ml	jus de lime	1 c. à table
10 ml	cassonade	2 c. à thé
5 ml	sauce piquante au piment	1 c. à thé
2 ml	cumin moulu	½ c. à thé
1 ml	gingembre moulu	¼ c. à thé

1. Cuire les oignons à feu moyen-élevé dans une grande casserole vaporisée d'un enduit végétal antiadhésif pendant 3 ou 4 minutes ou jusqu'à ce qu'ils ramollissent. Incorporer l'eau, les haricots, les tomates, le jambon, le maïs, le riz, le jus de lime, la cassonade, la sauce piquante au piment, le cumin et le gingembre. Porter à ébullition. Réduire le feu et laisser mijoter à couvert de 15 à 20 minutes ou jusqu'à ce que le riz soit tendre.

On prend un repas complet

Emportez cette soupe au travail dans votre sac à lunch, avec un petit pain croûté et un yogourt.

Portions selon le Guide

PRODUITS CÉRÉALIERS	LÉGUMES ET FRUITS
	1
	1
PRODUITS LAITIERS	VIANDES ET SUBSTITUTS

Valeur nutritionnelle

PAR PORTION			
Calories	191	Glucides	32,9 g
Protéines	12,5 g	Fibres alimentaires	5,4 g
Matières grasses	1,9 g	Sodium	683 mg

Excellente source de thiamine et d'acide folique. **Bonne** source de fer, de zinc et de niacine. **Riche** en fibres alimentaires.

Donne 6 portions

Mary Persi
TORONTO, ONTARIO

Soupe aux carottes à l'orange

DONNE 1,75 L (7 TASSES)

25 ml	beurre *ou* margarine	2 c. à table
125 ml	oignons hachés	1/2 tasse
1 l	carottes tranchées	4 tasses
1 l	bouillon de poulet *ou* bouillon de légumes	4 tasses
125 ml	jus d'orange	1/2 tasse
2 ml	muscade moulue	1/2 c. à thé
1 ml	poivre blanc moulu	1/4 c. à thé
250 ml	lait	1 tasse

L'orange et la carotte forment un mariage gastronomique délicieux. Mangez cette soupe à la maison ou réchauffez-la pour l'emporter au bureau dans un thermos.

CONSEIL

Pour obtenir une soupe plus crémeuse, utilisez du lait évaporé.

Données nutritionnelles

Une soupe-repas ou l'ajout d'une soupe comme élément de repas est une bonne façon, pour jeunes et vieux, de consommer davantage de légumes riches en éléments nutritifs.

On prend de l'avance

Doublez les quantités de la recette. Après la deuxième étape, versez la moitié de la soupe dans un contenant muni d'un couvercle. La soupe se garde de trois à quatre mois au congélateur. Quand vous voulez en manger, il suffit de la faire décongeler, d'ajouter du lait et de réchauffer.

1. Faire fondre le beurre à feu moyen-élevé dans une grande casserole. Y faire sauter les oignons et cuire de 4 à 5 minutes ou jusqu'à ce qu'ils aient ramolli. Ajouter les carottes et le bouillon puis porter à ébullition. Réduire le feu et laisser mijoter de 15 à 20 minutes ou jusqu'à ce que les carottes soient très tendres. Incorporer le jus d'orange, la muscade et le poivre.

2. Battre le mélange à base de carottes en purée homogène au robot de cuisine ou au mélangeur.

3. Remettre le mélange dans la casserole. Verser le lait et laisser mijoter la soupe à feu très doux pendant 2 ou 3 minutes ou jusqu'à ce qu'elle soit très chaude.

On prend un repas complet

Accompagnez cette soupe d'une SALADE DE THON GRATINÉE (voir la recette à la page 63) ou d'un sandwich. Au dessert, un pouding fera l'affaire.

Portions selon le Guide

PRODUITS CÉRÉALIERS	LÉGUMES ET FRUITS
	1 1/2

PRODUITS LAITIERS	VIANDES ET SUBSTITUTS

Valeur nutritionnelle

PAR PORTION			
Calories	130	Glucides	13,9 g
Protéines	5,8 g	Fibres alimentaires	2,3 g
Matières grasses	5,8 g	Sodium	628 mg

Excellente source de vitamine A. **Bonne** source de niacine. Source **moyenne** de fibres alimentaires.

Soupe froide au melon et à la mangue

Donne 4 portions

Bev Callaghan, Dt. P.

DONNE ENVIRON 875 ML (3 1/2 TASSES)

500 ml	cantaloup coupé en dés	2 tasses
250 ml	mangue coupée en dés	1 tasse
175 ml	jus d'orange	3/4 tasse
125 ml	yogourt nature léger	1/2 tasse
25 ml	jus de lime	2 c. à table
25 ml	miel liquide	2 c. à table
	menthe fraîche hachée (facultatif)	

1. Réduire le cantaloup et la mangue en purée homogène au robot de cuisine ou au mélangeur. Ajouter le jus d'orange, le yogourt, le jus de lime et le miel. Bien mélanger.

2. Réfrigérer. Au moment de servir, garnir de menthe, si on en utilise.

On prend un repas complet

Pour un repas raffiné, savourez cette soupe accompagnée de ROULÉS DE SALADE DE POULET AU CARI (voir la recette à la page 59).

CONSEIL

Cette soupe délicieuse, au goût riche, est idéale par les chaudes journées d'été. Elle peut constituer le plat de résistance d'un dîner rapide et élégant. On peut aussi la servir dans de grands verres, comme cocktail antioxydant regorgeant d'éléments nutritifs.

Données nutritionnelles

La mangue se distingue par sa saveur riche et sa haute teneur en bêta-carotène. Elle est mûre quand sa peau passe à l'orangé ou au rouge et qu'elle cède sous le doigt.

On prend de l'avance

Cette soupe se conserve trois jours au réfrigérateur mais ne se congèle pas bien.

Portions selon le Guide

PRODUITS CÉRÉALIERS	LÉGUMES ET FRUITS
	2
PRODUITS LAITIERS	VIANDES ET SUBSTITUTS

Valeur nutritionnelle

PAR PORTION			
Calories	131	Glucides	30,4 g
Protéines	2,9 g	Fibres alimentaires	1,6 g
Matières grasses	1,0 g	Sodium	30 mg

Excellente source de vitamine C et de vitamine A. **Bonne** source d'acide folique.

Donne 6 portions

Lynn Roblin, Dt. P. Ⓟ

Soupe aux légumes et aux lentilles

DONNE 1,5 L (6 TASSES)

500 ml	eau	2 tasses
1	cube de bouillon de légumes	1
250 ml	carottes hachées	1 tasse
1	boîte de 796 ml (28 oz) de tomates en dés	1
1	boîte de 540 ml (19 oz) de lentilles, rincées et égouttées	1
10 ml	ail émincé	2 c. à thé
5 ml	basilic frais	1 c. à thé
2 ml	thym moulu	½ c. à thé
2 ml	cumin	½ c. à thé

1. Porter l'eau à ébullition dans une grande casserole. Y mettre le cube de bouillon de légumes et le laisser se dissoudre en remuant.

2. Ajouter les carottes, réduire le feu à moyen et cuire à couvert pendant 10 minutes.

3. Ajouter les tomates, les lentilles, l'ail, le basilic, le thym et le cumin. Réduire le feu à moyen-faible et cuire, en remuant souvent, pendant 10 minutes ou jusqu'à ce que les carottes soient tendres.

On prend un repas complet

Servez cette soupe accompagnée de pain croûté et de fromage.

CONSEIL

Cette soupe, qui se prépare en un rien de temps, saura vous réchauffer par une froide journée d'hiver. Le cumin lui communique une saveur agréable qui n'est pas sans rappeler celle du chili. La soupe peut être aisément cuisinée par les grands enfants et les adolescents. Laissez la recette à la vue de tous et incitez le premier arrivé à commencer les préparatifs.

Données nutritionnelles

Les lentilles se présentent sous différentes couleurs ; les variétés rouges, brunes et vertes sont les plus courantes. Les lentilles vendues en conserve sont faciles à ajouter aux soupes, ragoûts et plats mijotés en cocotte. On peut aussi les ajouter froides aux salades.

Pour accélérer les choses

Réchauffez la soupe au micro-ondes, versez-la dans un thermos et mettez le tout dans votre sac à lunch, avec un sandwich et un fruit. Il suffit d'ajouter à cela un verre de lait pour obtenir un repas parfaitement équilibré.

Portions selon le Guide

PRODUITS CÉRÉALIERS	LÉGUMES ET FRUITS
	1 ½
	½
PRODUITS LAITIERS	VIANDES ET SUBSTITUTS

Valeur nutritionnelle

PAR PORTION			
Calories	118	Glucides	22,1 g
Protéines	7,7 g	Fibres alimentaires	4,8 g
Matières grasses	0,7 g	Sodium	541 mg

Excellente source de vitamine A et d'acide folique. **Bonne** source de fer et de vitamine B$_6$. **Riche** en fibres alimentaires.

Donne 8 portions

Seanna Callaghan
TORONTO, ONTARIO

Chaudrée de fruits de mer

DONNE 2 L (8 TASSES)

500 ml	pommes de terre coupées en dés	2 tasses
250 ml	carottes coupées en dés	1 tasse
125 ml	oignons hachés	1/2 tasse
2	boîtes de 398 ml (14 oz) de lait évaporé à 2 %	2
250 ml	petits pois surgelés	1 tasse
1	boîte de 142 g (5 oz) de palourdes égouttées	1
250 ml	crevettes cuites hachées	1 tasse
250 ml	crabe cuit haché *ou* tout filet de poisson cuit	1 tasse
2 ml	sel	1/2 c. à thé
	poivre noir	
125 ml	oignons verts hachés finement *ou* ciboulette hachée finement	1/2 tasse
	paprika	
250 ml	croûtons assaisonnés	1 tasse

CONSEIL

Selon vos préférences, vous pourriez remplacer les palourdes, les crevettes et le crabe par toute autre combinaison de fruits de mer cuits. Assurez-vous seulement que la quantité totale de fruits de mer s'élève à 750 ml (3 tasses).

Données nutritionnelles

Le lait évaporé donne une texture onctueuse aux soupes, sans apporter autant de matières grasses. On peut l'utiliser en remplacement de la crème dans de nombreuses recettes.

On prend de l'avance

Vous pouvez préparer la soupe jusqu'à la deuxième étape deux jours à l'avance et la conserver au réfrigérateur. Cette soupe ne se congèle pas bien.

1. Déposer les pommes de terre, les carottes et les oignons dans une grande casserole. Ajouter environ 500 ml (2 tasses) d'eau, juste pour recouvrir. Porter à ébullition. Réduire le feu et laisser mijoter à découvert de 10 à 12 minutes ou jusqu'à ce que les légumes soient tendres.

2. Ajouter le lait et les pois. Laisser mijoter pendant 4 ou 5 minutes. Ajouter les palourdes, les crevettes et le crabe. Laisser mijoter pendant 2 ou 3 minutes ou jusqu'à ce que la soupe soit très chaude. Saler et poivrer au goût.

3. Servir la chaudrée garnie d'oignons, de paprika et de croûtons.

On prend un repas complet

Servez cette chaudrée avec du pain de blé entier.

Portions selon le Guide

PRODUITS CÉRÉALIERS	LÉGUMES ET FRUITS
	1
1	1
PRODUITS LAITIERS	VIANDES ET SUBSTITUTS

Valeur nutritionnelle

PAR PORTION			
Calories	225	Glucides	26,1 g
Protéines	21,1 g	Fibres alimentaires	2,1 g
Matières grasses	3,9 g	Sodium	532 mg

Excellente source de vitamine A, de riboflavine, de niacine, de vitamine B$_{12}$, de calcium et de fer. **Bonne** source de vitamine C, d'acide folique et de zinc. Source **moyenne** de fibres alimentaires.

Claudette Turnbull, Dt. P.
ST. CATHARINES, ONTARIO

Donne 6 portions

Soupe aux patates douces

DONNE 1,5 L (6 TASSES)

CONSEIL

Préparez vos propres poivrons grillés (voir la technique à la page 51) ou remplacez-les par 125 ml (1/2 tasse) de poivrons rouges grillés vendus en bocal.

Données nutritionnelles

Les légumes orange foncé et rouges, comme la patate douce et le poivron rouge, apportent des quantités intéressantes de bêta-carotène (la forme végétale de la vitamine A), de vitamine C et d'autres antioxydants.

15 ml	huile d'olive	1 c. à table
125 ml	oignons hachés	1/2 tasse
500 ml	patates douces pelées, coupées en dés	2 tasses
250 ml	pommes de terre à cuire pelées, coupées en dés	1 tasse
1 l	bouillon de poulet *ou* bouillon de légumes *ou* eau	4 tasses
250 ml	maïs en grains, frais ou surgelé	1 tasse
1	poivron rouge rôti (voir le Conseil dans la marge), pelé, épépiné et coupé en dés	1
1	Jalapeño, épépiné et haché	1
	poivre noir	
50 ml	coriandre fraîche hachée *ou* oignons verts frais hachés *ou* persil frais haché	1/4 tasse

1. Chauffer l'huile à feu moyen dans une grande casserole. Ajouter les oignons. Cuire de 3 à 4 minutes ou jusqu'à ce que les oignons aient ramolli, mais sans dorer. Ajouter les patates douces et les pommes de terre. Cuire pendant 2 ou 3 minutes.

2. Ajouter le bouillon et porter à ébullition. Réduire le feu et laisser mijoter à découvert de 12 à 15 minutes ou jusqu'à ce que les pommes de terre soient tendres.

3. Réduire le mélange à base de pommes de terre en purée au mélangeur ou au robot de cuisine, en procédant par lots. Remettre dans la casserole. Ajouter le maïs, le poivron et le Jalapeño. Cuire de 3 à 4 minutes. Saler et poivrer au goût. Servir la soupe garnie de coriandre.

On prend un repas complet

Dégustez cette soupe accompagnée d'HOUMMOS (voir la recette à la page 49) et de triangles de pain pita ou de CROUSTILLES DE PAIN PITA (voir la recette à la page 48).

Portions selon le Guide

PRODUITS CÉRÉALIERS	LÉGUMES ET FRUITS
	2
PRODUITS LAITIERS	VIANDES ET SUBSTITUTS

Valeur nutritionnelle

PAR PORTION			
Calories	147	Glucides	24 g
Protéines	5,5 g	Fibres alimentaires	2,8 g
Matières grasses	3,7 g	Sodium	530 mg

Excellente source de vitamine A et de vitamine C. **Bonne** source de niacine. Source **moyenne** de fibres alimentaires.

Soupe aux tomates et aux haricots

Donne 4 portions

Marylin Cook
BRANTFORD, ONTARIO

Cette soupe colorée et savoureuse a remporté le premier prix du concours de recettes Brant County Health Units « What's Cooking for Supper ? ». Elle se prépare en 15 minutes, soit en moins de temps qu'il n'en faut pour commander un repas du restaurant.

CONSEIL

Si vous avez sous la main du persil ou du basilic frais, prenez-en 15 ml (1 c. à table) ou davantage au lieu d'herbes séchées. Vous pouvez aussi relever les tomates étuvées en leur ajoutant 5 ml (1 c. à thé) d'assaisonnement à l'italienne. Si les enfants n'apprécient pas les gros morceaux de tomate ou d'oignon, réduisez la soupe en purée au robot de cuisine ou au mélangeur.

Données nutritionnelles

Quand vous augmentez votre consommation de fibres alimentaires, ne manquez pas de boire davantage de liquide.

DONNE 1 L (4 TASSES)

1	boîte de 540 ml (19 oz) de tomates étuvées	1
1	boîte de 398 ml (14 oz) de fèves en sauce tomate	1
250 ml	eau	1 tasse
125 ml	oignons hachés	1/2 tasse
2 ml	basilic séché	1/2 c. à thé
2 ml	persil séché	1/2 c. à thé
250 ml	cheddar râpé	1 tasse

1. Réunir les tomates, les fèves, l'eau, les oignons, le basilic et le persil dans une casserole chauffée à feu moyen. Porter à ébullition. Réduire le feu à moyen-faible et laisser mijoter à découvert, en remuant de temps à autre, de 10 à 15 minutes.

2. Garnir chaque portion de soupe de 50 ml (1/4 tasse) de cheddar.

On prend un repas complet

Servez cette soupe avec des rôties de pain de blé entier ou des bagels. Au dessert, prenez un yogourt glacé.

Portions selon le Guide

PRODUITS CÉRÉALIERS	LÉGUMES ET FRUITS
	1
1/2	1/2
PRODUITS LAITIERS	VIANDES ET SUBSTITUTS

Valeur nutritionnelle

PAR PORTION			
Calories	259	Glucides	33,5 g
Protéines	13,8 g	Fibres alimentaires	10,1 g
Matières grasses	10,1 g	Sodium	971 mg

Excellente source de calcium et de zinc. **Bonne** source de vitamine C, de vitamine A, de thiamine, de niacine et d'acide folique. **Très riche** en fibres alimentaires.

LES SALADES ET LES LÉGUMES

Les salades peuvent être des repas en soi ou des plats d'accompagnement qui ajoutent de la variété et de la valeur nutritive aux plats de résistance. Observez les suggestions données sous le rubrique « On prend un repas complet » qui accompagne chaque recette de salade ou de légume d'accompagnement.

Qu'est-ce qu'une portion ?

Une portion de légumes ou de fruits correspond à un légume ou à un fruit de taille moyenne (p. ex. une banane, une pomme ou une pomme de terre) ou à 125 ml (1/2 tasse) de légumes ou de fruits frais, surgelés ou en conserve, ou encore à 250 ml (1 tasse) de salade ou à 125 ml (1/2 tasse) de jus.

Vous vous rappelez que votre mère vous disait : « Mange tes légumes !»? Eh bien, elle avait raison ! Si vous ne mangez pas suffisamment de légumes (ou de fruits), vous risquez de manquer de certains éléments nutritifs et de substances essentielles pour la santé. Ces aliments apportent également des fibres alimentaires (qui jouent un rôle important dans le maintien de la santé et du poids). De plus, dans la plupart des cas, les légumes sont faibles en matières grasses. Il n'est pas surprenant que le *Guide alimentaire canadien pour manger sainement* (voir les pages 176 et 177) recommande de manger de cinq à dix portions de légumes et de fruits par jour.

Dans le chapitre qui suit, vous trouverez des recettes de salades-repas ou de salades capables de nourrir une armée. Elles sont toutes faciles à réaliser, et certaines sont tellement simples qu'un enfant peut s'y essayer. Vous trouverez aussi d'excellentes recettes de légumes d'accompagnement qui ajouteront variété et valeur nutritive à vos repas.

Le pouvoir des plantes

Les légumes et les fruits sont riches en glucides et en fibres alimentaires. Et ils regorgent aussi d'éléments nutritifs essentiels. Ils sont particulièrement riches en vitamines A et C ainsi qu'en acide folique. Certains apportent même de petites quantités de minéraux, de potassium (bananes, poires et oranges), de fer (fruits séchés et citrouille) et de calcium (chou vert frisé, pak-choï et feuilles de moutarde). Mais ce n'est pas tout. Les plantes fournissent aussi :

Des substances phytochimiques. Ces substances sont présentes naturellement dans tous les aliments végétaux, c'est-à-dire les fruits, les légumes, les légumineuses et les céréales. Les substances phytochimiques ne sont ni des vitamines ni des minéraux. Elles n'apportent aucune calorie. Elles agissent comme antioxydants, et on croit qu'elles jouent à ce titre un rôle dans la réduction du risque de maladies chroniques, comme les maladies cardiaques et le cancer.

Des antioxydants. Ces composés aident l'organisme à se débarrasser des radicaux libres, qui se forment dans le corps, causent des dommages aux cellules et préparent le terrain aux maladies. La vitamine C et le bêta-carotène (la forme végétale de la vitamine A) sont des antioxydants. La vitamine E, un autre antioxydant, se trouve surtout dans la margarine, les huiles végétales et, dans une moindre mesure, dans les légumes-feuilles verts, les abricots séchés, les patates douces, les céréales entières, le germe de blé, les noix et les graines.

OÙ TROUVER LES SUBSTANCES PHYTOCHIMIQUES

Substance phytochimique	Source alimentaire
Caroténoïdes (bêta-carotène)	Fruits et légumes orange et jaunes, légumes-feuilles vert foncé
Caroténoïdes (lycopène)	Tomates
Flavonols (resvératrol)	Raisins rouges, vin rouge
Flavanones et caroténoïdes	Agrumes
Indoles, isothiocyanates, caroténoïdes	Légumes crucifères (brocoli, chou-fleur, choux de Bruxelles, chou vert et chou)
Isoflavonoïdes et phytostérols	Légumineuses, haricots rouges et autres, lentilles ainsi que produits du soya comme le tofu

Source : « Beyond Vitamins : The New Nutrition Revolution », *UC Berkeley Wellness Letter*, avril 1999.

Importance de la variété

Aucun fruit ni aucun légume n'apporte à lui seul tous les minéraux, vitamines et substances phytochimiques dont on a besoin. Il importe donc d'accorder de la place à une variété de fruits et de légumes dans son régime alimentaire.

Faites attention aux matières grasses *ajoutées*

La plupart des fruits et des légumes sont naturellement pauvres en matières grasses, mais ce sont nos modes de cuisson à l'huile ou l'adjonction de sauces riches qui augmentent leur teneur en gras. Voici quelques suggestions pour réduire le gras :

↪ Aromatisez les légumes et les salades avec des fines herbes, du jus de citron, des vinaigres parfumés et des sauces à salade faibles en matières grasses.

↪ Faites sauter les légumes dans un minimum d'huile.

↪ Pour les trempettes à légumes et les salades, diminuez les quantités de matières grasses des sauces crémeuses en remplaçant la moitié de la sauce à salade par du yogourt nature réduit en gras, du fromage de yogourt et du fromage cottage en crème.

↪ Réduisez le gras des vinaigrettes en remplaçant une partie de l'huile par du jus de citron ou un vinaigre aromatique (vinaigre balsamique, de vin de riz ou de cidre). Ajoutez un peu de sucre pour atténuer l'acidité du vinaigre.

↪ Garnissez les pommes de terre au four d'un mélange de crème sure et de yogourt nature réduit en gras ou de fromage de yogourt. Ajoutez de la saveur avec des fines herbes fraîches et de la ciboulette.

↪ Faites les trempettes et les salsas avec des légumes et des fruits frais.

FIEZ-VOUS À LA COULEUR

En choisissant les légumes et les fruits, fiez-vous à la couleur. Plus elle est foncée, plus le légume ou le fruit est riche en éléments nutritifs et en substances phytochimiques.

Encore
plus de portions

Comment peut-on manger les cinq à dix portions de légumes et de fruits que recommande le *Guide alimentaire canadien pour manger sainement* ? À première vue, cela peut sembler une tâche insurmontable, surtout si l'on mange la majeure partie de ses légumes au souper, comme la plupart des gens. Le truc, c'est de répartir sa consommation de fruits et de légumes tout au long de la journée. Voici quelques suggestions :

❦ Au petit déjeuner, mangez des fruits frais ou en conserve avec les céréales, les gaufres, le pain doré ou le yogourt.

❦ Emportez avec vous des fruits et des légumes crus en vue d'une collation rapide à prendre en cours de route.

❦ Au dîner, prenez une soupe aux légumes ou une salade, du jus de légumes ou de tomate, ou un fruit.

❦ Consommez davantage de légumes et de fruits avec les repas importants.

❦ Pour conclure un repas, prenez un fruit plutôt qu'un dessert riche en calories.

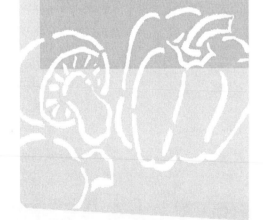

Bev Callaghan, Dt. P.

Donne 6 portions

Salade de betterave, d'orange et de jicama

DONNE 750 ML (3 TASSES)

Le jicama (dolique bulbeux) est un légume croquant, légèrement sucré, dont la saveur se situe à mi-chemin entre la châtaigne d'eau et la pomme. Elle donne une texture croquante à la salade.

1	boîte de 398 ml (14 oz) de betteraves égouttées et tranchées	1
2	grosses oranges navel pelées et coupées en tranches de 5 mm (1/4 po)	2
125 ml	oignon blanc tranché finement	1/2 tasse
125 ml	dolique bulbeux (jicama) coupé en julienne	1/2 tasse

Sauce

25 ml	vinaigre balsamique	2 c. à table
15 ml	jus d'orange	1 c. à table
15 ml	huile d'olive	1 c. à table
0,5 ml	sel	1/8 c. à thé
	poivre noir au goût	
15 ml	persil frais haché (facultatif)	1 c. à table

Données nutritionnelles

Élargissez vos horizons gastronomiques et enrichissez votre consommation d'éléments nutritifs en faisant chaque semaine l'essai d'un nouveau légume. Pourquoi ne pas partir à la découverte du jicama, du céleri-rave, du rapini, du chou-rave ou de la bette à carde ?

On prend un repas complet

Voici une merveilleuse salade à servir l'hiver avec une soupe et du pain croûté, ou comme entrée ou légume d'accompagnement d'un plat de résistance.

1. Réunir dans un bol de taille moyenne les betteraves, les oranges, les oignons et le jicama. Réserver.

2. Dans un petit bol, fouetter ensemble le vinaigre, le jus d'orange, l'huile d'olive, le sel et le poivre. Ajouter au mélange à base de betteraves et remuer délicatement. Réfrigérer. Garnir de persil avant de servir, si on le désire.

Salade à l'orange

Lidia Lingini, de Woodbridge en Ontario, nous confie que sa famille ne se lasse pas de cette délicieuse salade. Essayez-la en guise de collation l'après-midi par une chaude journée d'été. Peler et séparer deux ou trois grosses oranges à peau épaisse. Couper les tranches en bouchées. Arroser d'huile d'olive et de vinaigre balsamique. Ajouter une pincée de sel et de poivre, puis remuer. Servir froid.

Portions selon le Guide

PRODUITS CÉRÉALIERS	LÉGUMES ET FRUITS
	1
PRODUITS LAITIERS	VIANDES ET SUBSTITUTS

Valeur nutritionnelle

PAR PORTION			
Calories	71	Glucides	12,4 g
Protéines	1,2 g	Fibres alimentaires	2,8 g
Matières grasses	2,4 g	Sodium	174 mg

Excellente source de vitamine C. **Bonne** source d'acide folique. Source **moyenne** de fibres alimentaires.

Salade de poulet et de haricots

Lynn Homer, Dt. P.
Meals on Wheels
CALGARY, ALBERTA

DONNE 1 L (4 TASSES)

CONSEIL

Cette recette constitue une excellente façon d'utiliser des restes de poulet. À défaut de restes, procurez-vous un poulet rôti à l'épicerie. Achetez aussi un sac de laitues pré-parées, et vous avez un souper presque prêt.

Données nutritionnelles

Les haricots et le maïs de cette salade en font une très bonne source de fibres alimentaires et une excellente source d'acide folique. Pour faire changement, remplacez les haricots rouges par des hari-cots noirs ou des pois chiches.

1	boîte de 398 ml (14 oz) de haricots rouges, rincés et égouttés	1
250 ml	maïs en grains, en conserve ou surgelé	1 tasse
250 ml	poulet cuit coupé en cubes	1 tasse
175 ml	poivron rouge coupé en dés	3/4 tasse
2	oignons verts hachés	2
50 ml	vinaigre de vin rouge	1/4 tasse
25 ml	huile végétale	2 c. à table
2 ml	ail émincé	1/2 c. à thé
1 ml	sel	1/4 c. à thé
1 ml	poivre noir	1/4 c. à thé
1 à 2 ml	sauce piquante au piment (facultative)	1/4 à 1/2 c. à thé

1. Réunir dans un bol de taille moyenne les haricots, le maïs, le poulet, le poivron, les oignons, le vinaigre, l'huile, l'ail, le sel, le poivre et, si on en utilise, la sauce piquante. Mélanger en remuant délicatement. Réfrigérer avant de servir.

Salade de haricots marinés minute

Cette salade est excellente avec des boulettes à hamburgers ! Elle n'apporte que 1,7 g de matières grasses et fournit 10,2 g de fibres alimentaires par portion de 250 ml (1 tasse). Faire cuire 500 ml (2 tasses) de haricots verts coupés surgelés (ou des frais, quand ils sont de saison) jusqu'à tendreté. Laisser égoutter et met-tre dans un bol. Ajouter une boîte de 540 ml (19 oz) de salade de haricots marinés (avec le liquide), 125 ml (1/2 tasse) d'oignons rouges tranchés, 15 ml (1 c. à table) de vinaigre de vin rouge ainsi qu'un peu de sucre et de poivre au goût. Mélanger en remuant.

On prend un repas complet

Farcissez une moitié de pain pita, un petit pain ou une tortilla de cette salade. Terminez le repas par un sorbet à l'orange et des petits-beurre.

Portions selon le Guide

PRODUITS CÉRÉALIERS	LÉGUMES ET FRUITS
	1
	1
PRODUITS LAITIERS	VIANDES ET SUBSTITUTS

Valeur nutritionnelle

PAR PORTION			
Calories	245	Glucides	25,9 g
Protéines	18,7 g	Fibres alimentaires	7,2 g
Matières grasses	8,3 g	Sodium	400 mg

Excellente source de vitamine C, de niacine, de vitamine B$_6$ et d'acide folique. **Très riche** en fibres alimen-taires.

Salade de chou

Donne 16 portions

Betty Walsh
OAKVILLE, ONTARIO

DONNE 3 L (12 TASSES)

Cette magnifique salade de chou se retrouve à la table de bien des réunions de famille, et elle est aussi populaire auprès des enfants que des adultes. La salade de chou est idéale quand on a une armée à nourrir ou pour les repas où chacun y va de sa contribution. Si vous n'avez pas d'armée à nourrir, il suffit de diviser les quantités par deux.

2 l	chou de Savoie haché	8 tasses
500 ml	pommes rouges hachées (croquantes ou aigrelettes)	2 tasses
375 ml	carottes râpées	1 ½ tasse
375 ml	céleri haché	1 ½ tasse
250 ml	poivrons verts hachés	1 tasse
125 ml	oignons verts hachés	½ tasse
150 ml	mayonnaise légère	⅔ tasse
5 ml	sucre granulé	1 c. à thé
2 ml	sel	½ c. à thé

CONSEIL

Vous pouvez remplacer le chou de Savoie par du chou ordinaire. Pour obtenir les meilleurs résultats, hachez tous les ingrédients à la main ; l'emploi du robot de cuisine donne une salade mouillée et pâteuse.

On prend de l'avance
Vous pouvez acheter les ingrédients de cette salade à l'avance et la préparer plus tard dans la semaine. Une fois faite, la salade se conserve bien au réfrigérateur pendant trois jours environ.

1. Dans un très grand bol, mélanger le chou, les pommes, les carottes, le céleri, les poivrons verts et les oignons verts.

2. Dans un petit bol ou une tasse à mesurer, mélanger la mayonnaise, le sucre et le sel. Ajouter au mélange à base de chou et bien mélanger en remuant. Laisser 2 heures ou toutes la nuit au réfrigérateur. Ne pas s'inquiéter si la salade semble exiger davantage de sauce ; après le séjour au réfrigérateur, la préparation sera plus liquide, car les légumes auront laissé échapper du jus.

On prend un repas complet
Servez avec des HAMBURGERS DE DINDON PIQUANTS (voir la recette à la page 131) ou des fèves au four, des viandes froides et des petits pains. Terminez le repas pas une crème glacée.

Portions selon le Guide

PRODUITS CÉRÉALIERS	LÉGUMES ET FRUITS
	1

PRODUITS LAITIERS	VIANDES ET SUBSTITUTS

Valeur nutritionnelle

PAR PORTION			
Calories	58	Glucides	7,4 g
Protéines	1,0 g	Fibres alimentaires	2,0 g
Matières grasses	3,1 g	Sodium	161 mg

Excellente source de vitamine A. **Bonne** source de vitamine C et d'acide folique. Source **moyenne** de fibres alimentaires.

Salade colorée de haricots et de maïs

Mary Sue Waisman, Dt. P.
CALGARY, ALBERTA

DONNE 1,25 L (5 TASSES)

Laissez vos enfants incorporer des croustilles de tortillas dans leur salade. Vous verrez, elle aura tôt fait de dispa-raître ! Mieux encore, incitez les grands enfants à préparer leur salade eux-mêmes.

Pour accélérer les choses

Pour réaliser une sauce vite faite, ajouter 2 ml (½ c. à thé) de cumin à 50 ml (¼ tasse) de vinaigrette commerciale à l'huile et au vinaigre.

On prend de l'avance

Cette salade gagne à être pré-parée de quatre à six heures ou même une journée à l'avance afin que les saveurs aient le temps de s'épanouir. Elle se conserve bien pendant trois jours au réfrigérateur.

Salade

1	boîte de 540 ml (19 oz) de haricots noirs, rincés et égouttés	1
1	boîte de 341 ml (12 oz) de maïs en grains, égoutté	1
250 ml	tomates hachées	1 tasse
125 ml	poivron rouge ou vert haché	½ tasse
125 ml	oignons rouges hachés	½ tasse
50 ml	persil frais haché	¼ tasse

Sauce

25 ml	vinaigre de vin rouge *ou* vinaigre balsamique	2 c. à table
15 ml	huile d'olive	1 c. à table
2 ml	cumin moulu	½ c. à thé
2 ml	ail émincé	½ c. à thé
2 ml	sauce piquante au piment (facultative)	½ c. à thé
1 ml	sel	¼ c. à thé
	poivre noir	

1. Réunir dans un grand bol les haricots, le maïs, les tomates, le poivron, les oignons et le persil. Réserver.

2. Dans un petit bol ou une tasse à mesurer, fouetter ensemble le vinaigre, l'huile, le cumin, l'ail, la sauce piquante au piment (si on en utilise), le sel et le poivre au goût. Bien mélanger. Verser sur la salade.

On prend un repas complet

Servez la salade garnie d'olives noires et de feta émiettée, accompagnée de pain de blé entier. Comme dessert, prenez un sorbet et des BISCUITS AUX CANNEBERGES ET À L'AVOINE (voir la recette à la page 160).

Portions selon le Guide

PRODUITS CÉRÉALIERS	LÉGUMES ET FRUITS
	½
	½
PRODUITS LAITIERS	VIANDES ET SUBSTITUTS

Valeur nutritionnelle

PAR PORTION			
Calories	94	Glucides	16,9 g
Protéines	4,4 g	Fibres alimentaires	3,4 g
Matières grasses	1,8 g	Sodium	230 mg

Excellente source d'acide folique. Source **moyenne** de fibres alimentaires.

Adeline White
MANITOU, MANITOBA

Donne 6 portions

Salade crémeuse au brocoli

DONNE ENVIRON 1,25 L (5 TASSES)

Cette salade est accompagnée d'une délicieuse sauce, qui rappelle la sauce bouillie à l'ancienne. Sa saveur donne un mariage particulièrement heureux avec le brocoli. Cette sauce est excellente également avec la salade de chou.

Données nutritionnelles

Les légumes crucifères, comme le brocoli, le chou-fleur, les choux de Bruxelles et le rapini, sont riches en vitamines antioxydantes et en substances phytochimiques. Il faut en inclure dans le régime alimentaire. Cette salade est relativement riche en matières grasses, n'en faites donc pas votre pain quotidien.

On prend de l'avance

Même si elle est meilleure mangée le jour même où elle est composée, cette salade et sa sauce peuvent être préparées séparément une journée à l'avance. Réunissez la salade et sa sauce seulement au moment de servir.

On prend un repas complet

Servez cette salade avec de la viandes, du poisson ou du poulet grillé, un POUDING DE PAIN PERDU À L'ABRICOT *(voir la recette à la page 158) et un verre de lait.*

Salade

1,125 l	brocoli haché (environ un gros pied)	4 1/2 tasses
250 ml	champignons coupés en quartiers	1 tasse
4	tranches de bacon cuit, émiettées	4
125 ml	oignons rouges hachés	1/2 tasse
50 ml	amandes effilées grillées (voir la technique à la page 124)	1/4 tasse

Sauce

1	œuf	1
25 ml	vinaigre de vin blanc	2 c. à table
25 ml	eau	2 c. à table
25 ml	sucre granulé	2 c. à table
2 ml	moutarde sèche	1/2 c. à thé
2 ml	fécule de maïs	1/2 c. à thé
50 ml	mayonnaise légère	1/4 tasse

1. Faire blanchir le brocoli à l'eau bouillante dans une grande casserole pendant 2 minutes au maximum. Laisser égoutter et rafraîchir sous l'eau froide. Laisser égoutter de nouveau et mettre dans un grand bol. Ajouter les champignons, le bacon, les oignons et les amandes. Réfrigérer.

2. Dans un bol résistant au micro-ondes, fouetter ensemble l'œuf, le vinaigre, l'eau, le sucre, la moutarde et la fécule de maïs. Chauffer au micro-ondes à intensité élevée pendant 1 1/2 minute ou 2, en remuant aux 30 secondes. Laisser refroidir. Incorporer la mayonnaise. Garder au réfrigérateur jusqu'au moment de servir.

3. Au moment de servir, mélanger la salade et la sauce en remuant.

Portions selon le Guide

PRODUITS CÉRÉALIERS	LÉGUMES ET FRUITS
	2
	1/4
PRODUITS LAITIERS	VIANDES ET SUBSTITUTS

Valeur nutritionnelle

PAR PORTION			
Calories	142	Glucides	11,7 g
Protéines	5,8 g	Fibres alimentaires	2,3 g
Matières grasses	9,0 g	Sodium	162 mg

Excellente source de vitamine C. **Bonne** source d'acide folique. Source **moyenne** de fibres alimentaires.

Donne 6 portions

Raïta au concombre

Erna Braun
WINNIPEG, MANITOBA

DONNE 750 ML (3 TASSES)

Cette salade crémeuse est parfaite pour rafraîchir le palais quand on mange des plats de viandes ou de poulet épicés.

750 ml	concombre anglais non pelé, tranché finement (soit un gros concombre)	3 tasses
2 ml	sel	1/2 c. à thé
125 ml	fromage de yogourt (voir la technique dans la marge)	1/2 tasse
2 ml	jus de citron	1/2 c. à thé
1 ml	ail émincé	1/4 c. à thé
1 ml	gingembre moulu	1/4 c. à thé

Préparation de 250 ml (1 tasse) de fromage de yogourt :

Prendre 500 ml (2 tasses) de yogourt nature réduit en gras (de type balkanique, non brassé, fabriqué sans gélatine). Tapisser un tamis de deux couches d'essuie-tout ou de mousseline. Verser le yogourt dans le tamis et placer le tout au-dessus d'un bol. Bien recouvrir d'une pellicule de plastique et laisser égoutter au moins deux heures au réfrigérateur. Jeter le liquide recueilli. Le fromage de yogourt se conserve une semaine au réfrigérateur, dans un contenant fermé.

Si on désire laisser égoutter pendant toute la nuit, prendre 750 ml (3 tasses) de yogourt pour obtenir 250 ml (1 tasse) de fromage de yogourt. Plus on laisse le yogourt égoutter longtemps, plus il devient aigre. Le fromage de yogourt peut être utilisé dans toutes sortes de trempettes et de sauces à salade.

1. Mettre les tranches de concombre dans une grande passoire et les saupoudrer de sel. Laisser reposer de 10 à 15 minutes au-dessus d'un grand bol ou d'un évier. Bien rincer sous l'eau froide. Éponger le concombre et le mettre dans un grand bol. Réserver.

2. Dans un autre bol, mélanger le fromage de yogourt, le jus de citron, l'ail et le gingembre. Verser ce mélange sur le concombre et remuer délicatement. Réfrigérer avant de servir.

On prend un repas complet
Servez avec du CARI DE POIVRONS ROUGES ET DE POULET (voir la recette à la page 130) et du riz.

Portions selon le Guide

PRODUITS CÉRÉALIERS	LÉGUMES ET FRUITS
	1/2
1/4	
PRODUITS LAITIERS	VIANDES ET SUBSTITUTS

Valeur nutritionnelle

PAR PORTION DE 125 ML (1/2 TASSE)			
Calories	27	Glucides	3,4 g
Protéines	2,3 g	Fibres alimentaires	0,4 g
Matières grasses	0,6 g	Sodium	19 mg

Donne 4 portions | Salade grecque express

Jane Bellman, Dt. P.
HAMILTON, ONTARIO

DONNE 1,5 L (6 TASSES)

Voici une salade simple, qui plaira à tous. Elle est particulièrement savoureuse avec de bonnes tomates de la région, quand elles sont de saison.

500 ml	tomates coupées en dés	2 tasses
500 ml	concombres coupés en dés	2 tasses
250 ml	feta coupée en cubes, soit environ 250 g (8 oz)	1 tasse
125 ml	oignons tranchés finement	1/2 tasse
50 ml	olives noires tranchées (facultatives)	1/4 tasse
25 ml	vinaigre de vin blanc	2 c. à table
25 ml	huile d'olive	2 c. à table
2 ml	ail émincé	1/2 c. à thé
2 ml	basilic séché	1/2 c. à thé
2 ml	origan séché	1/2 c. à thé
	poivre noir	

Données nutritionnelles

Cette salade est relativement riche en gras ; on gagne donc à la servir avec des plats plus faibles en matières grasses. Si vous n'avez pas le temps de préparer la sauce, prenez une vinaigrette commerciale de type huile et vinaigre. Choisissez-en une qui apporte moins de 3 g de gras aux 15 ml (1 c. à table), afin de réduire la quantité de matières grasses.

1. Réunir dans un grand bol les tomates, les concombres, le fromage, les oignons et, si on en utilise, les olives. Réserver.

2. Dans un petit bol ou une tasse à mesurer, fouetter ensemble le vinaigre, l'huile, l'ail, le basilic, l'origan et le poivre. Verser dans le mélange à base de tomates et mélanger en remuant délicatement. Réfrigérer avant de servir.

On prend un repas complet

Servez avec du GIGOT D'AGNEAU GRILLÉ (voir la recette à la page 116) et du pain pita.

Portions selon le Guide

PRODUITS CÉRÉALIERS	LÉGUMES ET FRUITS
	1 1/2
1/2	
PRODUITS LAITIERS	VIANDES ET SUBSTITUTS

Valeur nutritionnelle

PAR PORTION			
Calories	177	Glucides	9,3 g
Protéines	5,8 g	Fibres alimentaires	1,8 g
Matières grasses	13,8 g	Sodium	357 mg

Excellente source de vitamine B$_{12}$. **Bonne** source de vitamine C, de riboflavine, d'acide folique et de calcium.

Josie Haresign
WINNIPEG, MANITOBA

Donne 6 portions

Salade de fusilli et de fruits

DONNE 1,5 L (6 TASSES)

Voici une salade originale qui plaira aux enfants même les plus difficiles.

Si vous aimez les plats épicés, ajoutez 5 ml (1 c. à thé) de poudre de cari au fromage de yogourt.

CONSEIL

Faites des expériences avec différents fruits. Calculez-en environ 1 l (4 tasses) au total.

On prend de l'avance

Vous pouvez faire la salade une journée à l'avance. Préparez la salade et la sauce séparément et ne les réunissez qu'au moment de servir.

375 ml	fusilli (pâtes de forme spiralée)	1 1/2 tasse
1	boîte de 398 ml (14 oz) d'ananas en petits morceaux, égouttés	1
1	boîte de 284 ml (10 oz) de mandarines en segments, égouttées	1
250 ml	raisins verts ou rouges coupés en deux	1 tasse
125 ml	pommes rouges non pelées, coupées en dés	1/2 tasse
125 ml	fromage de yogourt (voir la technique à la page 85) ou yogourt épais faible en gras	1/2 tasse
25 ml	concentré de jus d'orange surgelé, décongelé	2 c. à table
1	petite banane tranchée	1

1. Dans une casserole, cuire les pâtes à l'eau bouillante jusqu'à ce qu'elles soient *al dente*. Rincer sous l'eau froide et laisser égoutter. Mettre dans un grand bol. Ajouter l'ananas, les mandarines, les raisins et les pommes.

2. Dans un autre bol, mélanger le fromage de yogourt et le concentré de jus d'orange. Verser sur le mélange à base de pâtes et mélanger délicatement. Réfrigérer. Incorporer les tranches de banane au moment de servir.

On prend un repas complet

Cette salade est excellente servie avec des cuisses de poulet froides.

Portions selon le Guide

PRODUITS CÉRÉALIERS	LÉGUMES ET FRUITS
1/2	1 1/2
1/4	
PRODUITS LAITIERS	VIANDES ET SUBSTITUTS

Valeur nutritionnelle

PAR PORTION			
Calories	198	Glucides	43,2 g
Protéines	5,5 g	Fibres alimentaires	2,5 g
Matières grasses	1,3 g	Sodium	21 mg

Excellente source d'acide folique. **Bonne** source de vitamine C, de thiamine et de riboflavine. Source **moyenne** de fibres alimentaires.

Donne 8 portions

Carol Ermanovics
NEPEAN, ONTARIO

Salade de pommes de terre à l'allemande

DONNE 2 L (8 TASSES)

Cette salade de pommes de terre crémeuse ne contient que 3,8 g de gras par portion de 250 ml (1 tasse). Emportez-en en pique-nique en prenant soin toutefois de la garder au froid dans un sac isolant avec beaucoup de contenants réfrigérants, et en gardant le sac à l'ombre !

On devrait jeter les aliments qui ont séjourné plus de deux heures à la chaleur ou même à la température ambiante. Dans ces conditions, les bactéries se multiplient rapidement, notamment dans les aliments qui présentent des risques élevés, comme les viandess, les produits laitiers, les salades et les sandwiches.

1,5 kg	petites pommes de terre nouvelles rouges, coupées en deux ou en quatre	3 lb
50 ml	vinaigre de vin blanc	1/4 tasse
15 ml	sucre granulé	1 c. à table
2 ml	sel	1/2 c. à thé
1 ml	graines de céleri	1/4 c. à thé
1 ml	poivre noir	1/4 c. à thé
6	oignons verts hachés	6
25 ml	aneth frais haché *ou* 5 ml (1 c. à thé) d'aneth séché	2 c. à table
175 ml	crème sure légère (5 %)	3/4 tasse
5 ml	moutarde de Dijon	1 c. à thé
4	œufs cuits dur	4

1. Faire bouillir les pommes de terre dans une grande casserole à feu doux de 12 à 15 minutes ou jusqu'à ce qu'elles soient à la fois tendres mais fermes. Laisser égoutter et mettre dans un grand bol.

2. Dans une tasse à mesurer résistante au micro-ondes, réunir le vinaigre, le sucre, le sel, les graines de céleri et le poivre. Chauffer à intensité élevée au micro-ondes pendant 30 secondes ou jusqu'à ce que les ingrédients soient très chauds. Verser sur les pommes de terre. Remuer délicatement jusqu'à ce que le vinaigre ait été absorbé. Ajouter les oignons et l'aneth aux pommes de terre.

3. Dans la même tasse à mesurer, mélanger la crème sure et la moutarde. Incorporer délicatement aux pommes de terre. Réfrigérer.

4. Au moment de servir, couper les œufs cuits dur en quatre. Déposer deux quartiers d'œuf sur chaque portion de salade.

On prend un repas complet

Emportez cette salade en pique-nique avec une salade de haricots, des petits pains, des viandes froides, du fromage et des fruits.

CONSEIL

Ajoutez à l'eau de cuisson des pommes de terre une tige de romarin, de thym ou d'estragon pour en rehausser la saveur.

On prend de l'avance

Vous pouvez préparer la salade jusqu'à la deuxième étape une journée à l'avance. Faites-la alors réfrigérer.

Portions selon le Guide

PRODUITS CÉRÉALIERS	LÉGUMES ET FRUITS
	2
	1/2
PRODUITS LAITIERS	VIANDES ET SUBSTITUTS

Valeur nutritionnelle

PAR PORTION			
Calories	196	Glucides	33,7 g
Protéines	7,6 g	Fibres alimentaires	2,6 g
Matières grasses	3,8 g	Sodium	212 mg

Excellente source de vitamine B$_6$. **Bonne** source de vitamine C et de niacine. Source **moyenne** de fibres alimentaires.

Evelyn Witt
ASSINIBOIA, SASKATCHEWAN [P]

Donne 4 portions

Salade aux mandarines et aux amandes

Evelyn sert cette salade à l'occasion du brunch de Pâques, ce qui lui vaut des éloges. Vous pouvez servir la salade en tout temps, car les ingrédients qui la composent sont faciles à trouver toute l'année.

Pour accélérer les choses

Vous n'avez pas le temps de laver de la laitue ? Il suffit de planifier : plutôt que de ne laver que la quantité désirée, préparez à l'avance toute une laitue ou un sac d'épinards. Passez la laitue à l'essoreuse pour retirer l'excès d'eau. Gardez la laitue dans l'essoreuse ou, enveloppée d'essuie-tout, dans un sac de plastique, jusqu'à l'utilisation.

Gare aux allergies

Avant d'utiliser des amandes dans une recette, assurez-vous que personne dans votre entourage n'y est allergique.

Préparation des amandes confites :

Faire fondre 15 ml (1 c. à table) de sucre à feu doux dans une petite poêle antiadhésive. Ajouter 50 ml (¼ tasse) d'amandes effilées puis cuire, en remuant sans arrêt, pendant 5 ou 6 minutes ou jusqu'à ce que les amandes soient bien enrobées de sirop et légèrement dorées. Laisser refroidir et défaire les amas en petits morceaux.

2 l	feuilles de laitue romaine déchiquetées	8 tasses
125 ml	céleri tranché	½ tasse
2	oignons verts hachés	2
1	boîte de 284 ml (10 oz) de mandarines en segments, égouttées	1

Sauce

25 ml	vinaigre	2 c. à table
20 ml	huile d'olive	4 c. à thé
15 ml	persil frais haché *ou* 5 ml (1 c. à thé) de persil séché	1 c. à table
10 ml	sucre granulé	2 c. à thé
1 ml	sauce piquante au piment	¼ c. à thé
1 ml	sel	¼ c. à thé
	poivre noir	
	amandes confites (voir les instructions dans la marge)	

1. Mélanger dans un grand bol la laitue, le céleri, les oignons et les mandarines. Réserver.

2. Préparation de la sauce : Dans un petit bol, fouetter ensemble le vinaigre, l'huile, le persil, le sucre, la sauce piquante au piment et le sel. Poivrer au goût. Verser la sauce sur la salade et remuer pour enrober les feuilles. Servir garni d'amandes confites.

On prend un repas complet

Essayez cette salade avec une COCOTTE DE THON ET DE RIZ (voir la recette à la page 144).

Portions selon le Guide

PRODUITS CÉRÉALIERS	LÉGUMES ET FRUITS
	2 ½
	¼
PRODUITS LAITIERS	VIANDES ET SUBSTITUTS

Valeur nutritionnelle

PAR PORTION			
Calories	166	Glucides	20,1 g
Protéines	4,0 g	Fibres alimentaires	3,2 g
Matières grasses	9,0 g	Sodium	171 mg

Excellente source de vitamine A, de vitamine C et d'acide folique. Source **moyenne** de fibres alimentaires.

Marguerite McDuff
SAINT-LOUIS-DE-BLANDFORD, QUÉBEC

Donne 8 portions

Salade de penne aux asperges et au thon

DONNE 2,5 L (10 TASSES)

Voici une délicieuse salade-repas. Le gingembre lui communique une saveur unique.

750 ml	penne, soit environ 300 g (10 oz)	3 tasses
750 ml	asperges fraîches parées et coupées en bouchées, soit environ 500 g (1 lb)	3 tasses
2	boîtes de 170 g (5,7 oz) de thon conservé dans l'eau, égoutté	2
250 ml	poivrons rouges coupés en dés	1 tasse
25 ml	ciboulette *ou* oignon vert haché	2 c. à table
25 ml	câpres égouttées (facultatives)	2 c. à table

Vinaigrette

25 ml	vinaigre balsamique *ou* vinaigre de vin rouge	2 c. à table
25 ml	huile d'olive	2 c. à table
10 ml	moutarde de Dijon	2 c. à thé
5 ml	cassonade	1 c. à thé
2 ml	ail émincé	½ c. à thé
2 ml	gingembre émincé	½ c. à thé
	sel	
	poivre noir	

Données nutritionnelles

Pour profiter d'un maximum de saveur et de valeur nutritive, achetez des légumes de votre région, quand ils sont de saison. Quand les asperges ne sont pas de saison, prenez à la place des haricots verts ou du brocoli.

On prend de l'avance

Préparez la salade et la vinaigrette séparément. Elles se conservent une journée au réfrigérateur. Ne mélangez la salade et la vinaigrette qu'au moment de servir.

On prend un repas complet

Consommez avec cette salade du lait ou du fromage ; vous aurez ainsi un repas qui comprend les quatre groupes alimentaires.

1. Cuire les penne à l'eau bouillante dans une grande casserole selon les instructions du fabricant ou jusqu'à ce qu'elles soient *al dente*, en ajoutant les asperges 2 minutes avant la fin de la cuisson. Laisser égoutter. Rincer sous l'eau froide puis laisser égoutter de nouveau. Mettre dans un grand bol. Ajouter le thon, les poivrons, la ciboulette et, si on en utilise, les câpres. Réserver.

2. Préparation de la vinaigrette : Dans un petit bol ou une tasse à mesurer, fouetter ensemble le vinaigre, l'huile, la moutarde, la cassonade, l'ail et le gingembre. Saler et poivrer au goût. Verser la vinaigrette sur la salade et mélanger en remuant délicatement. Servir sans attendre.

Portions selon le Guide

PRODUITS CÉRÉALIERS	LÉGUMES ET FRUITS
1 ½	1
	½
PRODUITS LAITIERS	VIANDES ET SUBSTITUTS

Valeur nutritionnelle

PAR PORTION			
Calories	223	Glucides	30,9 g
Protéines	14,4 g	Fibres alimentaires	2,5 g
Matières grasses	4,6 g	Sodium	137 mg

Excellente source de niacine, d'acide folique et de vitamine B$_{12}$. **Bonne** source de fer, de vitamine C, de thiamine et de riboflavine. Source **moyenne** de fibres alimentaires.

Salade de poivrons rouges rôtis

Donne 6 portions

Nikola Ajdacic
TORONTO, ONTARIO

Pour soigner la présentation, disposez les tranches de poivron dans une assiette ronde en les faisant se chevaucher en un motif circulaire. Garnissez d'une grande tige de basilic frais au centre. Pour ajouter un peu de piquant, saupoudrez de piment de Cayenne et garnissez d'ail écrasé.

CONSEIL

Conservez des poivrons rouges rôtis au congélateur ; vous pourrez ainsi exécuter cette salade en tout temps. Pour les instructions sur la façon de faire rôtir les poivrons, voyez la recette de TREMPETTE MINUTE AUX POIVRONS ROUGES RÔTIS à la page 51.

Pendant la majeure partie de l'année, les poivrons rouges sont plutôt chers. Avant d'acheter, soupesez les poivrons et choisissez-en des légers, de taille uniforme. Les poivrons les plus gros contiennent davantage de pépins, que vous payez mais ne mangez pas.

Données nutritionnelles

Les poivrons rouges sont riches en substances phytochimiques et en antioxydants, comme le bêta-carotène et la vitamine C.

6	poivrons rouges rôtis, chacun découpé en six lanières	6
15 ml	vinaigre balsamique *ou* vinaigre de vin rouge	1 c. à table
10 ml	huile d'olive	2 c. à thé
25 ml	basilic frais haché *ou* 5 ml (1 c. à thé) de basilic séché (facultatif)	2 c. à table
	poivre noir du moulin	

1. Disposer les poivrons au fond d'un plat de service peu profond. Réserver.

2. Dans un petit bol ou une tasse à mesurer, fouetter ensemble le vinaigre et l'huile d'olive. Arroser les poivrons de cette vinaigrette. Garnir de basilic, si on en utilise. Poivrer au goût. Laisser au moins une heure au réfrigérateur avant de servir.

On prend un repas complet

Cette salade donne un bel accompagnement au BIFTECK DE FLANC À L'ORIENTALE (voir la recette à la page 104) ou à toute viandes grillée. Servez accompagné de riz ou de couscous et d'un pouding au lait comme dessert.

Portions selon le Guide

PRODUITS CÉRÉALIERS	LÉGUMES ET FRUITS
	2

PRODUITS LAITIERS	VIANDES ET SUBSTITUTS

Valeur nutritionnelle

PAR PORTION			
Calories	48	Glucides	8,3 g
Protéines	1,1 g	Fibres alimentaires	1,7 g
Matières grasses	1,7 g	Sodium	2 mg

Excellente source de vitamine A et de vitamine C. **Bonne** source de vitamine B_6.

Donne 4 portions

Colette Villeneuve
VAL-BÉLAIR, QUÉBEC

Salade de saumon, de pommes de terre et de haricots verts

Cette salade-repas donne un fameux repas l'été, alors que les légumes frais et les fines herbes sont de saison.

CONSEIL

Essayez de remplacer le saumon par du thon conservé dans l'eau.

Données nutritionnelles

Pour un surcroît de valeur nutritive et de fibres alimentaires, laissez aux pommes de terre leur peau. Ne consommez pas de pommes de terre à la peau verdâtre. Cette coloration provient d'une surexposition aux rayons lumineux, qui provoquent une élévation des concentrations d'un composé amer appelé solanine. La consommation de pommes de terre vertes peut causer des problèmes d'estomac.

DONNE 1,25 L (5 TASSES)

500 g	petites pommes de terre nouvelles blanches, coupées en deux ou en quatre	1 lb
250 ml	haricots verts coupés en bouts de 5 cm (2 po)	1 tasse
1	oignon vert haché	1
250 ml	tomates cerises coupées en deux *ou* tomates coupées en dés	1 tasse
25 ml	basilic frais haché *ou* 5 ml (1 c. à thé) de basilic séché	2 c. à table
75 ml	vinaigrette commerciale à l'huile et au vinaigre	1/3 tasse
2	boîtes de 213 g (7 1/2 oz) de saumon égoutté, sans les os ni la peau	2
	sel	
	poivre noir	

1. Faire cuire les pommes de terre dans une casserole de taille moyenne de 10 à 15 minutes ou jusqu'à ce qu'elles soient à la fois tendres mais encore fermes, en ajoutant les haricots verts 4 minutes avant la fin de la cuisson. Laisser égoutter et mettre les légumes dans un grand bol.

2. Ajouter l'oignon vert, les tomates et le basilic. Verser la vinaigrette et mélanger en remuant délicatement. Incorporer délicatement le saumon. Saler et poivrer au goût. Réfrigérer avant de servir.

On prend un repas complet

Donnez la touche finale au repas avec du gâteau des anges commercial, garni d'un mélange de yogourt à la vanille et de fruits.

Portions selon le Guide

PRODUITS CÉRÉALIERS	LÉGUMES ET FRUITS
	2
	1
PRODUITS LAITIERS	VIANDES ET SUBSTITUTS

Valeur nutritionnelle

PAR PORTION			
Calories	295	Glucides	25,3 g
Protéines	18,9 g	Fibres alimentaires	2,5 g
Matières grasses	13,5 g	Sodium	666 mg

Excellente source de niacine, de vitamine B_6 et de vitamine B_{12}. **Bonne** source de vitamine C, d'acide folique et de fer. Source **moyenne** de fibres alimentaires.

Lorraine Fullum-Bouchard, Dt. P.
OTTAWA, ONTARIO

Donne 6 portions

Salade de haricots avec riz et artichauts

DONNE 1,5 L (6 TASSES)

Cette salade se prépare en un tournemain parce que la vinaigrette est déjà présente dans les haricots marinés. On l'apprécie aussi comme repas de pique-nique. Conseil de Lorraine : « Cette salade est savoureuse dans une tortilla de blé ou un pain pita. »

CONSEIL

Essayez cette salade avec différentes céréales. Les céréales recommandées sont le riz brun, le couscous, le boulghour et le quinoa.

Si vous utilisez du quinoa, rincez-le bien avant la cuisson afin de faire disparaître son enveloppe amère.

500 ml	riz *ou* quinoa cuit	2 tasses
1	boîte de 540 ml (19 oz) de salade de haricots marinés, avec le liquide	1
1	boîte de 398 ml (14 oz) de cœurs d'artichauts, égouttés et coupés en dés	1
250 ml	tomates italiennes épépinées et coupées en dés	1 tasse
4	oignons verts hachés	4
50 ml	persil frais haché (facultatif)	1/4 tasse
15 ml	vinaigre de vin blanc	1 c. à table
5 ml	ail émincé	1 c. à thé
5 ml	origan séché	1 c. à thé
2 ml	poivre noir	1/2 c. à thé

1. Réunir dans un grand bol le riz, la salade de haricots, les artichauts, les tomates, les oignons et, si on en utilise, le persil. Ajouter le vinaigre, l'ail, l'origan et le poivre puis mélanger en remuant. Réfrigérer avant de servir.

On prend un repas complet

Servez cette salade garnie de cubes de feta ou accompagnez-la d'un verre de lait.

Portions selon le Guide

PRODUITS CÉRÉALIERS	LÉGUMES ET FRUITS
1/2	1
	1/2
PRODUITS LAITIERS	VIANDES ET SUBSTITUTS

Valeur nutritionnelle

PAR PORTION			
Calories	216	Glucides	36,6 g
Protéines	7,9 g	Fibres alimentaires	6,7 g
Matières grasses	5,1 g	Sodium	201 mg

Excellente source d'acide folique. **Très bonne** source de fibres alimentaires.

Salade de poulet et de vermicelles de riz à la vietnamienne

Gaitree Peters
GUELPH, ONTARIO

La sauce de poisson vietnamienne (nuoc mam) fait partie intégrante de la cuisine de ce pays. Il s'agit d'un liquide transparent, au goût prononcé, obtenu par la fermentation de poisson dans du sel. Il faut d'abord s'y habituer! La sauce de poisson est riche en sodium ; il faut donc user de modération. Vous en trouverez dans les épiceries spécialisées et dans certains supermarchés.

Pour accélérer les choses

Pour toujours avoir du poulet cuit en réserve pour les recettes comme celles-ci, faites cuire un poulet entier une fin de semaine où vous aurez le temps. Découpez-le, congelez-le en portions de 250 ml (1 tasse) et utilisez-le au besoin.

On prend un repas complet

Mangez cette salade avec une portion de yogourt aux fruits pour accroître votre consommation de calcium.

DONNE ENVIRON 2 L (8 TASSES)

105 g	vermicelles de riz larges, soit la moitié d'un paquet de 210 g (7 oz)	3 ½ oz
375 g	poulet cuit haché	12 oz
500 ml	concombre coupé en dés	2 tasses
500 ml	carottes râpées	2 tasses
250 ml	poivrons verts coupés en julienne	1 tasse
50 ml	coriandre hachée finement	¼ tasse

Sauce

75 ml	sauce de poisson *ou* sauce soya hyposodique	⅓ tasse
50 ml	vinaigre de vin de riz	¼ tasse
25 ml	jus de lime	2 c. à table
15 à 25 ml	pâte de cari	1 à 2 c. à table
10 ml	sucre granulé	2 c. à thé
5 ml	ail émincé	1 c. à thé
5 ml	huile de sésame	1 c. à thé
125 ml	arachides hachées (facultatives)	½ tasse

1. Cuire les vermicelles à l'eau bouillante dans une grande casserole de 5 à 8 minutes ou jusqu'à ce qu'ils commencent à peine à s'attendrir. Laisser égoutter, rincer sous l'eau froide puis laisser égoutter de nouveau. Mettre dans un grand bol. Ajouter le poulet, le concombre, les carottes, les poivrons et la coriandre.

2. Préparation de la sauce : Dans un petit bol, mélanger la sauce soya, le vinaigre, le jus de lime, la pâte de cari, le sucre, l'ail et l'huile de sésame. Verser la sauce dans les nouilles et mélanger en remuant. Garnir d'arachides si on le désire.

Portions selon le Guide

PRODUITS CÉRÉALIERS	LÉGUMES ET FRUITS
½	1
	1
PRODUITS LAITIERS	VIANDES ET SUBSTITUTS

Valeur nutritionnelle

PAR PORTION			
Calories	214	Glucides	23,1 g
Protéines	19,4 g	Fibres alimentaires	1,8 g
Matières grasses	4,8 g	Sodium	594 mg

Excellente source de vitamine A, de niacine et de vitamine B$_6$.
Bonne source de vitamine C et de zinc.

Chou-fleur en cocotte

Producteurs laitiers du Canada

PRÉCHAUFFER LE FOUR À 190 °C (375 °F)

PLAT D'UNE CAPACITÉ DE 2 L (11 SUR 7 PO), ALLANT AU FOUR ET GRAISSÉ

Ce plat en cocotte est à la fois facile à préparer et très présentable. On peut remplacer le chou-fleur par du brocoli ou utiliser un mélange de ces deux légumes.

1,5 l	fleurons de chou-fleur	6 tasses
15 ml	beurre	1 c. à table
25 ml	farine	2 c. à table
2 ml	moutarde sèche	1/2 c. à thé
300 ml	lait	1 1/4 tasse
250 ml	fromage suisse *ou* cheddar râpé	1 tasse
1 ml	sel	1/4 c. à thé
1 ml	poivre noir	1/4 c. à thé
125 ml	céréales de type Corn Flakes émiettées	1/2 tasse
10 ml	beurre fondu	2 c. à thé

Pour accélérer les choses

Si vous ne disposez pas des 20 ou 25 minutes nécessaires à la préparation de ce plat, vous pouvez toujours faire cuire un bol de chou-fleur ou de brocoli (ou des deux) au micro-ondes. Une quantité de 250 g (8 oz) de ces légumes met 3 ou 4 minutes à cuire à intensité élevée. Ajoutez environ 15 ml (1 c. à table) d'eau et recouvrez le bol d'une assiette afin que les légumes cuisent dans leur propre vapeur. Laisser reposer pendant 1 minute ou 2 avant de servir.

Données nutritionnelles

Pour réduire votre consommation de matières grasses, servez les plats de légumes relativement riches, comme celui-ci, en accompagnement de mets plus maigres.

On prend de l'avance

Le plat peut être préparé une journée à l'avance et gardé au réfrigérateur. Retirer du réfrigérateur 30 minutes avant de passer au four et prolonger le temps de cuisson de 5 minutes environ.

1. Cuire le chou-fleur à l'eau bouillante dans une grande casserole de 3 ou 4 minutes ou jusqu'à ce qu'il soit à la fois tendre mais encore croquant. Laisser égoutter et mettre dans le plat allant au four préparé.

2. Faire fondre le beurre à feu moyen dans une autre casserole. Y incorporer la farine et la moutarde. En battant au fouet, incorporer le lait et cuire, tout en remuant sans arrêt, jusqu'à ce que le liquide bouille et épaississe. Retirer du feu et incorporer le fromage. Saler et poivrer. Napper le chou-fleur uniformément de sauce.

3. Mélanger les miettes de céréales et le beurre et étendre sur le chou-fleur. Cuire au four préchauffé de 10 à 15 minutes ou jusqu'à ce que le tout soit bien chaud.

On prend un repas complet

Servez comme plat d'accompagnement avec les viandess grillées, comme le BIFTECK DE FLANC À L'ORIENTALE *(voir la recette à la page 104) ou les* ROUELLES DE JAMBON AVEC SALSA À L'ANANAS ET À LA MANGUE *(voir la recette à la page 115).*

Portions selon le Guide

PRODUITS CÉRÉALIERS	LÉGUMES ET FRUITS
1/2	2
1/4	
PRODUITS LAITIERS	VIANDES ET SUBSTITUTS

Valeur nutritionnelle

PAR PORTION			
Calories	193	Glucides	17,8 g
Protéines	9,9 g	Fibres alimentaires	2,1 g
Matières grasses	9,6 g	Sodium	301 mg

Excellente source de vitamine C, d'acide folique et de calcium. **Bonne** source de thiamine, de niacine, de vitamine B_6 et de vitamine B_{12}. Source **moyenne** de fibres alimentaires.

Donne 8 portions

Eileen Gibson
TORONTO, ONTARIO

Pommes de terre à la normande

PRÉCHAUFFER LE FOUR À 160 °C (325 °F)
PLAT D'UNE CAPACITÉ DE 3 L (13 SUR 9 PO), ALLANT AU FOUR ET GRAISSÉ

Voici les pommes de terre à la normande les plus simples et les plus délicieuses que vous aurez jamais préparées !

1	boîte de 284 ml (10 oz) de crème de céleri condensée	1
300 ml	lait (le contenu de la boîte de soupe)	1 ¼ tasse
125 ml	oignons tranchés	½ tasse
750 ml	pommes de terre coupées en tranches de 5 mm (¼ po) d'épaisseur	3 tasses
125 ml	cheddar râpé	½ tasse
	poivre noir	
	paprika	

CONSEIL

Pour accélérer la préparation, achetez du fromage déjà râpé ou bien demandez à un de vos enfants de vous aider.

1. Mélanger la crème de céleri, le lait, les oignons et les pommes de terre. Verser dans le plat préparé et garnir de fromage. Assaisonner de poivre et de paprika au goût. Cuire au four de 65 à 75 minutes ou jusqu'à ce que les pommes de terre soient tendres.

Pour accélérer les choses

Vous voulez cuire des pommes de terre au four mais le temps vous manque ? Servez-vous du four à micro-ondes ! Une pomme de terre de taille moyenne pesant de 175 à 250 g (6 à 8 oz) n'exige que 3 ou 4 minutes de cuisson à intensité élevée. Piquez les pommes de terre à la fourchette avant d'enfourner. Avant de servir, laissez reposer 2 minutes pour qu'elles ramollissent. Vous pouvez encore commencer la cuisson des pommes de terre au micro-ondes et la terminer au four-grilloir ou au barbecue, afin de les rendre croustillantes.

On prend un repas complet

Servez avec les ROUELLES DE JAMBON AVEC SALSA À L'ANANAS ET À LA MANGUE (voir la recette à la page 115) et le PAIN D'ÉPICE RENVERSÉ AUX POIRES (voir la recette à la page 170).

Portions selon le Guide

PRODUITS CÉRÉALIERS	LÉGUMES ET FRUITS
	1
¼	
PRODUITS LAITIERS	VIANDES ET SUBSTITUTS

Valeur nutritionnelle

PAR PORTION			
Calories	149	Glucides	21,9 g
Protéines	5,0 g	Fibres alimentaires	1,5 g
Matières grasses	4,8 g	Sodium	353 mg

GRATIN DE LÉGUMES, DE BŒUF ET DE PÂTES (PAGE 114) ➤
AU VERSO : BROCHETTES DE PORC À LA POLYNÉSIENNE (PAGE 118)

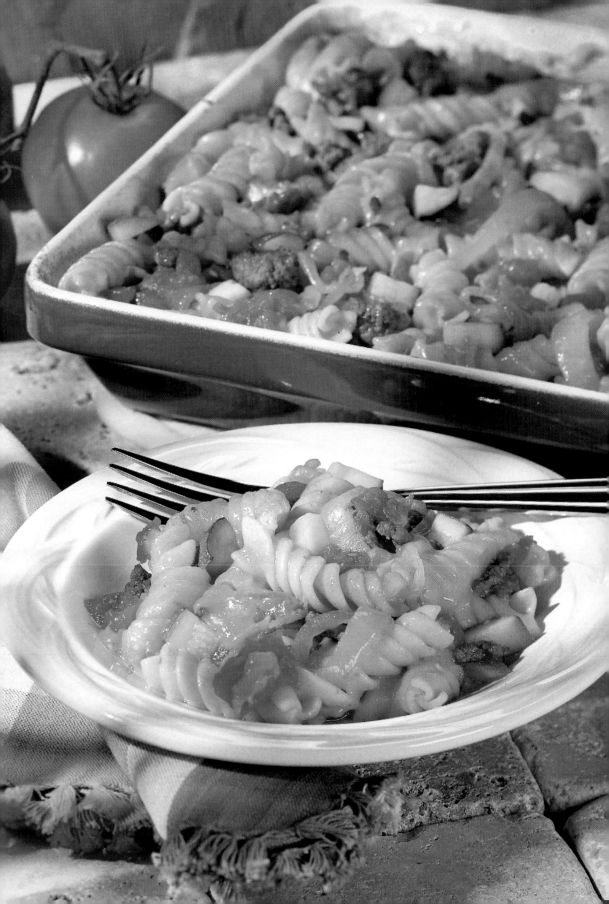

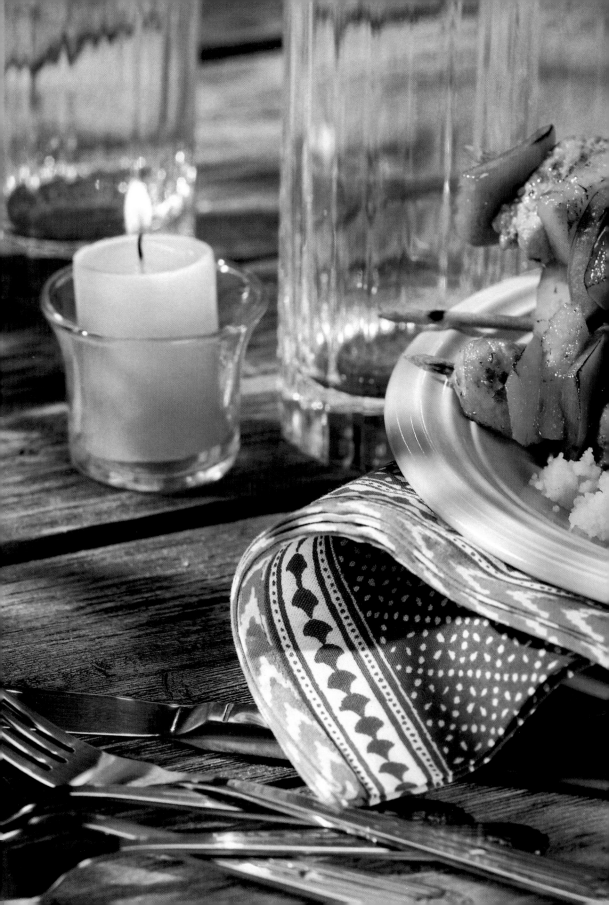

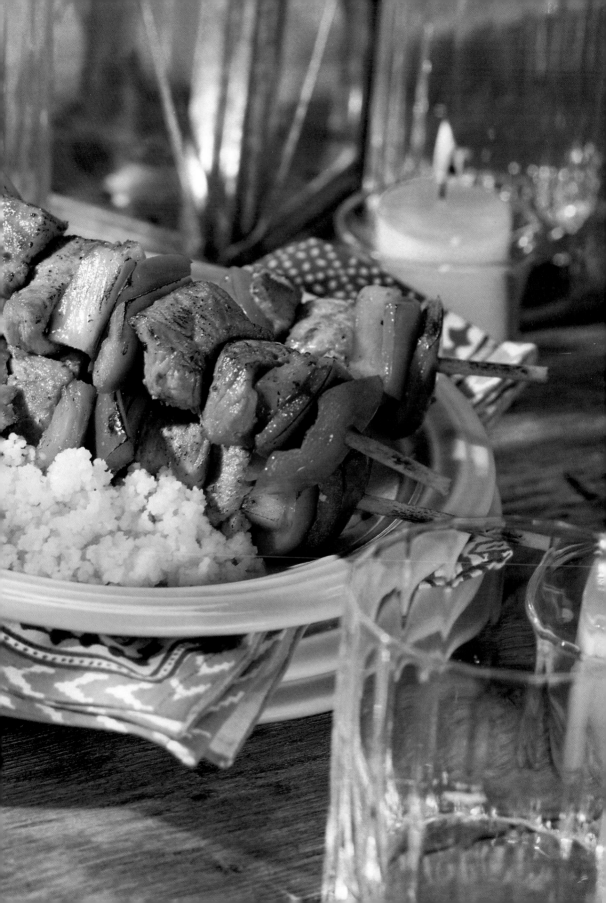

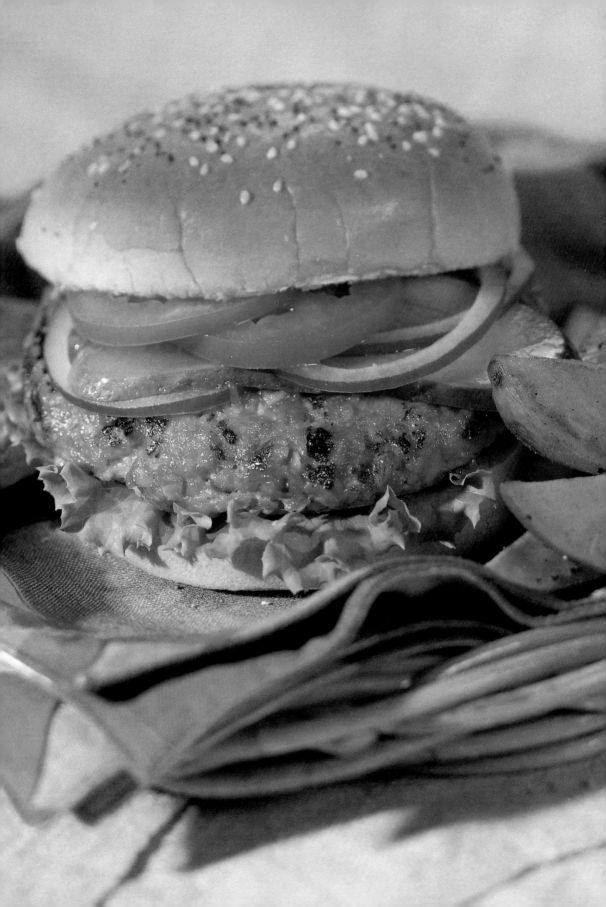

Donne 4 portions | Carottes glacées au miel

Lynn Roblin, Dt. P. P

Demandez à vos enfants de vous aider à râper les carottes ou à accomplir d'autres petites tâches en cuisine. Quand les enfants vous ont prêté main-forte dans la préparation d'un plat, ils en mangent plus volontiers.

Certains enfants trouvent les carottes cuites amères. Si c'est le cas avec les vôtres, gardez quelques carottes crues et servez-les-leur ainsi.

500 g	carottes coupées en bouts de 2,5 cm (1 po)	1 lb
15 ml	miel liquide *ou* cassonade	1 c. à table
15 ml	jus d'orange	1 c. à table
10 ml	beurre *ou* margarine molle	2 c. à thé
2 ml	gingembre moulu	1/2 c. à thé
2 ml	zeste d'orange râpé (facultatif)	1/2 c. à thé

1. Cuire les carottes à l'eau bouillante dans une casserole de taille moyenne chauffée à feu vif jusqu'à ce qu'elles soient à la fois tendres et croquantes. Égoutter. Ajouter le miel, le jus d'orange, le beurre, le gingembre et, si on en utilise, le zeste d'orange. Remuer rapidement de 2 à 3 minutes ou jusqu'à ce que les carottes soient glacées.

Portions selon le Guide

PRODUITS CÉRÉALIERS	LÉGUMES ET FRUITS
	1 1/2
PRODUITS LAITIERS	VIANDES ET SUBSTITUTS

Valeur nutritionnelle

PAR PORTION			
Calories	77	Glucides	14,6 g
Protéines	1,1 g	Fibres alimentaires	2,5 g
Matières grasses	2,1 g	Sodium	81 mg

Excellente source de vitamine A. Source **moyenne** de fibres alimentaires.

Donne 4 portions | Frites de patates douces

Bev Callaghan, Dt. P.

PRÉCHAUFFER LE FOUR À 190 °C (375 °F)
PLAQUE À BISCUITS ANTIADHÉSIVE

Voici une solution de rechange aux frites ordinaires. Délicieuses, ces frites sont plus nutritives et moins grasses.

Pour accélérer les choses

Pour une préparation ultrarapide des patates douces, faites-les cuire au micro-ondes. Il suffit de nettoyer une patate de taille moyenne de 250 g (8 oz), de la piquer à la fourchette et de faire cuire au micro-ondes à intensité élevée de 2 à 3 minutes. Laissez reposer 2 minutes avant de servir.

500 g	patates douces coupées en six dans le sens de la longueur	1 lb
10 ml	huile végétale	2 c. à thé
1 ml	paprika	1/4 c. à thé
0,5 ml	poudre d'ail	1/8 c. à thé
	poivre noir	

1. Mettre les patates dans un bol. Ajouter l'huile, le paprika et la poudre d'ail. Poivrer au goût. Enrober les morceaux de patate en les remuant et les étendre sur la plaque à biscuits. Cuire les patates au four pendant 25 minutes ou jusqu'à ce qu'elles soient tendres et dorées, en retournant une fois.

Portions selon le Guide

PRODUITS CÉRÉALIERS	LÉGUMES ET FRUITS
	1
PRODUITS LAITIERS	VIANDES ET SUBSTITUTS

Valeur nutritionnelle

PAR PORTION			
Calories	105	Glucides	20,0 g
Protéines	1,4 g	Fibres alimentaires	2,5 g
Matières grasses	2,4 g	Sodium	8 mg

Excellente source de vitamine A. **Bonne** source de vitamine C. Source **moyenne** de fibres alimentaires.

◄ HAMBURGERS DE DINDON PIQUANTS (PAGE 131)

Carottes et panais rôtis

Donne 8 portions

Bev Callaghan, Dt. P.

P

PRÉCHAUFFER LE FOUR À 200 °C (400 °F)
PLAT D'UNE CAPACITÉ DE 3 L (13 SUR 9 PO), ALLANT AU FOUR ET GRAISSÉ

Dans cette recette le sirop d'érable donne des légumes au goût sucré, qui plaisent même aux enfants.

Pour accélérer les choses

Pour créer un légume d'accompagnement vite fait, coupez une tomate fraîche en deux, saupoudrez-la de chapelure sèche, de fines herbes et de parmesan. Faites cuire au four préchauffé à 180 °C (350 °F) pendant 20 minutes durant la préparation des autres mets du repas.

500 g	panais pelés et coupés en morceaux de 2,5 cm (1 po)	1 lb
500 g	carottes pelées et coupées en morceaux de 2,5 cm (1 po)	1 lb
250 ml	oignons coupés en quartiers	1 tasse
25 ml	huile végétale	2 c. à table
5 ml	thym séché	1 c. à thé
25 ml	sirop d'érable	2 c. à table
15 ml	moutarde de Dijon	1 c. à table

1. Mettre le panais, les carottes, l'oignon, l'huile et le thym dans le plat préparé. Y remuer les légumes jusqu'à ce qu'ils soient bien enrobés d'huile. Faire rôtir au four pendant 30 minutes.

2. Pendant ce temps, mélanger la moutarde et le sirop d'érable dans un petit bol. Verser sur les légumes et remuer pour enrober. Faire rôtir les légumes pendant encore 20 ou 25 minutes ou jusqu'à ce qu'ils soient tendres et dorés, en remuant une fois.

On prend un repas complet

Ce plat est délicieux avec les FILETS DE POISSON AU PARMESAN ET AUX FINES HERBES (voir la recette à la page 138), un petit pain croûté et la CRÈME CARAMEL À L'ORANGE (voir la recette à la page 168).

Portions selon le Guide

PRODUITS CÉRÉALIERS	LÉGUMES ET FRUITS
	1 ½
PRODUITS LAITIERS	VIANDES ET SUBSTITUTS

Valeur nutritionnelle

PAR PORTION			
Calories	113	Glucides	19,7 g
Protéines	1,5 g	Fibres alimentaires	3,2 g
Matières grasses	3,8 g	Sodium	62 mg

Excellente source de vitamine A. **Bonne** source d'acide folique. Source **moyenne** de fibres alimentaires.

Donne 4 portions

Bev Callaghan, Dt. P.

Épinards sautés aux pignons

Voici une excellente façon de donner de la vie à de banals épinards. On peut facilement remplacer les épinards par de la bette à carde, du chou vert, du rapini ou des feuilles de moutarde.

10 ml	huile d'olive	2 c. à thé
50 ml	pignons	1/4 tasse
1	paquet de 300 g (10 oz) d'épinards frais parés	1
5 ml	ail émincé	1 c. à thé
5 ml	jus de citron	1 c. à thé
0,5 ml	muscade	1/8 c. à thé
	poivre noir	

CONSEIL

Faire sauter les légumes est une bonne façon de préserver les éléments nutritifs. Dans l'eau bouillante, les légumes peuvent perdre jusqu'à 45 % de leur vitamine C ; les légumes sautés n'en perdent que 5 %.

Données nutritionnelles

Les femmes enceintes ou qui envisagent de le devenir ont besoin d'un surplus de fer et d'acide folique. Ce plat aide à combler ces deux besoins.

Gare aux allergies

Ce plat contient des noix. Informez-vous donc des éventuelles allergies de votre entourage avant de le servir.

1. Chauffer 5 ml (1 c. à thé) d'huile à feu moyen dans une grande poêle antiadhésive. Y cuire les pignons, en remuant sans arrêt, pendant 2 ou 3 minutes ou jusqu'à ce qu'ils soient dorés. Retirer les pignons de la poêle et réserver.

2. Verser le reste de l'huile dans la poêle. Ajouter les épinards par poignées (ils s'affaisseront rapidement), en remuant sans arrêt. Ajouter l'ail et cuire pendant une minute ou deux. Incorporer le jus de citron et la muscade. Poivrer au goût. Ajouter les pignons réservés. Cuire jusqu'à ce que le tout soit bien chaud.

On prend un repas complet

Servez avec de la viandes, du poisson ou de la volaille grillée, du pain de blé entier et un dessert lacté.

Portions selon le Guide

PRODUITS CÉRÉALIERS	LÉGUMES ET FRUITS
	1
	1/4
PRODUITS LAITIERS	VIANDES ET SUBSTITUTS

Valeur nutritionnelle

PAR PORTION			
Calories	90	Glucides	4,4 g
Protéines	4,5 g	Fibres alimentaires	3,3 g
Matières grasses	7,6 g	Sodium	48 mg

Excellente source de vitamine A et d'acide folique. **Bonne** source de fer. Source **moyenne** de fibres alimentaires.

LES PLATS DE RÉSISTANCE

LES PLATS DE RÉSISTANCE

Choisissez vos *protéines*

Les plats proposés dans ce chapitre contribuent à satisfaire vos besoins quotidiens en protéines. Pour tirer parti des différents éléments nutritifs des aliments protéinés, il importe de varier vos choix tout au long de la semaine.

Dans le chapitre qui suit, on vous propose une gamme de plats plus substantiels, qui peuvent tous constituer le pilier d'un dîner ou d'un souper. Simples plats sautés, plats tout en un, plats au four, vous avez le choix. Tous ces mets sont aisés à préparer et tiennent compte de tous les goûts. Vous apprendrez comment accommoder le bœuf, le porc, l'agneau, le poulet, le poisson, les fruits de mer. Vous vous initierez aussi à la cuisine végétarienne.

Viandes, volaille, poisson et œufs

Ces sources de protéines apportent des éléments nutritifs essentiels, comme le fer, le zinc et les vitamines du groupe B (thiamine, riboflavine, niacine, vitamine B_{12}). Toutefois, ces aliments contiennent aussi du gras, et il importe donc de surveiller la taille des portions et de recourir à des méthodes de cuisson qui exigent peu de gras.

Conseils pour réduire le gras :

🐝 **Réduisez la taille des portions.**
Pour un repas d'adulte, une portion raisonnable de viandes est d'environ 75 g (3 oz), ce qui équivaut à peu près à la taille d'un jeu de cartes.

🐝 **Choisissez des coupes plus maigres.** Les meilleurs choix sont le bifteck de ronde, le bœuf haché maigre, le bifteck de flanc, le filet de porc, le poulet et le dindon de même que l'aiglefin, le flétan, la sole, la morue et le thon en boîte conservé dans l'eau.

🐝 **Réduisez votre consommation de viande, de poisson et de poulet frits.** Essayez de trouver des solutions de rechange aux saucisses, au bacon, aux hot-dogs, à la charcuterie (saucisson de Bologne, salami) et à la viandes hachée ordinaire.

🐝 Dans les repas, **utilisez la viandes, la volaille et le poisson comme compléments** aux céréales, légumes, fruits et haricots. Par exemple, la viandes peut très bien ne constituer qu'un quart du repas.

🐝 **Accommodez les aliments sans gras ni sauces riches.**

Haricots, pois, lentilles, noix, graines et tofu

Ces sources de protéines végétales apportent des glucides lents (sucres complexes) et des fibres alimentaires, des vitamines du groupe B (niacine, riboflavine, thiamine et acide folique) ainsi que de petites quantités de minéraux, comme le calcium, le fer et le potassium. Ces denrées sont habituellement faibles en matières grasses, bien que ce ne soit pas toujours le cas avec le tofu et le soya. Les noix et les graines sont en général plutôt riches en matières grasses, mais leurs huiles sont une source de vitamine E, un antioxydant. Étant donné leur teneur en matières grasses, on devrait consommer les noix et les graines en quantités réduites, par exemple de 25 à 45 ml (2 à 3 c. à table).

Qu'en est-il du cholestérol ?

La viandes, la volaille, les œufs, le poisson et les fruits de mer renferment du cholestérol alimentaire. La plupart des gens en santé peuvent consommer ces aliments avec modération. Réduire les quantités de gras, surtout de gras saturés, est une démarche importante pour les personnes qui s'inquiètent de leur cholestérol sanguin élevé.

les défis du VÉGÉTARISME

En règle générale, plus on élimine d'aliments de sa table, plus il devient difficile d'équilibrer ses repas. Cependant, un régime alimentaire végétarien bien équilibré qui suivrait les recommandations du *Guide alimentaire canadien pour manger sainement* (voir les pages 176 et 177) et qui ferait de la place aux céréales, légumes, produits laitiers, œufs, fruits, haricots, pois, lentilles, produits du soya, noix et graines serait en mesure de satisfaire les besoins nutritionnels de la plupart des gens. Certains sujets toutefois, comme les enfants et les femmes enceintes ou qui allaitent, risquent d'avoir de la difficulté à trouver dans un régime alimentaire végétarien le fer, le calcium, le zinc et la vitamine B_{12} dont ils ont besoin.

L'inclusion des œufs et des produits laitiers augmente votre consommation de calcium et de vitamine B_{12}. De fait, la vitamine B_{12} ne se trouve que dans les produits d'origine animale, tels que la viandes, le poisson, la volaille, les œufs et les produits laitiers. Les personnes qui renoncent à ces aliments doivent consommer des aliments enrichis de vitamine B_{12} ou recourir à des suppléments de vitamine B_{12} afin de prévenir une carence.

Pour les végétariens, il importe de manger davantage d'aliments riches en fer et en calcium. Consultez les pages 22 et 23 pour obtenir plus de détails à ce sujet.

Cuisiner moins gras

Avant la cuisson, enlevez tout gras visible et la peau. Dans le cas du poulet, laissez la peau pendant la cuisson, mais ôtez-la avant de manger.

Au lieu de faire frire les aliments, essayez la cuisson au four, le rôtissage, le pochage, le grillage ou le micro-ondes.

Faites revenir les aliments dans une poêle antiadhésive, en utilisant une petite quantité d'huile seulement ou un enduit végétal.

QUE signifie le mot « portion » ?

- *Une portion d'aliment de ce groupe équivaut à 50 à 100 g (2 à 3,5 oz) de viande, de volaille ou de poisson, ou encore à un œuf ou deux.*

- *Une portion d'aliment substitut correspond à 125 à 250 ml ($^1/_2$ à 1 tasse) de haricots cuits ou en conserve (haricots rouges, pois chiches, haricots blancs) ou de lentilles, à 75 ml ($^1/_3$ tasse) de tofu ou encore à 25 ml (2 c. à table) de beurre d'arachide.*

Bifteck de flanc à l'orientale

Donne 4 portions

Milutin Ajdacic
TORONTO, ONTARIO P

Non seulement ce bifteck de flanc donne-t-il un plat principal délicieux, mais même les restes sont excellents ! Essayez le bifteck sur des petits pains, ajoutez-en à des légumes sautés ou servez-le sur de la laitue, avec votre vinaigrette préférée.

CONSEIL

Une marinade qui a été en contact avec de la viande crue devient contaminée par des bactéries. Ne la réutilisez pas (comme sauce par exemple) à moins de l'avoir fait bouillir.

On prend un repas complet

Servez le bifteck accompagné de RIZ MINUTE AU MICRO-ONDES (voir la recette à la page 128) et d'ÉPINARDS SAUTÉS AUX PIGNONS (voir la recette à la page 99).

500 g	bifteck de flanc	1 lb
50 ml	sauce soya	1/4 tasse
50 ml	sucre granulé	1/4 tasse
25 ml	jus de citron	2 c. à table
15 ml	ail haché	1 c. à table
5 ml	gingembre émincé	1 c. à thé
1 ml	poivre noir	1/4 c. à thé
0,5 ml	flocons de piment rouge (facultatif)	1/8 c. à thé

1. Pratiquer en diagonale des entailles profondes de 2 mm (1/8 po) à la surface du bifteck. Mettre dans un plat peu profond et réserver.

2. Réunir dans un bol la sauce soya, le sucre, le jus de citron, l'ail, le gingembre, le poivre et, si on en utilise, le piment. Verser sur le bifteck. Laisser mariner au réfrigérateur de 4 à 8 heures ou toute la nuit, en retournant à quelques reprises.

3. Préchauffer le barbecue ou le grilloir du four. Retirer la viande de la marinade, en réservant le liquide. Faire cuire la viande sur le barbecue ou sous le grilloir à feu vif de 3 à 4 minutes de chaque côté ou jusqu'à ce qu'elle ne soit plus rose qu'en son centre. Laisser reposer 5 minutes.

4. Pendant ce temps, porter la marinade réservée à ébullition et laisser cuire 5 minutes.

5. Trancher la viande finement en diagonale, contre la fibre. Arroser de sauce.

Portions selon le Guide

PRODUITS CÉRÉALIERS	LÉGUMES ET FRUITS
	1
PRODUITS LAITIERS	VIANDES ET SUBSTITUTS

Valeur nutritionnelle

PAR PORTION			
Calories	254	Glucides	15,5 g
Protéines	27,2 g	Fibres alimentaires	0,2 g
Matières grasses	8,8 g	Sodium	1 088 mg

Excellente source de zinc, de niacine et de vitamine B_{12}. **Bonne** source de fer et de vitamine B_6.

Donne 4 portions — Ragoût de bœuf mijoté

Bonnie Conrad, Dt. P.
HALIFAX, NOUVELLE-ÉCOSSE

Par une froide journée d'hiver, rien n'est plus réconfortant qu'une bonne assiette de ragoût de bœuf et de purée de pommes de terre.

On prend de l'avance
Commencez la préparation de ce ragoût mijoté en début de journée, et un souper vous attendra à votre retour à la maison ! Le ragoût se conserve trois mois au congélateur.

On prend un repas complet
Servez ce ragoût accompagné de purée de pommes de terre. Terminez le repas avec une crème glacée ou un yogourt glacé.

500 g	bœuf à ragoût découpé en cubes de 2,5 cm (1 po) et épongé	1 lb
15 ml	farine tout usage	1 c. à table
10 ml	huile végétale	2 c. à thé
500 ml	navet coupé en cubes	2 tasses
500 ml	carottes coupées en cubes	2 tasses
250 ml	oignons coupés en tranches	1 tasse
375 ml	eau bouillante	1 ½ tasse
2	cubes ou sachets de bouillon de bœuf	2
45 ml	vinaigre de vin rouge	3 c. à table
45 ml	ketchup	3 c. à table
20 ml	moutarde préparée	4 c. à thé
5 ml	sauce Worcestershire	1 c. à thé
25 ml	farine tout usage	2 c. à table
45 ml	eau froide	3 c. à table

1. Dans un grand bol, retourner les cubes de bœuf dans la farine et réserver. Chauffer l'huile à feu moyen-élevé dans une grande poêle antiadhésive. Y cuire les cubes pendant 4 à 5 minutes ou jusqu'à ce qu'ils soient dorés de toute part. Déposer dans la mijoteuse. Ajouter le navet, les carottes et les oignons.

2. Mélanger l'eau, les cubes de bouillon, le vinaigre, le ketchup, la moutarde et la sauce Worcestershire dans un bol de taille moyenne. Ajouter au contenu de la mijoteuse et remuer délicatement. Laisser cuire à couvert et à feu doux pendant 9 heures.

3. Dans une tasse à mesurer, fouetter ensemble la farine et l'eau. Ajouter ce mélange au ragoût puis mélanger en remuant délicatement. Monter le feu au maximum et poursuivre la cuisson à couvert pendant 15 minutes ou jusqu'à ce que le liquide ait épaissi.

Portions selon le Guide

PRODUITS CÉRÉALIERS	LÉGUMES ET FRUITS
	2 ½
	1
PRODUITS LAITIERS	VIANDES ET SUBSTITUTS

Valeur nutritionnelle

PAR PORTION			
Calories	308	Glucides	24 g
Protéines	28,5 g	Fibres alimentaires	4,0 g
Matières grasses	11 g	Sodium	351 mg

Excellente source de fer, de zinc, de vitamine A, de niacine, de vitamine B_6 et de vitamine B_{12}. **Bonne** source de vitamine C, de riboflavine et d'acide folique. **Riche** en fibres alimentaires.

Chili express

Donne 8 portions

Barbara McGillivary
BELLEVILLE, ONTARIO

[P]

Pour accélérer les choses

Essayez cette recette de pomme de terre au four et chili simple et vite faite :

Nettoyer une pomme de terre de 250 ml (8 oz) et la piquer à la fourchette. Cuire au micro-ondes à intensité élevée de 3 à 4 minutes. Laisser reposer pendant 2 minutes. Pratiquer un « X » à la surface de la pomme de terre et ouvrir. Garnir de chili bien chaud et de fromage râpé.

Données nutritionnelles

Ce chili apporte la quantité incroyable de 18 g de fibres alimentaires par portion. C'est davantage que ce que le Canadien moyen ingère en une seule journée. Quand vous enrichissez votre régime alimentaire de fibres, n'oubliez pas de boire abondamment afin de favoriser une bonne digestion.

On prend de l'avance

Il suffit de doubler les quantités de la recette pour obtenir un lot de chili supplémentaire. Si vous prévoyez congeler le chili, utilisez du bœuf haché frais (et non déjà congelé). Faites congeler le lot supplémentaire dans des contenants hermé-tiques d'une taille convenant à vos besoins. Le chili se garde trois mois au congélateur.

500 g	bœuf haché maigre	1 lb
1	boîte de 540 ml (19 oz) de tomates étuvées	1
2	boîtes de 398 ml (14 oz) de fèves en sauce tomate	2
2	boîtes de 540 ml (19 oz) de haricots rouges, rincés et égouttés	2
250 ml	oignons blancs ou rouges tranchés	1 tasse
500 ml	poivrons verts coupés en dés	2 tasses
15 ml	assaisonnement au chili	1 c. à table

1. Faire dorer la viande à feu moyen-élevé dans une grande casserole ou un faitout jusqu'à ce qu'elle ait perdu sa couleur rosée en son centre. Laisser égoutter le gras.

2. Ajouter les tomates, les fèves à la sauce tomate, les hari-cots rouges, les oignons, les poivrons verts et l'assaisonnement au chili. Réduire le feu et laisser mijoter à feu doux et à couvert, tout en remuant de temps à autre, de 20 à 30 minutes.

On prend un repas complet
Servez ce chili avec des rôties de blé entier ou des MUFFINS À LA SEMOULE DE MAÏS (voir la recette à la page 34) et une salade verte ou des cru-dités. Rafraîchissez votre palais avec un sorbet au citron ou à la lime.

Portions selon le Guide

PRODUITS CÉRÉALIERS	LÉGUMES ET FRUITS
	1
	2
PRODUITS LAITIERS	VIANDES ET SUBSTITUTS

Valeur nutritionnelle

PAR PORTION			
Calories	338	Glucides	50,3 g
Protéines	24,4 g	Fibres alimentaires	18,0 g
Matières grasses	6,5 g	Sodium	958 mg

Excellente source de vi-tamine C, de thiamine, de niacine, d'acide folique, de vitamine B_{12} et de zinc. **Bonne** source de ribofla-vine, de vitamine B_6 et de fer. **Très riche** en fibres alimentaires.

Donne 4 portions Bœuf et brocoli sautés à la sauce hoisin

Bev Callaghan, Dt. P.

10 ml	huile végétale	2 c. à thé
375 g	bifteck de surlonge ou d'intérieur de ronde découpé en lanières de 7,5 sur 1 cm (3 sur 1/2 po)	12 oz
15 ml	gingembre haché	1 c. à table
5 ml	ail émincé	1 c. à thé
750 ml	petits fleurons de brocoli	3 tasses
75 ml	châtaignes d'eau tranchées	1/3 tasse
2 ml	fécule de maïs	1/2 c. à thé
75 ml	jus d'orange *ou* bouillon de bœuf	1/3 tasse
25 ml	sauce hoisin	2 c. à table
2 ml	huile de sésame (facultative)	1/2 c. à thé
	poivre noir	
15 ml	graines de sésame grillées (facultatives)	1 c. à table

1. Chauffer l'huile à feu moyen-élevé dans une grande poêle antiadhésive. Y faire sauter les lanières de bœuf pendant 1 minute ou 2, jusqu'à ce que la viande soit dorée. Ajouter le gingembre, l'ail, le brocoli et les châtaignes d'eau. Faire sauter pendant encore 2 ou 3 minutes ou jusqu'à ce que le brocoli soit à la fois tendre et croquant.

2. Dans un petit bol ou une tasse à mesurer, fouetter ensemble la fécule de maïs, le jus d'orange, la sauce hoisin et, si on en utilise, l'huile de sésame. Ajouter au contenu de la poêle et cuire, tout en remuant, pendant 1 minute ou 2 jusqu'à ce que le liquide ait épaissi et que la préparation soit bien chaude. Poivrer au goût. Servir sur un lit de riz. Saupoudrer de graines de sésame si on le désire.

Portions selon le Guide

PRODUITS CÉRÉALIERS	LÉGUMES ET FRUITS
	1
	1
PRODUITS LAITIERS	VIANDES ET SUBSTITUTS

Valeur nutritionnelle

PAR PORTION			
Calories	178	Glucides	11,0 g
Protéines	19,9 g	Fibres alimentaires	1,6 g
Matières grasses	6,0 g	Sodium	195 mg

Excellente source de vitamine C, de niacine, de vitamine B_{12} et de zinc. **Bonne** source de riboflavine, de vitamine B_6 et de fer.

Lasagne flemmarde

Bev Callaghan, Dt. P.
Lynn Roblin, Dt. P.

PRÉCHAUFFER LE FOUR À 180 °C (350 °F)
PLAT D'UNE CAPACITÉ DE 3 L (13 SUR 9 PO), ALLANT AU FOUR ET GRAISSÉ

Voici une façon rapide de réunir toutes les délicieuses saveurs et textures de la lasagne sans passer trop de temps à la cuisine. C'est le mets idéal pour la boîte à lunch : il suffit de réchauffer une portion au micro-ondes le matin, de la mettre dans un thermos à ouverture large et de glisser celui-ci dans le sac à lunch.

On prend de l'avance

Si vous avez le temps, cuisinez deux lots de cette lasagne. Dégustez une lasagne sur-le-champ et divisez l'autre en portions individuelles. Congelez ces portions dans des contenants hermétiques et utilisez-les au besoin pour les repas à la maison ou les lunchs. Si vous prévoyez congeler la lasagne, prenez du bœuf haché frais, qui n'a jamais été congelé.

On prend un repas complet

Voici un plat fameux, qui réunit des aliments des quatre groupes. Si vous le voulez, vous pouvez servir la lasagne avec une salade verte et une vinaigrette faible en matières grasses.

750 ml	penne, rotini *ou* autres pâtes alimentaires de grand format	3 tasses
10 ml	huile d'olive	2 c. à thé
375 g	bœuf haché maigre	12 oz
125 ml	oignons hachés	1/2 tasse
250 ml	carottes hachées finement ou râpées	1 tasse
1	bocal de 700 à 750 ml (24 à 25 oz) de sauce tomate pour pâtes alimentaires commerciale	1
2 ml	assaisonnement à l'italienne *ou* origan séché *ou* basilic séché	1/2 c. à thé
1	contenant de 475 g (17 oz) de ricotta légère	1
1	œuf	1
375 ml	mozzarella partiellement écrémée, râpée	1 1/2 tasse
50 ml	parmesan râpé	1/4 tasse

1. Cuire les pâtes à l'eau bouillante dans une grande casserole jusqu'à ce qu'elles soient *al dente*. Laisser égoutter puis remuer dans l'huile d'olive. Réserver.

2. Dans une grande poêle, faire dorer le bœuf haché à feu moyen-élevé. Ajouter les oignons et les carottes puis cuire de 3 à 4 minutes. Incorporer la sauce pour pâtes et l'assaisonnement à l'italienne. Retirer du feu et réserver.

3. Mélanger dans un bol la ricotta, l'œuf et 250 ml (1 tasse) de mozzarella. Réserver.

4. Assemblage : Étendre la moitié du mélange à base de viande au fond du plat allant au four. Étendre là-dessus la totalité des pâtes. Étaler tout le mélange à base de fromage sur les pâtes. Terminer par le reste du mélange à base de viande. Garnir des 125 ml (1/2 tasse) de mozzarella restants et de parmesan.

5. Cuire au four préchauffé à découvert de 35 à 45 minutes ou jusqu'à ce que la lasagne bouillonne et soit dorée. Laisser reposer pendant 10 minutes avant de servir.

Portions selon le Guide

Produits Céréaliers	Légumes et Fruits
1	1
1	1/2
Produits Laitiers	Viandes et Substituts

Valeur nutritionnelle

PAR PORTION			
Calories	461	Glucides	43,9 g
Protéines	28,4 g	Fibres alimentaires	3,6 g
Matières grasses	18,9 g	Sodium	747 mg

Excellente source de vitamine A, de riboflavine, de niacine, de vitamine B_6, d'acide folique, de vitamine B_{12}, de calcium et de zinc. **Bonne** source de thiamine et de fer. Source **moyenne** de fibres alimentaires.

« Muffins » à la viande avec sauce barbecue

Donne 6 portions

Diana Callaghan
RICHARD'S LANDING, ONTARIO

PRÉCHAUFFER LE FOUR À 190 °C (375 °F)
PLAQUE DE 12 MOULES À MUFFINS GRAISSÉS

CONSEIL

Si vos enfants n'apprécient pas les morceaux d'oignon dans la sauce, remplacez ce légume par 1 ml (¼ c. à thé) de poudre d'oignon ou d'ail. Allez-y doucement avec le sel à l'oignon ou à l'ail, car il ajoute inutilement du sodium.

Pour accélérer les choses

Au lieu de préparer une sauce, prenez 250 ml (1 tasse) de votre sauce barbecue préférée.

Données nutritionnelles

L'ajout de son de blé est une excellente façon d'augmenter la teneur en fibres alimentaires des pains de viande et des boulettes à hamburgers. Le lait évaporé ou la poudre de lait écrémé aide à enrichir le plat de calcium.

On prend un repas complet

Servez ces « muffins » accompagnés de FRITES DE PATATES DOUCES (voir la recette à la page 97), un légume bien croquant et une salade arrosée de vinaigrette faible en matières grasses.

« Muffins » à la viande

750 g	bœuf haché maigre	1 ½ lb
175 ml	flocons d'avoine *ou* chapelure sèche *ou* craquelins broyés	¾ tasse
50 ml	son de blé	¼ tasse
1	boîte de 160 ml (5,4 oz) de lait évaporé	1
1	œuf	1
5 ml	assaisonnement au chili	1 c. à thé
2 ml	poudre d'ail	½ c. à thé
1 ml	sel	¼ c. à thé
1 ml	poivre noir	¼ c. à thé

Sauce barbecue

250 ml	ketchup	1 tasse
50 ml	oignon haché finement	¼ tasse
25 ml	cassonade	2 c. à table
2 ml	sauce piquante au piment (facultative)	½ c. à thé

1. Préparation des « muffins » : Dans un grand bol, mélanger le bœuf haché, les flocons d'avoine, le son, le lait, l'œuf, l'assaisonnement au chili, la poudre d'ail, le sel et le poivre. Répartir la préparation uniformément entre les moules, en l'enfonçant quelque peu.

2. Préparation de la sauce : Dans un autre bol, réunir le ketchup, l'oignon, le sucre et, si on en utilise, la sauce piquante au piment. Verser 15 ml (1 c. à table) de sauce sur chaque muffin.

3. Cuire au four préchauffé de 25 à 30 minutes ou jusqu'à ce que la viande ait perdu sa couleur rosée à l'intérieur.

Portions selon le Guide

PRODUITS CÉRÉALIERS	LÉGUMES ET FRUITS
½	½
¼	1
PRODUITS LAITIERS	VIANDES ET SUBSTITUTS

Valeur nutritionnelle

PAR PORTION			
Calories	396	Glucides	29,4 g
Protéines	27,2 g	Fibres alimentaires	3,2 g
Matières grasses	19,5 g	Sodium	757 mg

Excellente source de niacine, de vitamine B$_{12}$, de fer et de zinc. **Bonne** source de riboflavine et de vitamine B$_6$. Source **moyenne** de fibres alimentaires.

Patricia Cissell, Dt. P.
MISSISSAUGA, ONTARIO

Donne 6 portions

Pastitsio

Pour gagner du temps, on commence la cuisson de ce plat de pâtes d'inspiration grecque au micro-ondes, puis on la termine au four.

On prend de l'avance

Vous pouvez préparer ce plat à l'avance jusqu'à la fin de la troisième étape. Gardez au réfrigérateur. Reprenez plus tard l'exécution de la recette. Prolongez dans ce cas le temps de cuisson de 5 à 10 minutes.

Données nutritionnelles

Pour équilibrer les repas riches en matières grasses, mangez une salade avec une sauce à salade minceur. Une sauce à salade réduite en gras doit contenir moins de 3 g de gras par portion de 15 ml (1 c. à table).

375 ml	macaroni	1 1/2 tasse
500 g	bœuf haché maigre	1 lb
125 ml	oignons hachés	1/2 tasse
125 ml	céleri haché	1/2 tasse
2 ml	ail émincé	1/2 c. à thé
250 ml	sauce tomate	1 tasse
3 ml	sel	3/4 c. à thé
2 ml	cannelle	1/2 c. à thé
1 ml	origan séché	1/4 c. à thé
0,5 ml	poivre noir	1/8 c. à thé
125 ml	parmesan râpé	1/2 tasse

Sauce blanche

25 ml	beurre *ou* margarine molle	2 c. à table
45 ml	farine	3 c. à table
375 ml	lait	1 1/2 tasse
1	œuf battu	1

1. Dans une grande casserole, cuire les pâtes à l'eau bouillante selon les instructions du fabricant ou jusqu'à ce qu'elles soient *al dente*. Laisser égoutter et réserver.

2. Dans un grand bol résistant au micro-ondes, défaire le bœuf haché. Incorporer les oignons, le céleri et l'ail. Faire cuire au micro-ondes à intensité élevée de 5 à 6 minutes, ou jusqu'à ce que le bœuf ait perdu sa couleur rosée, tout en remuant aux 2 minutes. Laisser égoutter le gras. Incorporer la sauce tomate, 2 ml (1/2 c. à thé) de sel, la cannelle, l'origan et le poivre. Réserver.

3. Mettre la moitié des macaroni dans le plat allant au four et y étendre 50 ml (¼ tasse) de parmesan. Étendre le mélange à base de viande sur les macaronis et étaler là-dessus le reste des macaroni.

4. Préparation de la sauce blanche : Faire fondre le beurre en le chauffant au micro-ondes à intensité moyenne pendant 1 minute dans un bol résistant au micro-ondes. Incorporer la farine et le reste de sel. En battant au fouet, incorporer le lait jusqu'à ce que le mélange soit homogène. Chauffer au micro-ondes à intensité moyenne de 5 à 6 minutes ou jusqu'à ce que la sauce ait épaissi, en remuant aux 2 minutes.

5. Dans un petit bol, incorporer une petite quantité de sauce dans l'œuf. Incorporer le mélange à base d'œuf dans la sauce blanche. Ajouter le reste de parmesan et bien mélanger. Verser sur les macaroni et faire pénétrer la sauce à travers les couches en piquant au couteau. Cuire au four préchauffé de 30 à 40 minutes ou jusqu'à ce que le dessus du plat soit doré et que le contenu du plat ait figé. Laisser reposer 5 minutes avant de servir.

On prend un repas complet

Servez ces pâtes accompagnées d'une salade croquante et d'une vinaigrette à la grecque.

Portions selon le Guide

PRODUITS CÉRÉALIERS	LÉGUMES ET FRUITS
1	½
½	1
PRODUITS LAITIERS	VIANDES ET SUBSTITUTS

Valeur nutritionnelle

PAR PORTION			
Calories	361	Glucides	30,7 g
Protéines	24,6 g	Fibres alimentaires	2,2 g
Matières grasses	15,2 g	Sodium	806 mg

Excellente source de zinc, de riboflavine, de niacine, d'acide folique et de vitamine B_{12}. **Bonne** source de calcium, de fer, de thiamine et de vitamine B_6. Source **moyenne** de fibres alimentaires.

Lynn Homer, Dt. P.
Meals on Wheels
CALGARY, ALBERTA

Donne 6 portions

Bifteck Salisbury en sauce au vin

Cette recette est issue du pro-gramme Meals on Wheels *de Calgary. Elle donne un repas merveilleux, qui se partage bien entre amis et en famille. Assurez-vous de servir une bonne portion de purée de pommes de terre pour éponger la savoureuse sauce.*

PRÉCHAUFFER LE FOUR À 180 °C (350 °F)

PLAT D'UNE CAPACITÉ DE 2 L (11 SUR 7 PO), ALLANT AU FOUR ET GRAISSÉ

25 ml	huile végétale	2 c. à table
6	biftecks de ronde attendris de 125 g (4 oz) (voir le Conseil à gauche), aplatis à 1 cm (1/2 po) et épongés	6
250 ml	oignons tranchés	1 tasse
500 ml	champignons tranchés	2 tasses
45 ml	farine	3 c. à table
1	cube de bouillon de bœuf	1
375 ml	eau très chaude	1 1/2 tasse
125 ml	vin rouge sec	1/2 tasse
10 ml	sauce Worcestershire	2 c. à thé
2 ml	poudre d'ail	1/2 c. à thé
2 ml	paprika	1/2 c. à thé
1	feuille de laurier	1
0,5 ml	poivre noir	1/8 c. à thé
15 ml	persil frais haché (facultatif)	1 c. à table

CONSEIL

Pour attendrir les biftecks, mettez-les entre deux pel-licules de plastique et battez-les à l'aide d'un maillet de bois ou de caoutchouc, pour les aplatir un peu. Le fond d'une bouteille de vin fait aussi l'affaire. Ce traitement brise les fibres dures de la viande.

On prend de l'avance

Cette recette peut être exé-cutée jusqu'à la fin de la troisième étape une journée à l'avance. Réfrigérez jusqu'au moment de cuire et prolongez le temps de cuisson de 10 minutes.

1. Chauffer 5 ml (1 c. à thé) d'huile à feu moyen-élevé dans une grande poêle antiadhésive. Y cuire les biftecks, à raison de trois à la fois et en retournant une fois, jusqu'à ce qu'ils soient dorés des deux côtés. Mettre les biftecks cuits dans le plat préparé.

2. Chauffer encore 5 ml (1 c. à thé) d'huile dans la poêle. Y cuire les oignons et les champignons de 5 à 6 mi-nutes ou jusqu'à ce qu'ils aient ramolli. Mettre les légumes dans le plat allant au four, sur les biftecks. Retirer la poêle du feu et y verser l'huile restante. Incorporer la farine.

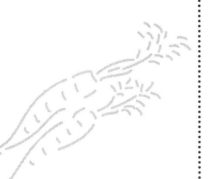

3. Dans un petit bol, dissoudre le cube de bouillon dans l'eau chaude. Verser le bouillon lentement sur le mélange à base de farine, en fouettant sans arrêt jusqu'à ce que les ingrédients soient bien mélangés. Chauffer de nouveau la poêle à feu moyen puis incorporer le vin, la sauce Worcestershire, la poudre d'ail, le paprika, la feuille de laurier et le poivre. Continuer à battre au fouet de 3 à 4 minutes ou jusqu'à ce que la sauce soit épaisse et homogène. Napper les biftecks de sauce.

4. Cuire au four à couvert de 45 à 50 minutes ou jusqu'à ce que la viande soit tendre sous les dents de la fourchette. Retirer la feuille de laurier avant de servir. Garnir de persil si on le désire.

On prend un repas complet

Servez les biftecks accompagnés de purée de pommes de terre et de petits pois. Terminez le repas avec un GÂTEAU À LA COMPOTE DE POMMES GLACÉ À LA CRÈME AU BEURRE (voir la recette à la page 166).

Portions selon le Guide

PRODUITS CÉRÉALIERS	LÉGUMES ET FRUITS
	1/2
	1
PRODUITS LAITIERS	VIANDES ET SUBSTITUTS

Valeur nutritionnelle

PAR PORTION			
Calories	212	Glucides	7,2 g
Protéines	27,7 g	Fibres alimentaires	0,9 g
Matières grasses	7,2 g	Sodium	242 mg

Excellente source de niacine, de vitamine B_6, de vitamine B_{12} et de zinc. **Bonne** source de riboflavine et de fer.

Kathryn Papple
Brant County Health Unit
BRANTFORD, ONTARIO

Donne 6 portions

P

Gratin de légumes, de bœuf et de pâtes

Voici un plat sensationnel qui constitue un repas complet, car il incorpore des aliments des quatre groupes. Les pâtes n'exigent pas de cuisson préalable de sorte que vous vous épargnez du temps de préparation et de nettoyage.

PRÉCHAUFFER LE FOUR À 180 °C (350 °F)
PLAT D'UNE CAPACITÉ DE 3 L (13 SUR 9 PO), ALLANT AU FOUR ET GRAISSÉ

500 g	bœuf haché maigre	1 lb
250 ml	oignons tranchés	1 tasse
250 ml	courgette coupée en dés	1 tasse
10 ml	ail émincé	2 c. à thé
1	boîte de 796 ml (28 oz) de tomates étuvées ou coupées en dés, avec leur jus	1
25 ml	sauce soya légère	2 c. à table
2 ml	flocons de piment broyés	½ c. à thé
500 ml	rotini *ou* autres pâtes spiralées	2 tasses
375 ml	cheddar râpé	1 ½ tasse

CONSEIL

Si vous devez surveiller votre consommation de sodium, prenez de la sauce soya légère au lieu de la variété ordinaire. Une quantité de 15 ml (1 c. à table) de sauce soya contient 1 037 mg de sodium ; la même quantité de sauce soya à teneur réduite en sodium n'en apporte que 605 mg.

1. Dans une grande poêle antiadhésive chauffée à feu moyen-élevé, mélanger le bœuf haché, les oignons, la courgette et l'ail. Cuire de 8 à 10 minutes ou jusqu'à ce que le bœuf ait perdu sa couleur rosée et que les légumes aient ramolli. Laisser égoutter le gras et verser le mélange dans le plat allant au four. Réserver.

2. Pendant ce temps, récupérer le jus des tomates dans une tasse à mesurer d'une capacité de 2 l (8 tasses), résistante au micro-ondes. Ajouter de l'eau pour faire 500 ml (2 tasses). Hacher les tomates grossièrement et mettre dans la tasse à mesurer. Incorporer la sauce soya et le piment. Cuire au micro-ondes à intensité élevée pendant 5 minutes ou jusqu'à ce que la préparation soit très chaude. Incorporer les rotini.

3. Verser le mélange tomate-pâtes dans le plat et mélanger avec la viande. Enfoncer les pâtes pour les immerger. Cuire au four préchauffé à couvert pendant 20 minutes. Enlever le couvercle, remuer délicatement et garnir de fromage. Cuire à découvert de 15 à 20 minutes ou jusqu'à ce que les pâtes soient tendres.

On prend un repas complet

Ce plat, qui réunit des aliments des quatre groupes, donne un repas complet et délicieux. Un pain croûté est l'accompagnement idéal.

Portions selon le Guide	PRODUITS CÉRÉALIERS	LÉGUMES ET FRUITS
	½	1 ½
	½	1
	PRODUITS LAITIERS	VIANDES ET SUBSTITUTS

PAR PORTION			
Calories	352	Glucides	26,1 g
Protéines	25,1 g	Fibres alimentaires	3,0 g
Matières grasses	16,8 g	Sodium	778 mg

Excellente source de fer, de zinc, de riboflavine, de niacine, d'acide folique et de vitamine B_{12}. **Bonne** source de calcium, de vitamine A, de vitamine C, de thiamine et de vitamine B_6. Source **moyenne** de fibres alimentaires.

Donne 4 portions

Bev Callaghan, Dt. P.

Rouelles de jambon avec salsa à l'ananas et à la mangue

La salsa à l'ananas et à la mangue de cette recette est excellente aussi avec les grillades de saumon et d'espadon. Pour le lunch, essayez-la avec de la salade de poulet dans un pain pita ou dans une tortilla roulée avec du fromage à la crème léger et un peu de dindon fumé ou de jambon tranché finement.

PRÉCHAUFFER LE GRILLOIR DU FOUR
PLAT PEU PROFOND, ALLANT AU FOUR ET GRAISSÉ

2	rouelles de jambon de 175 g (6 oz)	2
10 ml	moutarde de Dijon ou autre	2 c. à thé
10 ml	cassonade	2 c. à thé
15 ml	jus d'orange *ou* jus d'ananas	1 c. à table

Salsa à l'ananas et à la mangue

250 ml	mangue fraîche coupée en dés	1 tasse
250 ml	ananas frais coupé en dés	1 tasse
125 ml	oignons rouges hachés	1/2 tasse
50 ml	coriandre fraîche hachée	1/4 tasse
25 ml	jus de lime	2 c. à table

CONSEIL

C'est l'ananas frais qui est idéal dans ce plat, mais vous pouvez le remplacer par de l'ananas en conserve.

Choisissez une mangue mûre rouge ou orange, tendre sous le doigt.

On prend de l'avance
La salsa peut être préparée à l'avance et elle se garde plusieurs jours au réfrigérateur.

Données nutritionnelles
Le jambon, le bacon et les charcuteries sont souvent riches en sel. Si votre consommation de sodium vous inquiète, vous avez peut-être intérêt à réduire votre consommation de ces viandes.

1. Mettre les rouelles de jambon dans le plat graissé et tartiner de moutarde. Saupoudrer de cassonade et arroser de jus d'orange. Faire griller de 2 à 3 minutes ou jusqu'à ce que le jambon soit doré et fumant.

2. Préparation de la salsa à l'ananas et à la mangue : Dans un bol, mélanger la mangue, l'ananas, les oignons, la coriandre et le jus de lime. Garder au réfrigérateur jusqu'à consommation. Amener à température ambiante avant de servir avec les rouelles de jambon.

On prend un repas complet

Servez avec des POMMES DE TERRE À LA NORMANDE (voir la recette à la page 96) et des légumes verts vapeur ou une salade verte.

Portions selon le Guide

PRODUITS CÉRÉALIERS	LÉGUMES ET FRUITS
	1
	1
PRODUITS LAITIERS	VIANDES ET SUBSTITUTS

Valeur nutritionnelle

PAR PORTION			
Calories	175	Glucides	17,0 g
Protéines	18,0 g	Fibres alimentaires	1,7 g
Matières grasses	4,2 g	Sodium	1 148 mg

Excellente source de thiamine et de niacine. **Bonne** source de vitamine A, de vitamine C, de vitamine B_6, de vitamine B_{12} et de zinc.

Donne 6 portions

Gigot d'agneau grillé

Bev Callaghan, Dt. P.

Nous utilisons ici une marinade de type grec. Elle accompagne parfaitement l'agneau grillé, qui gagne à être servi mi-saignant.

Données nutritionnelles

Surveillez votre consommation de viande ; c'est déjà un pas dans la bonne direction si vous voulez ingérer moins de corps gras. Une portion de viande devrait avoir la taille de la paume de la main.

On prend un repas complet

Servez l'agneau accompagné de petits pois à la menthe, de pommes de terre nouvelles et de petits pains, ou bien avec une SALADE GRECQUE EXPRESS (voir la recette à la page 86) et du pain pita.

1	gigot d'agneau de 1 kg (2 lb), ouvert en papillon et dégraissé	1
5 ml	ail émincé	1 c. à thé
25 ml	jus de citron	2 c. à table
25 ml	origan frais haché *ou* 10 ml (2 c. à thé) d'origan séché	2 c. à table
25 ml	menthe fraîche hachée *ou* 10 ml (2 c. à thé) de menthe séchée	2 c. à table
15 ml	huile d'olive	1 c. à table
	poivre noir	

1. Mettre l'agneau dans un grand plat peu profond, côté gras vers le bas. Y étendre l'ail. Arroser de jus de citron et d'huile d'olive, et saupoudrer d'origan et de menthe. Poivrer au goût.

2. Couvrir et laisser mariner au réfrigérateur, en retournant une fois ou deux, pendant 2 heures ou toute la nuit. Retirer du réfrigérateur 30 minutes avant d'enfourner.

3. Préchauffer le barbecue ou le grilloir. Pour une cuisson mi-saignante, faire cuire sur le gril graissé de 10 à 12 minutes de chaque côté, selon l'épaisseur de la viande ou, si l'on se sert du thermomètre à viande, jusqu'à ce que la température interne de l'agneau atteigne entre 60 et 65 °C (140 et 150 °F).

Portions selon le Guide

PRODUITS CÉRÉALIERS	LÉGUMES ET FRUITS
	1
PRODUITS LAITIERS	VIANDES ET SUBSTITUTS

Valeur nutritionnelle

PAR PORTION			
Calories	177	Glucides	0,7 g
Protéines	26,3 g	Fibres alimentaires	0,1 g
Matières grasses	7,0 g	Sodium	44 mg

Excellente source de zinc, de riboflavine, de niacine et de vitamine B$_{12}$. **Bonne** source de fer.

Donne 4 portions

Bev Callaghan, Dt. P.

Côtelettes d'agneau grillées avec courgettes et poivrons sautés

*Proposez ce plat impression-
nant à vos amis lors de votre
prochaine réception. Vos
convives ne se douteront
jamais à quel point ces
côtelettes sont faciles à
réaliser.*

CONSEIL

Pour faciliter le nettoyage de
la rôtissoire, tapissez-la de
papier d'aluminium.

Si le temps le permet, faites
griller les côtelettes sur le barbecue. Non seulement vous
en améliorerez la saveur, mais
vous aurez le plaisir de profiter de l'extérieur !

Pour cuire les légumes sur le
barbecue, enveloppez-les,
avec de la sauce, dans une
feuille de papier d'aluminium
épais et faites griller pendant
environ 10 minutes, en retournant une fois.

On prend un repas complet

*Servez
ces côtelettes
avec du couscous ou
du riz. Pour donner la
touche finale parfaite dans
une occasion particulière, terminez le repas par une CRÈME
CARAMEL À L'ORANGE (voir la
recette à la page 168).*

PRÉCHAUFFER LE GRILLOIR DU FOUR OU LE BARBECUE

50 ml	vinaigre balsamique *ou* vinaigre de vin rouge	1/4 tasse
25 ml	huile d'olive	2 c. à table
15 ml	moutarde de Dijon	1 c. à table
5 ml	thym séché	1 c. à thé
5 ml	ail émincé	1 c. à thé
0,5 ml	poivre noir	1/8 c. à thé
8 à 12	côtelettes d'agneau (milieu de longe) dégraissées, soit environ 750 g (1 1/2 lb)	8 à 12
375 ml	courgette tranchée	1 1/2 tasse
375 ml	poivrons rouges coupés en julienne	1 1/2 tasse
250 ml	oignons doux tranchés	1 tasse

1. Mélanger dans un grand bol le vinaigre, 15 ml (1 c. à table) d'huile, la moutarde, le thym, l'ail et le poivre. Mettre de 25 à 45 ml (2 à 3 c. à table) de ce mélange dans un petit bol et réserver.

2. Placer les côtelettes dans une rôtissoire et les arroser de la vinaigrette réservée. Faire cuire sous le grilloir, en retournant une fois, de 8 à 10 minutes ou jusqu'à ce qu'elles soient à point.

3. Pendant ce temps, chauffer le reste de l'huile, soit 15 ml (1 c. à table), à feu moyen-élevé dans une grande poêle antiadhésive. Ajouter la courgette, les poivrons et les oignons puis faire sauter de 6 à 8 minutes ou jusqu'à ce que les légumes soient à la fois tendres et croustillants. Verser la vinaigrette restante dans la poêle. Cuire, tout en remuant, pendant 1 minute ou 2 ou jusqu'à ce que le tout soit bien chaud.

Portions selon le Guide

PRODUITS CÉRÉALIERS	LÉGUMES ET FRUITS
	2
	1
PRODUITS LAITIERS	VIANDES ET SUBSTITUTS

Valeur nutritionnelle

PAR PORTION			
Calories	233	Glucides	12,2 g
Protéines	19,0 g	Fibres alimentaires	1,9 g
Matières grasses	12,2 g	Sodium	87 mg

Excellente source de
vitamine C, de niacine
et de vitamine B$_{12}$.
Bonne source de fer,
de zinc, de vitamine A
et de riboflavine.

Donne 4 portions

Bev Callaghan, Dt. P.

Brochettes de porc à la polynésienne

HUIT BROCHETTES DE BOIS DE 20 CM (8 PO)

50 ml	sauce soya légère	1/4 tasse
25 ml	jus de citron	2 c. à table
25 ml	miel liquide *ou* cassonade	2 c. à table
5 ml	huile végétale	1 c. à thé
5 ml	gingembre moulu *ou* 2 ml (1/2 c. à thé) de gingembre frais émincé	1 c. à thé
500 g	longe ou filet de porc maigre coupé en dés	1 lb
375 ml	ananas frais coupé en cubes	1 1/2 tasse
1	poivron rouge coupé en morceaux	1
1	poivron vert coupé en morceaux	1

Ces brochettes colorées sont parfaites pour une réception à la bonne franquette entre amis ou à l'occasion d'un repas de famille.

CONSEIL

Avant leur utilisation, laissez tremper les brochettes de bois pendant 30 minutes afin de les empêcher de brûler.

Pour prévenir la contamination bactérienne, utilisez une assiette propre pour rapporter les brochettes cuites à la maison.

C'est l'ananas frais qui donne les meilleurs résultats dans cette recette. Il possède une texture plus ferme et, contrairement à l'ananas en conserve, on peut le découper en cubes plus gros.

1. Mélanger dans un bol la sauce soya, le jus de citron, le miel, l'huile et le gingembre. Y mettre le porc et enrober en remuant. Couvrir et laisser mariner pendant au moins 30 minutes ou toute la nuit au réfrigérateur.

2. Enfiler sur les brochettes, en alternant, les cubes de porc, l'ananas, le poivron rouge et le poivron vert. Badigeonner les brochettes de marinade et jeter le reste.

3. Préchauffer le barbecue ou le grilloir. Faire cuire les brochettes à feu moyen-élevé, en retournant une fois, de 10 à 12 minutes ou jusqu'à ce que le porc ne garde plus qu'une trace de rose en son centre. Ou bien, faire cuire sous le grilloir, en retournant une fois, de 8 à 10 minutes ou jusqu'à ce que les ingrédients soient à point.

Couscous minute

Mettre 250 ml (1 tasse) de couscous dans un bol de taille moyenne résistant au four et ajouter un trait d'huile d'olive. Verser 250 ml (1 tasse) d'eau bouillante sur le couscous et remuer. Couvrir et laisser reposer 5 minutes. Émietter le couscous à la fourchette. Donne 750 ml (3 tasses) de couscous. Une quantité de 125 ml (1/2 tasse) de couscous équivaut à une portion de Produits céréaliers.

On prend un repas complet

Servez ces brochettes sur un lit de couscous. Comme dessert, essayez le CROQUANT CAMPAGNARD AUX POMMES ET AUX PETITS FRUITS (voir la recette à la page 162).

Portions selon le Guide

PRODUITS CÉRÉALIERS	LÉGUMES ET FRUITS
	2
	1
PRODUITS LAITIERS	VIANDES ET SUBSTITUTS

Valeur nutritionnelle

PAR PORTION			
Calories	235	Glucides	16,5 g
Protéines	26,7 g	Fibres alimentaires	1,6 g
Matières grasses	7,0 g	Sodium	362 mg

Excellente source de vitamine C, de thiamine, de niacine, de vitamine B_6 et de vitamine B_{12}. **Bonne** source de riboflavine et de fer.

Côtelettes de porc aux pêches et aux kiwis

Donne 4 portions

Johanne Thériault, Dt. P.
MONCTON,
NOUVEAU-BRUNSWICK

175 ml	bouillon de poulet	3/4 tasse
125 ml	jus d'orange	1/2 tasse
20 ml	fécule de maïs	4 c. à thé
10 ml	sucre granulé	2 c. à thé
5 ml	ail émincé	1 c. à thé
5 ml	gingembre émincé *ou* 1 ml (1/4 c. à thé) de gingembre moulu	1 c. à thé
2 ml	zeste de citron râpé (facultatif)	1/2 c. à thé
5 ml	huile d'olive	1 c. à thé
4	côtelettes de porc, désossées ou non	4
375 ml	pêches tranchées	1 1/2 tasse
125 ml	kiwis pelés et tranchés dans le sens de la longueur	1/2 tasse
	sel	
	poivre noir	

1. Dans un bol de taille moyenne, mélanger le bouillon, le jus d'orange, la fécule de maïs, le sucre, l'ail, le gingembre et le zeste de citron. Réserver.

2. Chauffer l'huile à feu moyen-élevé dans une grande poêle antiadhésive. Y saisir les côtelettes de porc pendant 1 minute ou 2 de chaque côté ou jusqu'à ce qu'elles soient dorées. Verser le mélange à base de bouillon et porter à ébullition. Réduire le feu à moyen-faible et laisser mijoter de 5 à 6 minutes ou jusqu'à ce que le porc ne soit plus que légèrement rosé en son centre. Incorporer les pêches et les kiwis. Saler et poivrer au goût. Laisser mijoter pendant 1 minute ou 2 ou jusqu'à ce que le tout soit bien chaud.

Portions selon le Guide

PRODUITS CÉRÉALIERS	LÉGUMES ET FRUITS
	1
	1
PRODUITS LAITIERS	VIANDES ET SUBSTITUTS

Valeur nutritionnelle

PAR PORTION			
Calories	234	Glucides	18,7 g
Protéines	23,3 g	Fibres alimentaires	1,7 g
Matières grasses	7,2 g	Sodium	209 mg

Excellente source de zinc, de thiamine, de niacine et de vitamine B_{12}. **Bonne** source de vitamine C, de riboflavine et de vitamine B_6.

Donne 3 portions

Bev Callaghan, Dt. P.

Filet de porc avec pommes de terre rôties

PRÉCHAUFFER LE FOUR À 190 °C (375 °F)
PLAT D'UNE CAPACITÉ DE 2 L (11 SUR 7 PO), ALLANT AU FOUR ET GRAISSÉ

Ce mets se prépare en 10 minutes seulement. Et vu que tout cuit dans le même plat, le lavage de la vaisselle s'en trouve accéléré.

1	filet de porc de 375 g (12 oz)	1
10 ml	marmelade d'oranges	2 c. à thé
10 ml	moutarde de Dijon	2 c. à thé
5 ml	huile végétale	1 c. à thé
500 ml	pommes de terre coupées en cubes de 2,5 cm (1 po)	2 tasses
15 ml	jus de citron	1 c. à table
5 ml	romarin séché émietté	1 c. à thé

CONSEIL

Si vous devez nourrir plus de trois personnes, il suffit d'acheter un autre filet de porc et de doubler les quantités de la recette. Si vous avez des restes de filet, ajoutez-en des tranches au RIZ FRIT AUX ŒUFS ET AUX CHAMPIGNONS (voir la recette à la page 54) ou utilisez-le en sandwiches.

1. Éponger le filet de porc et le placer au centre du plat graissé.

2. Dans un petit bol, mélanger la marmelade, la moutarde et 2 ml (½ c. à thé) d'huile. Badigeonner la viande de ce liquide.

3. Dans un bol de taille moyenne, remuer les cubes de pommes de terre dans l'huile restante. Disposer les pommes de terre autour de la viande. Arroser les pommes de terre de jus de citron. Saupoudrer le porc et les pommes de terre de romarin. Cuire au four préchauffé de 40 à 45 minutes ou jusqu'à ce que le porc ne soit plus rose qu'en son centre et que les pommes de terre soient tendres. Découper le porc en tranches de 1 cm (½ po) d'épaisseur avant de servir.

Données nutritionnelles

Au lieu de graisser des plats et d'ajouter des matières grasses à vos repas, utilisez de petites quantités d'enduit végétal en vaporisateur.

Pour augmenter votre consommation de bêta-carotène, remplacez 250 ml (1 tasse) de pommes de terre par des patates douces.

On prend un repas complet

Servez le porc accompagné de haricots verts, de compote de pommes, de petits pains de blé entier et d'un verre de lait.

Portions selon le Guide

PRODUITS CÉRÉALIERS	LÉGUMES ET FRUITS
1	
	1
PRODUITS LAITIERS	VIANDES ET SUBSTITUTS

Valeur nutritionnelle

PAR PORTION			
Calories	236	Glucides	17,5 g
Protéines	29,3 g	Fibres alimentaires	1,6 g
Matières grasses	5,1 g	Sodium	103 mg

Excellente source de thiamine, de niacine, de vitamine B_6, de vitamine B_{12} et de zinc. **Bonne** source de riboflavine et de fer.

Côtelettes de porc avec patates douces et couscous

Bev Callaghan, Dt. P.

Ⓟ

Ce repas complet, qui se pré-pare dans une seule et même poêle, est la solution parfaite pour un souper de jour de semaine chargée.

CONSEIL

On peut remplacer le cube de bouillon et l'eau par 250 ml (1 tasse) de bouillon de poulet.

Données nutritionnelles

En axant vos repas sur les céréales et les légumes, vous réduisez du même coup votre consommation de matières grasses.

Dans la mesure du possible, choisissez des légumes à valeur nutritive élevée, recon-naissables à leur couleur orange, rouge ou vert foncé.

On prend un repas complet

Vous pouvez équilibrer ce plat en l'accompagnant d'aliments du groupe des produits laitiers.

10 ml	huile végétale	2 c. à thé
4	côtelettes de porc désossées, dégraissées et épongées, soit environ 500 g (1 lb)	4
125 ml	oignons hachés	1/2 tasse
125 ml	céleri *ou* fenouil haché	1/2 tasse
500 ml	patates douces coupées en dés	2 tasses
1	cube de bouillon de poulet dissous dans 250 ml (1 tasse) d'eau	1
2 à 5 ml	romarin séché émietté	1/2 à 1 c. à thé
175 ml	jus d'orange *ou* jus de pomme	3/4 tasse
250 ml	couscous à cuisson rapide	1 tasse
	poivre noir	

1. Chauffer 5 ml (1 c. à thé) d'huile à feu moyen-élevé dans une grande poêle antiadhésive. Y cuire les côtelettes de porc, en les retournant une fois, de 7 à 8 minutes ou jusqu'à ce qu'elles ne soient plus roses qu'en leur centre et qu'elles laissent échapper un liq-uide transparent quand on les pique à la fourchette. Mettre les côtelettes dans une assiette et garder au chaud.

2. Verser le reste de l'huile dans la poêle. Y cuire les oignons et le céleri pendant 3 minutes. Ajouter les patates douces, le bouillon et le romarin puis porter à ébullition. Réduire le feu et laisser mijoter à couvert de 7 à 8 minutes ou jusqu'à ce que les patates commen-cent à s'attendrir.

3. Incorporer le jus d'orange et le couscous. Remettre le porc dans la poêle et laisser mijoter à couvert pendant 2 minutes. Retirer la poêle du feu et laisser reposer pendant 3 minutes. Émietter le couscous à la fourchette. Poivrer au goût.

Portions selon le Guide

Produits Céréaliers	Légumes et Fruits
1 1/2	1 1/2
	1
Produits Laitiers	Viandes et Substituts

Valeur nutritionnelle

PAR PORTION			
Calories	462	Glucides	59,6 g
Protéines	32,7 g	Fibres alimentaires	4,3 g
Matières grasses	9,4 g	Sodium	397 mg

Excellente source de zinc, de vitamine A, de thiamine, de niacine, de vitamine B_6 et de vitami-ne B_{12}. **Bonne** source de vitamine C, de riboflavine et d'acide folique. **Riche** en fibres alimentaires.

Donne 4 portions

Gabriella Barna-Adorjan
TORONTO, ONTARIO

Poulet et pommes de terre au four

PRÉCHAUFFER LE FOUR À 200 °C (400 °F)
PLAT D'UNE CAPACITÉ DE 3 L (13 SUR 9 PO), ALLANT AU FOUR

Gabriella utilise le paprika de la ville hongroise de Szeged, vendu dans les épiceries hongroises et les épiceries spécialisées.

CONSEIL

Vous avez de nombreuses bouches à nourrir ? Il suffit de doubler les quantités de cette recette familiale et de répartir les ingrédients entre deux plats.

Pour obtenir un contraste de couleurs intéressant, je prends un mélange de poivrons rouges et verts.

Ce repas donne des restes succulents. Assurez-vous seulement de les consommer dans les trois jours. Pour savoir combien de temps les mets se conservent, consultez le tableau « Durée de conservation des aliments » de la page 174.

4	poitrines de poulet avec os, sans la peau	4
2	pommes de terre russet de taille moyenne, non pelées et coupées en cubes de 2,5 cm (1 po)	2
250 ml	poivrons verts ou rouges (ou les deux), coupés en carrés de 2,5 cm (1 po)	1 tasse
1	oignon de taille moyenne coupé en huit	1
25 ml	huile d'olive	2 c. à table
5 ml	poudre d'ail	1 c. à thé
5 ml	paprika hongrois	1 c. à thé
50 ml	parmesan râpé	¼ tasse

1. Éponger les poitrines de poulet à l'aide d'essuie-tout. Placer une poitrine dans chacun des coins du plat allant au four. Mettre les pommes de terre, les poivrons et l'oignon au centre du plat. Arroser le poulet et les légumes d'huile d'olive, saupoudrer d'ail, de paprika et de parmesan.

2. Cuire au four préchauffé, en retournant les légumes une fois durant la cuisson, de 40 à 50 minutes ou jusqu'à ce que le liquide qui s'échappe du poulet quand on le pique à la fourchette soit transparent et que les légumes soient tendres.

On prend un repas complet

Servez ce plat accompagné de CAROTTES GLACÉES AU MIEL (voir la recette à la page 97) ou de haricots verts et de petits pains de blé entier.

Portions selon le Guide

PRODUITS CÉRÉALIERS	LÉGUMES ET FRUITS
	2 ½
¼	1
PRODUITS LAITIERS	VIANDES ET SUBSTITUTS

Valeur nutritionnelle

PAR PORTION			
Calories	387	Glucides	33,4 g
Protéines	37,8 g	Fibres alimentaires	3,4 g
Matières grasses	11,0 g	Sodium	199 mg

Excellente source de vitamine C, de niacine et de vitamine B_6.
Bonne source de thiamine, de vitamine B_{12}, de fer et de zinc.
Source **moyenne** de fibres alimentaires.

Donne 4 portions

Beth Callaghan, Dt. P. P

Poulet parmigiano au four

PRÉCHAUFFER LE FOUR À 180 °C (350 °F)
PLAT D'UNE CAPACITÉ DE 2 L (11 SUR 7 PO), ALLANT AU FOUR ET GRAISSÉ

Si vous utilisez une sauce pour pâtes alimentaires commerciale, rappelez-vous qu'elle élèvera la teneur en sodium du plat.

CONSEIL

Après avoir découpé de la viande ou de la volaille crue, prenez soin de nettoyer les planches et ustensiles à l'eau chaude et au savon puis de les désinfecter en rinçant à l'eau chaude additionnée d'eau de Javel. L'utilisation de deux planches à découper, l'une pour la viande crue et l'autre pour le reste, aide à réduire les risques de contamination bactérienne.

On prend un repas complet

En lui ajoutant du riz ou des pâtes, ce plat devient un repas complet.

10 ml	huile végétale	2 c. à thé
4	poitrines de poulet désossées, sans la peau	4
250 ml	courgettes coupées en dés	1 tasse
125 ml	oignons tranchés	½ tasse
375 ml	SAUCE PIQUANTE AUX TOMATES (voir la recette à la page 150) *ou* sauce aux tomates pour pâtes alimentaires commerciale	1 ½ tasse
5 ml	basilic séché *ou* assaisonnement à l'italienne	1 c. à thé
250 ml	mozzarella partiellement écrémée, râpée	1 tasse
125 ml	parmesan	½ tasse

1. Chauffer 5 ml (1 c. à thé) d'huile à feu moyen-élevé dans une grande poêle antiadhésive. Y saisir les poitrines de poulet pendant 1 minute ou 2 de chaque côté ou jusqu'à ce qu'elles soient dorées. Mettre dans le plat allant au four.

2. Chauffer le reste de l'huile dans la poêle. Y faire sauter les courgettes et les oignons de 3 à 5 minutes ou jusqu'à ce que ces légumes soient légèrement dorés. Retirer de la poêle et verser sur le poulet.

3. Dans un petit bol, mélanger la sauce piquante aux tomates et le basilic puis verser sur le poulet et les légumes. Garnir de mozzarella et de parmesan. Cuire au four préchauffé de 25 à 30 minutes ou jusqu'à ce que les jus qui s'échappent du poulet quand on le pique à la fourchette soient transparents.

Portions selon le Guide

PRODUITS CÉRÉALIERS	LÉGUMES ET FRUITS
	2
1	1
PRODUITS LAITIERS	VIANDES ET SUBSTITUTS

Valeur nutritionnelle

PAR PORTION			
Calories	372	Glucides	12,0 g
Protéines	47,0 g	Fibres alimentaires	2,4 g
Matières grasses	14,7 g	Sodium	542 mg

Excellente source de calcium, de zinc, de niacine, de vitamine B$_6$ et de vitamine B$_{12}$. **Bonne** source de vitamine A et de riboflavine. Source **moyenne** de fibres alimentaires.

Donne 4 portions

Stephanie Buckle, Dt. P.
CORNER BROOK, TERRE-NEUVE

Poulet aux amandes avec vermicelles à la chinoise

Quand elle exécute cette recette, Stephanie gagne du temps en utilisant du bouillon en cubes. Pour diminuer votre consommation de sodium, essayez de trouver des cubes de bouillon réduits en sel.

CONSEIL

Pour griller les amandes, les chauffer dans une poêle anti-adhésive à feu moyen, en remuant sans arrêt, de 3 à 4 minutes ou jusqu'à ce qu'elles soient dorées. Ou bien, les chauffer au micro-ondes de 3 à 5 minutes à intensité élevée, en remuant aux 60 secondes.

Variation

Pour apporter de la variété, Stephanie suggère de remplacer les carottes par des pois mange-tout, du brocoli, du chou-fleur ou des poivrons verts ou rouges. Ou bien, pour prendre un vrai raccourci, utilisez 750 ml (3 tasses) de mélange de légumes à l'orientale en remplacement des oignons, carottes, céleri et pousses de bambou. Réduisez dans ce cas la quantité de bouillon, à la première étape, de 50 ml (¼ tasse).

Sauce

375 ml	bouillon de poulet	1 ½ tasse
50 ml	sauce soya légère	¼ tasse
15 ml	fécule de maïs	1 c. à table
5 ml	ail émincé	1 c. à thé
5 ml	sucre granulé	1 c. à thé

Poulet

5 ml	huile végétale	1 c. à thé
375 g	poitrines de poulet désossées, sans la peau, découpées en cubes	12 oz
250 ml	oignons tranchés	1 tasse
250 ml	carottes tranchées finement	1 tasse
125 ml	céleri haché	½ tasse
1	boîte de 175 g (6 oz) de pousses de bambou égouttées (facultatives)	1
125 ml	amandes tranchées grillées (voir le Conseil dans la marge)	½ tasse
250 g	vermicelles aux œufs fins	8 oz

1. Préparation de la sauce : Mélanger dans un bol de taille moyenne 250 ml (1 tasse) de bouillon, la sauce soya, la fécule de maïs, l'ail et le sucre. Réserver.

2. Chauffer l'huile à feu moyen-élevé dans une grande poêle antiadhésive. Y faire sauter le poulet de 6 à 8 minutes ou jusqu'à ce qu'il soit à point. Réserver.

3. Mettre les oignons dans la poêle avec les carottes, le céleri et le reste du bouillon de poulet ; laisser cuire de 4 à 5 minutes. Ajouter les pousses de bambou, si on en utilise. Ajouter la sauce, le poulet cuit et les amandes puis porter à ébullition. Réduire le feu et laisser mijoter pendant 2 minutes ou jusqu'à ce que le liquide ait épaissi.

4. Pendant ce temps, cuire les vermicelles à l'eau bouillante dans une grande casserole jusqu'à ce qu'ils soient *al dente*. Laisser égoutter. Servir le poulet sur un lit de vermicelles.

On prend un repas complet

Faites suivre ce repas d'un yogourt glacé et de cantaloup.

Portions selon le Guide

PRODUITS CÉRÉALIERS	LÉGUMES ET FRUITS
2	1
	1
PRODUITS LAITIERS	VIANDES ET SUBSTITUTS

Valeur nutritionnelle

PAR PORTION			
Calories	465	Glucides	54,7 g
Protéines	33,5 g	Fibres alimentaires	6,1 g
Matières grasses	12,5 g	Sodium	985 mg

Excellente source de zinc, de vitamine A, de niacine et de vitamine B_6. **Bonne** source de fer, de riboflavine, d'acide folique et de vitamine B_{12}. **Très riche** en fibres alimentaires.

Lisa Wik
SPRUCE GROVE, ALBERTA

Donne 4 portions

Papillons en sauce crémeuse avec poulet, épinards et poivrons

Ce plat attrayant est idéal pour recevoir des amis. Cependant, il se prépare si rapidement et aisément que vous souhaiterez l'offrir à votre famille aussi. Les enfants en raffoleront !

CONSEIL

Le cheddar fort enrichit considérablement la saveur de ces pâtes. D'autres fromages blancs au goût prononcé, comme l'asiago, donnent de bons résultats également.

175 g	pâtes alimentaires en boucles (papillons)	6 oz
375 g	poitrines de poulet désossées, sans la peau, découpées en lanières	12 oz
15 ml	huile végétale	1 c. à table
250 ml	poivrons rouges découpés en julienne	1 tasse
500 ml	épinards frais déchiquetés	2 tasses
10 ml	jus de citron	2 c. à thé
15 ml	farine	1 c. à table
5 ml	ail émincé	1 c. à thé
500 ml	lait	2 tasses
1 ml	sel	1/4 c. à thé
1 ml	muscade	1/4 c. à thé
1 ml	poivre noir	1/4 c. à thé
175 ml	cheddar blanc fort râpé	3/4 tasse
50 ml	parmesan râpé	1/4 tasse

1. Cuire les pâtes à l'eau bouillante dans une grande casserole jusqu'à ce qu'elles soient *al dente*. Laisser égoutter, rincer sous l'eau chaude, puis laisser égoutter de nouveau. Mettre dans un bol et réserver.

2. Pendant ce temps, vaporiser un enduit végétal antiadhésif dans une grande poêle. Y cuire les lanières de poulet à feu moyen-élevé de 4 à 5 minutes ou jusqu'à ce qu'elles soient dorées et qu'elles laissent échapper un liquide transparent quand on les pique à la fourchette. Mettre dans une assiette.

3. Dans la même poêle, chauffer 5 ml (1 c. à thé) d'huile à feu moyen. Y faire sauter les poivrons de 3 à 4 minutes ou jusqu'à ce qu'ils aient ramolli quelque peu. Incorporer les épinards et cuire pendant 1 minute ou 2 ou jusqu'à ce qu'ils se soient affaissés. Incorporer le jus de citron. Mettre les légumes dans un bol et réserver.

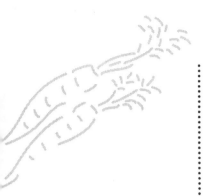

4. Chauffer l'huile restante à feu moyen dans la casserole qui a servi à la cuisson des pâtes et y incorporer la farine. Ajouter l'ail et le lait puis cuire, en fouettant sans arrêt, jusqu'à ce que le mélange commence à bouillir. Réduire le feu et laisser mijoter pendant 2 ou 3 minutes. Incorporer le sel, la muscade et le poivre. Retirer du feu. Ajouter le cheddar et bien mélanger. Ajouter les pâtes, le poulet et les légumes à la sauce et mélanger en remuant. Servir les pâtes saupoudrées de parmesan.

On prend un repas complet

Ce plat, qui réunit des aliments des quatre groupes, est vraiment un repas complet.

Portions selon le Guide

PRODUITS CÉRÉALIERS	LÉGUMES ET FRUITS
1 ¹/₂	1
1	1
PRODUITS LAITIERS	VIANDES ET SUBSTITUTS

Valeur nutritionnelle

PAR PORTION			
Calories	478	Glucides	42,7 g
Protéines	37,9 g	Fibres alimentaires	3,0 g
Matières grasses	16,8 g	Sodium	517 mg

Excellente source de vitamine A, de vitamine C, de thiamine, de riboflavine, de niacine, de vitamine B_6, d'acide folique, de vitamine B_{12}, de calcium, de fer et de zinc. Source **moyenne** de fibres alimentaires.

Donne 8 portions

Poulet à la créole

Enid Witt-Jaques
SASKATOON, SASKATCHEWAN

Les enfants adorent ce plat, avec son poulet et sa saucisse tendres. Attendez-vous à ce qu'ils en redemandent !

CONSEIL

Si un membre de votre famille préfère une saveur de tomate moins prononcée, comme Doug, l'époux d'Enid, faites comme elle : remplacez la pâte de tomate par une boîte de 284 ml (10 oz) de condensé de soupe aux tomates.

1 kg	cuisses de poulet désossées, sans la peau	2 lb
500 ml	poivrons verts coupés en dés	2 tasses
125 ml	oignons verts hachés	1/2 tasse
1	boîte de 540 ml (19 oz) de tomates étuvées	1
1	boîte de 155 g (5,5 oz) de pâte de tomate	1
10 ml	ail émincé	2 c. à thé
5 ml	sauce piquante au piment	1 c. à thé
1	feuille de laurier	1
10 ml	feuilles de thym séchées	2 c. à thé
250 g	saucisse polonaise fumée épicée, en tranches	8 oz

1. Mettre les cuisses de poulet au fond de la mijoteuse. Ajouter les poivrons, les oignons, les tomates, la pâte de tomate, l'ail, la sauce piquante, la feuille de laurier et le thym séché. Cuire à couvert et à feu doux de 4 à 5 heures. Porter la température au maximum, ajouter la saucisse et cuire de 20 à 30 minutes. Retirer la feuille de laurier.

Riz minute au micro-ondes

Dans un grand bol résistant au micro-ondes, réunir 375 ml (1 1/2 tasse) de riz et 625 ml (2 1/2 tasses) d'eau bouillante. Recouvrir le bol et cuire au micro-ondes à intensité moyenne-élevée pendant 20 minutes. Laisser reposer le riz de 2 à 3 minutes puis séparer les grains à la fourchette avant de servir. Le riz se congèle bien ; conservez donc les restes dans des contenants hermétiques et utilisez-les au besoin.

On prend un repas complet

Servez ce poulet avec le Riz minute au micro-ondes (voir la recette à gauche). Comme dessert, du pouding et des biscuits.

Portions selon le Guide

PRODUITS CÉRÉALIERS	LÉGUMES ET FRUITS
	2
	1
PRODUITS LAITIERS	VIANDES ET SUBSTITUTS

Valeur nutritionnelle

PAR PORTION			
Calories	284	Glucides	11,7 g
Protéines	27,5 g	Fibres alimentaires	2,3 g
Matières grasses	14,3 g	Sodium	549 mg

Excellente source de zinc, de vitamine C, de niacine, de vitamine B_6 et de vitamine B_{12}. **Bonne** source de fer, de thiamine et de riboflavine. Source **moyenne** de fibres alimentaires.

POULET EXOTIQUE AU GINGEMBRE ET AU CUMIN (PAGE 136) ➤
AU VERSO : FILETS DE POISSON AUX POMMES DE TERRE ET AUX ASPERGES (PAGE 140)

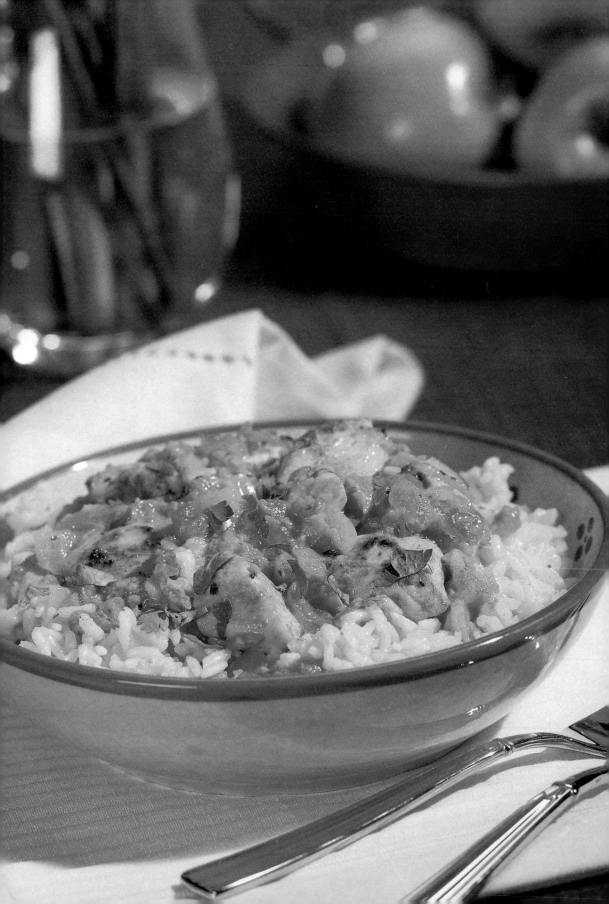

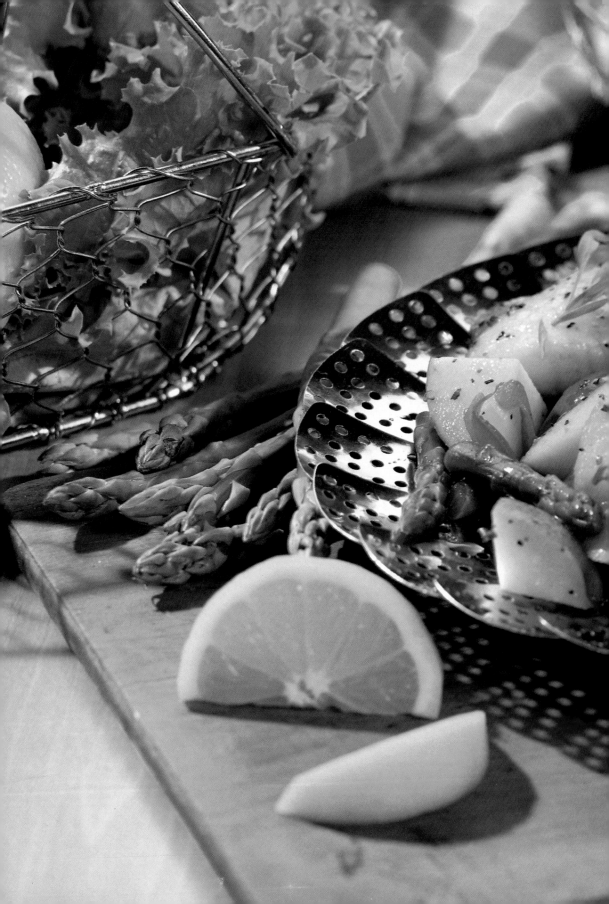

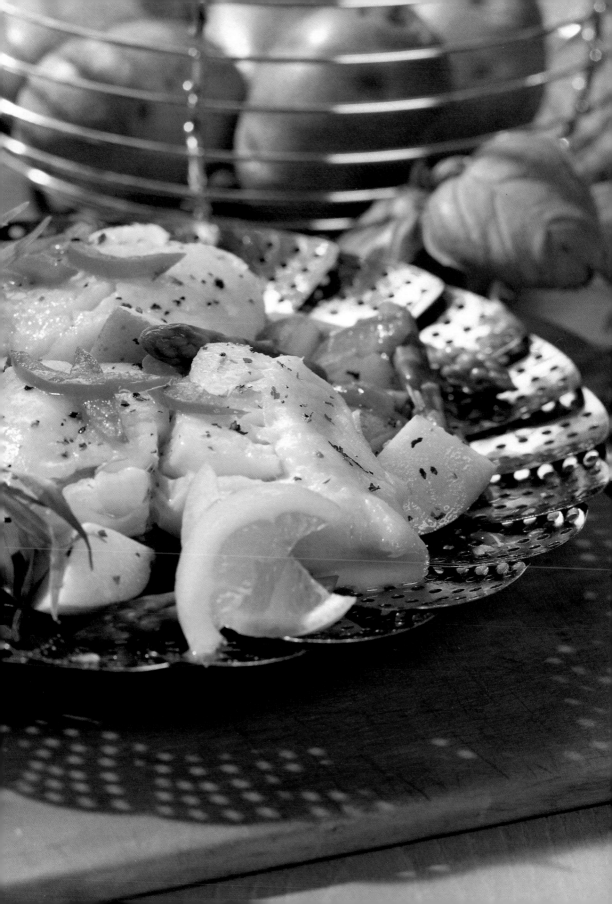

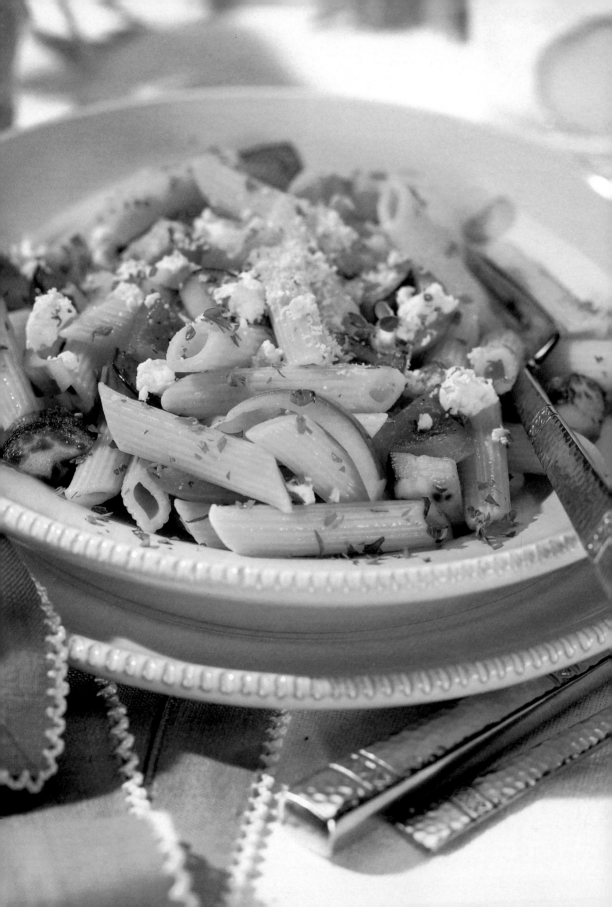

Cari de poulet à la pomme et à la banane

Ronald Smedmor
NEPEAN, ONTARIO

Voici un plat de la région du Cachemire, où Ronald a servi un an dans les forces armées. Il a mis cette recette au point en s'appuyant sur ce qu'il avait appris chez les habitants de cette région.

CONSEIL

Le fait de délayer de la farine dans le yogourt l'empêche de cailler quand on l'ajoute au liquide chaud, à la dernière étape de la recette.

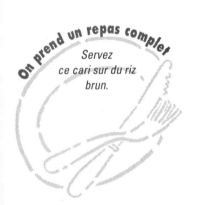

On prend un repas complet

Servez ce cari sur du riz brun.

25 ml	huile végétale	2 c. à table
1	poulet de 1,5 kg (3 lb), sans la peau, découpé en six ou huit morceaux	1
250 ml	oignons hachés	1 tasse
15 ml	ail émincé	1 c. à table
25 ml	poudre de cari doux ou moyen	2 c. à table
10 ml	curcuma moulu	2 c. à thé
2 ml	cumin moulu	½ c. à thé
2 ml	coriandre moulue	½ c. à thé
250 ml	pommes aigrelettes pelées et coupées en dés	1 tasse
375 ml	bananes coupées en dés	1 ½ tasse
375 ml	tomates coupées en dés	1 ½ tasse
250 ml	bouillon de poulet	1 tasse
250 ml	yogourt nature réduit en gras	1 tasse
	sel	

1. Dans une grande casserole ou un faitout, chauffer 15 ml (1 c. à table) d'huile à feu moyen-élevé. Y cuire la moitié des morceaux de poulet, en retournant une fois, jusqu'à ce qu'ils soient dorés. Répéter avec l'huile et les morceaux de poulet restants. Mettre le poulet dans une assiette et réserver.

2. Réduire le feu à moyen. Ajouter l'ail et les oignons puis cuire pendant 5 minutes ou jusqu'à ce que ces derniers aient ramolli. Incorporer la poudre de cari, le curcuma, le cumin et la coriandre puis faire sauter pendant 1 minute.

3. Ajouter les pommes, les bananes, les tomates et le bouillon de poulet puis porter à ébullition. Réduire le feu et laisser mijoter à découvert et en remuant fréquemment pendant 5 minutes ou jusqu'à ce que le liquide ait réduit de moitié. Remettre le poulet dans la casserole et laisser mijoter à couvert pendant 30 minutes ou jusqu'à ce que les jus qui s'échappent du poulet quand on le pique à la fourchette soient transparents.

4. Incorporer le yogourt et laisser mijoter pendant 15 minutes, en remuant de temps à autre. Éviter que le yogourt ne caille. Saler au goût.

Portions selon le Guide

PRODUITS CÉRÉALIERS	LÉGUMES ET FRUITS
	1
¼	1
PRODUITS LAITIERS	VIANDES ET SUBSTITUTS

Valeur nutritionnelle

PAR PORTION			
Calories	273	Glucides	19,8 g
Protéines	27,7 g	Fibres alimentaires	2,2 g
Matières grasses	9,5 g	Sodium	247 mg

Excellente source de zinc, de niacine et de vitamine B_6. **Bonne** source de riboflavine et de vitamine B_{12}. Source **moyenne** de fibres alimentaires.

◄ PÂTES AUX LÉGUMES RÔTIS ET AU FROMAGE DE CHÈVRE (PAGE 149)

Donne 6 portions

Cari de poivrons rouges et de poulet

Susanna Law, Dt. P.
CALGARY, ALBERTA

« *Ce repas est un des préférés de ma famille, affirme Susanna. C'est un mets vite préparé, coloré, idéal quand vous avez soudainement de la compagnie pour souper.* »

CONSEIL

Ce plat est très piquant. N'hésitez donc pas à réduire la quantité de pâte de cari de manière à tenir compte de votre degré de tolérance.

On prend un repas complet

Susanna suggère de servir ce délicieux cari sur un riz à la noix de coco. Il suffit de cuire le riz dans du lait de coco faible en matières grasses au lieu de l'eau. Accompagnez votre cari de RAÏTA AU CONCOMBRE (voir la recette à la page 85).

10 ml	huile végétale	2 c. à thé
625 g	poitrines de poulet désossées, sans la peau, découpées en lanières	1 1/4 lb
250 ml	carottes tranchées finement	1 tasse
500 ml	poivrons rouges coupés en julienne	2 tasses
45 ml	pâte de cari	3 c. à table
250 ml	bouillon de poulet	1 tasse
5 ml	ail émincé	1 c. à thé
1 ml	poivre noir	1/4 c. à thé
50 ml	eau	1/4 tasse
15 ml	fécule de maïs	1 c. à table

1. Chauffer 5 ml (1 c. à thé) d'huile à feu moyen-élevé dans une grande poêle antiadhésive. Ajouter les lanières de poulet et cuire de 4 à 5 minutes ou jusqu'à ce qu'elles soient dorées de toute part. Retirer le poulet et réserver.

2. Dans la même poêle, chauffer le reste de l'huile à feu moyen-élevé. Ajouter les carottes et les poivrons puis cuire pendant 3 minutes. Ajouter la pâte de cari et cuire, en remuant, pendant 1 minute ou jusqu'à ce que les ingrédients soient bien mélangés.

3. Remettre le poulet dans la poêle. Incorporer le bouillon, l'ail et le poivre puis porter à ébullition. Réduire le feu et laisser mijoter de 5 à 6 minutes ou jusqu'à ce que le poulet soit à point et que les légumes soient à la fois tendres et croquants.

4. Dans un petit bol, fouetter ensemble l'eau et la fécule de maïs. Ajouter au contenu de la poêle. Cuire à feu moyen pendant 1 minute ou 2 ou jusqu'à épaississement de la sauce.

Portions selon le Guide

PRODUITS CÉRÉALIERS	LÉGUMES ET FRUITS
	1
	1
PRODUITS LAITIERS	VIANDES ET SUBSTITUTS

Valeur nutritionnelle

PAR PORTION			
Calories	183	Glucides	6,9 g
Protéines	23,1 g	Fibres alimentaires	1,2 g
Matières grasses	6,7 g	Sodium	193 mg

Excellente source de vitamine A, de vitamine C, de niacine et de vitamine B_6. **Bonne** source de vitamine B_{12}.

Hamburgers de dindon piquants

Joanne Saunders
SURREY, COLOMBIE-BRITANNIQUE

PRÉCHAUFFER LE BARBECUE OU LE GRILLOIR DU FOUR

Ces hamburgers au dindon changent agréablement des hamburgers au bœuf habituels.

CONSEIL

Après avoir badigeonné la viande crue de sauce, prenez soin de ne plus laisser le pinceau entrer en contact avec de la viande cuite, car celle-ci serait alors contaminée par des bactéries dommageables.

On prend de l'avance

Quand vous avez le temps, doublez ou triplez les quantités de la recette. Congelez les fricadelles supplémentaires crues. Elles se garderont trois mois au congélateur.

On prend un repas complet

Servez ces hamburgers avec de la laitue, des tomates et les garnitures habituelles. Comme accompagnement, essayez les FRITES DE PATATES DOUCES (voir la recette à la page 97) ou la SALADE DE POULET ET DE HARICOTS (voir la recette à la page 81). Terminez le repas par des cornets de crème glacées.

Sauce

125 ml	ketchup	1/2 tasse
15 ml	vinaigre	1 c. à table
15 ml	sauce Worcestershire	1 c. à table
2	gousses d'ail émincées	2
1 à 2 ml	flocons de piment rouge broyés	1/4 à 1/2 c. à thé
1 ml	sauce piquante au piment	1/4 c. à thé
1 ml	poivre noir	1/4 c. à thé

Fricadelles

500 g	dindon haché	1 lb
75 ml	flocons d'avoine à cuisson rapide	1/3 tasse
4	gros pains à hamburger ouverts	4

1. Préparation de la sauce : Dans un petit bol, mélanger le ketchup, le vinaigre, la sauce Worcestershire, l'ail, les flocons de piment, la sauce piquante et le poivre. Réserver.

2. Préparation des fricadelles : Dans un grand bol, mélanger le dindon et les flocons d'avoine. Ajouter la moitié de la sauce et bien mélanger. Former à partir de la pâte quatre grandes fricadelles.

3. Faire griller les fricadelles sur le gril graissé ou au four, à 15 cm (6 po) du grilloir, de 5 à 7 minutes de chaque côté. Après avoir retourné les fricadelles, les badigeonner avec la sauce restante.

Portions selon le Guide

PRODUITS CÉRÉALIERS	LÉGUMES ET FRUITS
2 1/2	
	1
PRODUITS LAITIERS	VIANDES ET SUBSTITUTS

Valeur nutritionnelle

PAR PORTION			
Calories	416	Glucides	46,7 g
Protéines	26,8 g	Fibres alimentaires	2,6 g
Matières grasses	13,5 g	Sodium	832 mg

Excellente source de niacine, d'acide folique, de fer et de zinc. **Bonne** source de thiamine, de riboflavine et de vitamine B$_6$. Source **moyenne** de fibres alimentaires.

Kelly Husband
VANCOUVER,
COLOMBIE-BRITANNIQUE

Donne 6 portions

Paella au poulet et aux crevettes

Ne vous laissez pas décourager par la longue liste d'ingrédients. Ce plat préparé dans une seule et même casserole s'exécute en un tournemain, ce qui le rend parfait pour un repas entre amis. Kelly dispose de peu de temps, car elle étudie en nutrition à l'Université de la Colombie-Britannique.

Variation

Vous pouvez remplacer les crevettes par 250 g (8 oz) de saucisse italienne (piquante ou douce) cuite et découpée en rondelles. Ajoutez-les à la troisième étape de la recette, au moment où vous remettez le poulet dans la poêle. Rappelez-vous toutefois que l'emploi de saucisse augmentera la teneur en matières grasses du plat. Pour un plat tout au poulet, remplacez les crevettes par le poids équivalent de poulet. Ou bien, essayez une combinaison de poulet, de crevettes et de saucisse.

15 ml	huile d'olive	1 c. à table
375 g	poitrines de poulet désossées, sans la peau, découpées en lanières	12 oz
125 ml	oignons hachés	1/2 tasse
10 ml	ail émincé	2 c. à thé
1	boîte de 284 ml (10 oz) de bouillon de poulet	1
300 ml	eau	1 1/4 tasse
1	boîte de 540 ml (19 oz) de tomates étuvées, avec leur jus	1
300 ml	riz à grains longs, non cuit	1 1/4 tasse
5 ml	origan séché	1 c. à thé
2 ml	paprika	1/2 c. à thé
1 ml	sel	1/4 c. à thé
1 ml	poivre noir	1/4 c. à thé
1 ml	curcuma moulu *ou* safran émietté	1/4 c. à thé
250 ml	poivrons rouges coupés en julienne	1 tasse
250 ml	pois mange-tout parés et coupés en bouchées *ou* petits pois surgelés	1 tasse
250 g	grosses crevettes cuites (environ 15)	8 oz

1. Faire chauffer 10 ml (2 c. à thé) d'huile à feu moyen-élevé dans une grande poêle antiadhésive. Y cuire le poulet jusqu'à ce qu'il soit doré et qu'il ait perdu sa couleur rosée à l'intérieur. Retirer de la poêle et réserver.

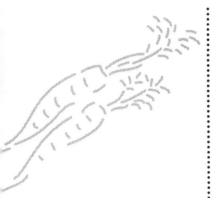

2. Réchauffer le reste de l'huile à feu moyen-élevé dans la même poêle. Y mettre les oignons. Réduire le feu à moyen et cuire les oignons de 3 à 4 minutes ou jusqu'à ce qu'ils aient fondu, mais sans dorer. Ajouter l'ail, le bouillon, l'eau, les tomates, le riz, l'origan, le paprika, le sel, le poivre et le curcuma. Porter à ébullition. Réduire le feu et laisser mijoter à couvert pendant 15 minutes.

3. Ajouter les poivrons rouges et laisser mijoter à couvert de 4 à 5 minutes ou jusqu'à ce que le riz soit tendre. Incorporer les pois mange-tout, le poulet cuit et les crevettes. Laisser mijoter à découvert de 2 à 3 minutes ou jusqu'à ce que le tout soit bien chaud.

On prend un repas complet

Tout ce dont vous avez besoin pour faire de cette paella un repas complet, c'est une portion d'un aliment du groupe des produits laitiers.

Portions selon le Guide

PRODUITS CÉRÉALIERS	LÉGUMES ET FRUITS
1 ½	1 ½
	1
PRODUITS LAITIERS	VIANDES ET SUBSTITUTS

Valeur nutritionnelle

PAR PORTION			
Calories	317	Glucides	40,4 g
Protéines	27,6 g	Fibres alimentaires	2,3 g
Matières grasses	4,6 g	Sodium	775 mg

Excellente source de vitamine C, de niacine, de vitamine B_6 et de vitamine B_{12}. **Bonne** source de fer, de zinc et de vitamine A. Source **moyenne** de fibres alimentaires.

Donne 6 portions

Pâté de dindon

Proposé par les Producteurs laitiers du Canada

PRÉCHAUFFER LE FOUR À 200 °C (400 °F)
PLAT D'UNE CAPACITÉ DE 3 L (12 TASSES), ALLANT AU FOUR ET GRAISSÉ

Rien ne bat un bon pâté de dindon ou de poulet pour utiliser des restes de volaille. Si vous n'avez pas de restes sous la main, achetez un poulet rôti à l'épicerie ou faites rôtir vous-même une poitrine de dindon : choisissez une poitrine de dindon de 1 kg (2 lb), avec l'os, et faites-la rôtir dans un four chauffé à 180 °C (350 °F) de 70 à 80 minutes ou jusqu'à ce que les jus qui s'en écoulent quand on la pique soient transparents ou que le thermomètre interne marque 77 °C (170 °F). Réfrigérez sans attendre. La dindon cuit se garde trois jours.

45 ml	beurre	3 c. à table
500 ml	champignons tranchés	2 tasses
50 ml	farine	1/4 tasse
250 ml	bouillon de poulet	1 tasse
500 ml	lait	2 tasses
25 ml	xérès (facultatif)	2 c. à table
2 ml	thym moulu	1/2 c. à thé
2 ml	sauge moulue	1/2 c. à thé
2 ml	sel	1/2 c. à thé
750 ml	poitrine de dindon cuite, découpée en dés	3 tasses
1 l	mélange de légumes surgelé	4 tasses
	poivre noir du moulin	

Croûte

375 ml	préparation pour biscuits	1 1/2 tasse
5 ml	persil séché	1 c. à thé
105 ml	lait	7 c. à table

1. Faire fondre 15 ml (1 c. à table) de beurre à feu moyen dans une grande casserole. Ajouter les champignons et cuire de 4 à 5 minutes ou jusqu'à ce que tout le liquide se soit évaporé, mais sans laisser brunir. Ajouter le reste de beurre au contenu de la casserole. Incorporer la farine et bien mélanger. En battant au fouet, incorporer le bouillon, le lait et, si on en utilise, le xérès. Incorporer le thym, la sauge et le sel. Porter à ébullition. Réduire le feu à faible et cuire, en remuant constamment, de 3 à 5 minutes ou jusqu'à épaississement de la sauce. Retirer du feu.

2. Incorporer le dindon et les légumes surgelés. Poivrer au goût. Déposer dans le plat préparé.

3. Préparation de la croûte : Mélanger la préparation à biscuits et le persil dans un bol puis y incorporer 75 ml (6 c. à table) de lait. Former une boule avec la pâte, en ajoutant un peu de préparation à biscuits au besoin pour la rendre maniable. Sur une surface légèrement farinée, abaisser la pâte pour obtenir un disque correspondant à la dimension du plat allant au four. Placer l'abaisse sur la garniture. Pratiquer une ouverture au centre du disque. Badigeonner des 15 ml (1 c. à table) de lait restants.

4. Cuire au four préchauffé de 35 à 40 minutes ou jusqu'à ce que la pâte soit dorée et que le pâté soit fumant.

On prend un repas complet

Ce magnifique pâté, qui réunit des aliments des quatre groupes, est un repas complet en soi.

Portions selon le Guide

PRODUITS CÉRÉALIERS	LÉGUMES ET FRUITS
1 ½	1 ½
¼	1
PRODUITS LAITIERS	VIANDES ET SUBSTITUTS

Valeur nutritionnelle

PAR PORTION			
Calories	434	Glucides	45,1 g
Protéines	31,5 g	Fibres alimentaires	5,3 g
Matières grasses	14,2 g	Sodium	808 mg

Excellente source de fer, de zinc, de vitamine A, de riboflavine, de niacine et de vitamine B_6. **Bonne** source de calcium, de thiamine, d'acide folique et de vitamine B_{12}. **Riche** en fibres alimentaires.

Donne 8 portions

Marcella Maclellan
NEW GLASGOW,
NOUVELLE-ÉCOSSE

P

Poulet exotique au gingembre et au cumin

On prend un repas complet

Servez ce poulet sur du riz basmati avec un RAÏTA DE CONCOMBRE (voir la recette à la page 85) rafraîchissant et crémeux, des papadums ou un pain nan.

Brocoli minute au micro-ondes

Mettre 500 g (1 lb) de brocoli, tiges orientées vers l'extérieur, dans un plat rond résistant au micro-ondes, et mouiller de 15 ml (1 c. à table) d'eau. Couvrir d'une pellicule de plastique percée et cuire à intensité élevée de 5 à 6 minutes. Laisser reposer pendant 2 minutes.

15 ml	huile végétale	1 c. à table
1 kg	poitrines de poulet désossées, sans la peau, découpées en bouchées	2 lb
10 ml	ail émincé	2 c. à thé
125 ml	oignon haché	1/2 tasse
15 ml	gingembre haché finement *ou* 2 ml (1/2 c. à thé) de gingembre moulu	1 c. à table
1 à 2 ml	piment de Cayenne	1/4 à 1/2 c. à thé
5 ml	coriandre moulue	1 c. à thé
5 ml	cumin moulu	1 c. à thé
5 ml	curcuma moulu	1 c. à thé
125 ml	bouillon de poulet	1/2 tasse
1	boîte de 540 ml (19 oz) de tomates étuvées	1
25 ml	pâte de tomate	2 c. à table
10 ml	sucre granulé	2 c. à thé
2 ml	sel	1/2 c. à thé
175 ml	yogourt nature réduit en gras	3/4 tasse
25 ml	coriandre fraîche hachée (facultative)	2 c. à table

1. Chauffer 10 ml (2 c. à thé) d'huile à feu moyen-élevé dans une grande casserole ou un faitout. Y cuire la moitié du poulet pendant 2 ou 3 minutes ou jusqu'à ce qu'il soit doré. Retirer de la poêle et réserver. Procéder de même avec le reste du poulet.
2. Verser le reste de l'huile dans la poêle et y ajouter l'ail, l'oignon et le gingembre. Réduire le feu à moyen et cuire, en remuant sans arrêt, de 4 à 5 minutes ou jusqu'à ce que les légumes aient ramolli, mais sans les laisser brunir. Incorporer le piment de Cayenne, la coriandre, le cumin et le curcuma. Faire sauter pendant 1 minute ou jusqu'à ce que les épices dégagent un parfum agréable.
3. Incorporer le bouillon, les tomates, la pâte de tomate, le sucre et le sel. Remettre le poulet dans la poêle. Porter à ébullition, réduire le feu et laisser mijoter pendant 5 minutes ou jusqu'à ce que le poulet soit à point.
4. Incorporer le yogourt et la coriandre, si on en utilise. Laisser mijoter à feu très doux pendant 1 minute ou 2.

Portions selon le Guide

PRODUITS CÉRÉALIERS	LÉGUMES ET FRUITS
	1
	1
PRODUITS LAITIERS	VIANDES ET SUBSTITUTS

Valeur nutritionnelle

PAR PORTION			
Calories	193	Glucides	9,9 g
Protéines	28,4 g	Fibres alimentaires	1,2 g
Matières grasses	4,2 g	Sodium	454 mg

Excellente source de niacine et de vitamine B_6. **Bonne** source de vitamine B_{12}.

Donne 4 portions — Hamburgers de poisson

Diana Stenlund-Moffat, Dt. P.
BRUCE MINES, ONTARIO

PRÉCHAUFFER LE FOUR À 190 °C (375 °F)
PLAQUE À BISCUITS GRAISSÉE

Ces hamburgers sont assez nourrissants ; servez-les donc accompagnés de quelque chose de léger. Pour les jeunes enfants, une moitié de hamburger sera sans doute amplement suffisante.

Données nutritionnelles

Les sandwiches ou hamburgers de poisson frits servis dans les établissements de restauration rapide débordent de gras ; certains en contiennent plus de deux fois plus qu'un hamburger au fromage ! La teneur en matières grasses de ces hamburgers de poisson est cependant la même que celle d'un hamburger nature.

Variation

« Hamburgers de poulet » : Remplacer le poisson par 1,5 kg (3 lb) de poulet sans la peau. Préparer la panure comme pour les filets de poisson, mais cuire au four préchauffé de 30 à 35 minutes ou jusqu'à ce que les jus qui s'échappent du poulet quand on le pique à la fourchette soient transparents.

On prend un repas complet

Servez les hamburgers accompagnés de crudités et de Trempette au yogourt et aux fines herbes (voir la recette à la page 50).

Panure

250 ml	flocons de maïs « Corn Flakes » écrasés	1 tasse
2 ml	poudre d'ail	1/2 c. à thé
2 ml	moutarde sèche	1/2 c. à thé
1 ml	poivre noir	1/4 c. à thé

Filets de poisson

1	œuf	1
15 ml	eau	1 c. à table
500 g	filets de poisson frais ou surgelés (sole, perche ou flétan), épongés	1 lb

Sauce tartare piquante

50 ml	cornichon sucré *ou* relish de cornichon à l'aneth	1/4 tasse
25 ml	mayonnaise légère	2 c. à table
1 ml	raifort	1/4 c. à thé
4	petits pains de type « sous-marin », ouverts	4
4	feuilles de laitue	4
2	tomates de taille moyenne tranchées	2

1. Préparation de la panure : Mélanger les flocons de maïs, la poudre d'ail, la moutarde et le poivre dans un sac de plastique résistant.

2. Préparation des croquettes : Battre légèrement ensemble l'œuf et l'eau dans un bol peu profond. Tremper les filets de poisson dans l'œuf et les mettre, un à la fois, dans le sac de plastique. Enrober de panure en agitant délicatement. Déposer sur la plaque à biscuits. Cuire le poisson au four préchauffé de 10 à 15 minutes ou jusqu'à ce que sa chair soit opaque et qu'elle s'effeuille facilement.

3. Préparation de la sauce tartare piquante : Dans un petit bol, mélanger la relish, la mayonnaise et le raifort.

4. Assemblage : Tartiner la sauce tartare sur les petits pains, y déposer les filets de poisson puis garnir de laitue et de tomate.

Portions selon le Guide

PRODUITS CÉRÉALIERS	LÉGUMES ET FRUITS
3 1/2	1/2
	1

PRODUITS LAITIERS	VIANDES ET SUBSTITUTS

Valeur nutritionnelle

PAR PORTION			
Calories	503	Glucides	71,7 g
Protéines	31,9 g	Fibres alimentaires	3,4 g
Matières grasses	9,5 g	Sodium	894 mg

Excellente source de thiamine, de niacine, de vitamine B_6, d'acide folique, de vitamine B_{12} et de fer. **Bonne** source de riboflavine et de zinc. Source **moyenne** de fibres alimentaires.

Marilena Rutka
TORONTO, ONTARIO

Filets de poisson au parmesan et aux fines herbes

Ce plat élégant fait partie du répertoire de Marilena. Pour des raisons de commodité et de rapidité, nous prenons ici des filets de poisson surgelés. Marilena, elle, choisit des filets de poisson plus épais, comme le saumon ou le flétan, et prolonge le temps de cuisson de 5 minutes environ.

PRÉCHAUFFER LE FOUR À 200 °C (400 °F)

PLAT D'UNE CAPACITÉ DE 2 L (11 SUR 7 PO), ALLANT AU FOUR ET GRAISSÉ

1	emballage de 500 g (1 lb) de filets de poisson surgelés, décongelés et épongés	1
50 ml	mayonnaise légère	1/4 tasse
50 ml	parmesan râpé	1/4 tasse
25 ml	oignons verts hachés	2 c. à table
15 ml	piment type Jamaïque haché *ou* poivron rouge haché	1 c. à table
	piment de Cayenne au goût	
125 ml	chapelure sèche	1/2 tasse
2 ml	basilic séché	1/2 c. à thé
	poivre noir au goût	

CONSEIL

Remplacez le basilic séché par 15 à 25 ml (1 à 2 c. à table) de basilic frais haché.

Il est important d'utiliser de la chapelure sèche, car la chapelure fraîche rendrait le poisson pâteux.

1. Déposer les filets de poisson en une seule couche au fond du plat préparé. Réserver.

2. Dans un petit bol, remuer ensemble la mayonnaise, le parmesan, les oignons, le piment type Jamaïque et le piment de Cayenne. Tartiner la préparation uniformément sur les filets.

3. Dans un autre bol, mélanger la chapelure, le basilic et le poivre. Saupoudrer le poisson de ce mélange. Cuire au four préchauffé de 10 à 12 minutes ou jusqu'à ce qu'il soit opaque et que la chair s'effeuille aisément.

Données nutritionnelles

Les filets de poisson de couleur pâle, comme l'aiglefin, le flétan, la sole et la morue, sont généralement moins gras que les poissons à chair foncée, tels que le saumon, le maquereau, le thon, le hareng et la truite arc-en-ciel.

On prend un repas complet

Servez ce poisson avec des ÉPINARDS SAUTÉS AUX PIGNONS (voir la recette à la page 99) et des pommes de terre nouvelles bouillies. Comme dessert, prenez une TOURTE AUX PÊCHES (voir la recette à la page 169).

Portions selon le Guide

PRODUITS CÉRÉALIERS	LÉGUMES ET FRUITS
1/2	
	1
PRODUITS LAITIERS	VIANDES ET SUBSTITUTS

Valeur nutritionnelle

PAR PORTION			
Calories	216	Glucides	11,9 g
Protéines	23,3 g	Fibres alimentaires	0,3 g
Matières grasses	7,8 g	Sodium	383 mg

Excellente source de niacine et de vitamine B_{12}. **Bonne** source de vitamine B_6.

Pâtes avec sauce blanche aux palourdes

Mary Anne Pucovsky
AILSA CRAIG, ONTARIO

« Ce plat de pâtes est vite préparé et délicieux », affirme Mary Anne. Elle recommande de préparer la sauce d'abord et de cuire les pâtes juste avant de servir, car les cappellini cuisent très rapidement.

CONSEIL

Les palourdes fraîches sont superbes dans ce plat. Vous pouvez remplacer les palourdes en conserve par 500 ml (2 tasses) de palourdes fraîches décoquillées. Au lieu du jus de palourde réservé, prenez 175 ml (³/₄ tasse) de bouillon de poisson ou de légumes.

Données nutritionnelles

Dans les recettes, essayez de remplacer la crème par du lait évaporé : il est plus faible en matières grasses et plus riche en calcium. Il est toujours bon d'en avoir une boîte en réserve dans le garde-manger.

Variation

Pour introduire de la variété, préparez ces pâtes avec de la sauce de palourdes rouge. Il suffit d'ajouter 250 ml (1 tasse) de tomates hachées à la sauce à la fin de la première étape.

15 ml	huile d'olive	1 c. à table
50 ml	oignons hachés	¹/₄ tasse
500 ml	champignons tranchés	2 tasses
10 ml	farine	2 c. à thé
75 ml	vin blanc sec	¹/₃ tasse
2	boîtes de 142 g (5 oz) de palourdes égouttées ; on réserve 175 ml (³/₄ tasse) de jus	2
5 ml	ail émincé	1 c. à thé
1	boîte de 160 ml (5 ¹/₂ oz) de lait évaporé 2 %	1
0,5 ml	muscade moulue	¹/₈ c. à thé
250 g	cappellini *ou* vermicelles	8 oz
25 ml	persil frais haché *ou* 10 ml (2 c. à thé) de persil séché	2 c. à table
	poivre noir	

1. Chauffer l'huile à feu moyen-élevé dans une grande poêle antiadhésive. Y faire sauter les oignons et les champignons de 5 à 6 minutes ou jusqu'à ce qu'ils aient ramolli et que le liquide se soit évaporé. Saupoudrer de farine et bien mélanger. Ajouter le vin, le jus de palourde réservé et l'ail puis porter à ébullition. Réduire le feu et laisser mijoter de 2 à 3 minutes ou jusqu'à ce que le liquide ait épaissi. Incorporer les palourdes, le lait concentré et la muscade. Laisser mijoter pendant 1 minute ou 2 ou jusqu'à ce que le tout soit bien chaud.

2. Au moment de servir, cuire les pâtes selon les instructions du fabricant ou jusqu'à ce qu'elles soient *al dente*. Laisser égoutter. Incorporer à la sauce. Garnir de persil puis poivrer au goût.

On prend un repas complet

Servez avec une salade verte et votre vinaigrette préférée.

Portions selon le Guide

PRODUITS CÉRÉALIERS	LÉGUMES ET FRUITS
2	¹/₂
¹/₄	1
PRODUITS LAITIERS	VIANDES ET SUBSTITUTS

Valeur nutritionnelle

PAR PORTION			
Calories	412	Glucides	54,4 g
Protéines	29,5 g	Fibres alimentaires	3,2 g
Matières grasses	6,8 g	Sodium	227 mg

Excellente source de fer, de zinc, de thiamine, de riboflavine, de niacine et d'acide folique. **Bonne** source de calcium, de vitamine A et de vitamine C. Source **moyenne** de fibres alimentaires.

Donne 2 portions

N. Schneider
WINNIPEG, MANITOBA

Filets de poisson aux pommes de terre et aux asperges

Cet élégant repas pour deux est la simplicité même. Tout se prépare dans le cuit-vapeur et est prêt en moins de 15 minutes.

Remplacez les herbes séchées par 5 à 10 ml (1 à 2 c. à thé) d'herbes fraîches au goût.

Si les asperges ne sont pas de saison, prenez des haricots verts à la place.

Données nutritionnelles

La cuisson à la vapeur est une façon efficace et rapide de préparer le poisson, tout en s'épargnant le gras. Cette méthode donne de bons résultats aussi avec les légumes, qui restent croquants et conservent leur valeur alimentaire.

On prend un repas complet

Faites suivre ce plat d'un GÂTEAU À L'AVOINE ET AUX DATTES AVEC GLAÇAGE AU MOKA (voir la recette à la page 163) et d'un verre de lait.

250 ml	petites pommes de terre nouvelles coupées en quatre	1 tasse
250 ml	asperges coupées en bouts de 2,5 cm (1 po)	1 tasse
2	filets de poisson de 125 g (4 oz), d'environ 2,5 cm (1 po) d'épaisseur	2
75 ml	tomates coupées en julienne, de préférence des Roma	1/3 tasse
1 à 2 ml	basilic *ou* estragon séché	1/4 à 1/2 c. à thé
	poivre noir au goût	
5 ml	beurre	1 c. à thé
5 ml	jus de citron	1 c. à thé
	sel	

1. Mettre les pommes de terre dans un grand cuit-vapeur rempli d'eau bouillante. Couvrir et étuver de 8 à 10 minutes ou jusqu'à ce que les pommes de terre commencent à ramollir sans être tout à fait cuites.

2. Placer les asperges sur les pommes de terre. Mettre les filets de poisson sur les asperges. Terminer par les tomates qu'on saupoudre de basilic et de poivre. Couvrir et laisser étuver le poisson de 5 à 6 minutes ou jusqu'à ce que sa chair soit opaque et qu'elle s'effeuille aisément. Parsemer de noix de beurre, couvrir et laisser étuver pendant 30 secondes ou jusqu'à ce que le beurre ait fondu. Arroser de jus de citron. Saler au goût.

Portions selon le Guide

PRODUITS CÉRÉALIERS	LÉGUMES ET FRUITS
	2
	1
PRODUITS LAITIERS	VIANDES ET SUBSTITUTS

Valeur nutritionnelle

PAR PORTION			
Calories	183	Glucides	14,5 g
Protéines	24,8 g	Fibres alimentaires	2,5 g
Matières grasses	3,0 g	Sodium	110 mg

Excellente source de niacine, de vitamine B_6, d'acide folique et de vitamine B_{12}. **Bonne** source de fer et de vitamine C. Source **moyenne** de fibres alimentaires.

Donne 2 portions

Saumon avec légumes rôtis

Lynn Roblin, Dt. P.

PRÉCHAUFFER LE FOUR À 220 °C (425 °F)
PLAT D'UNE CAPACITÉ DE 2 L (11 SUR 7 PO), ALLANT AU FOUR

15 ml	huile d'olive	1 c. à table
10 ml	ail émincé	2 c. à thé
10 ml	thym séché	2 c. à thé
250 ml	patates douces pelées et coupées en dés	1 tasse
250 ml	courgettes *ou* poivrons rouges coupés en dés	1 tasse
250 ml	pommes de terre *ou* panais, pelés et coupés en dés	1 tasse
25 ml	jus de citron	2 c. à table
1 ml	poivre noir	¼ c. à thé
1	queue de saumon de 250 à 375 g (8 à 12 oz), épongée	1

1. Dans un petit bol, mélanger l'huile d'olive, l'ail et 5 ml (1 c. à thé) du thym. Mettre la patate douce, la courgette et le panais dans le plat allant au four, arroser du mélange à base d'huile et remuer pour enrober. Étendre les légumes sans qu'ils se chevauchent et faire rôtir au four préchauffé pendant 15 minutes.

2. Dans le bol utilisé pour l'huile, mélanger le reste du thym, le jus de citron et le poivre. Badigeonner le saumon de ce mélange.

3. Retirer les légumes du four et remuer. Mettre le saumon, côté peau vers le bas, sur les légumes. Cuire le poisson au four de 10 à 15 minutes ou jusqu'à ce que sa chair soit opaque et qu'elle s'effeuille aisément. Retirer la peau du saumon avant de servir.

On prend un repas complet

Servez ce saumon accompagné de riz brun ou de Couscous minute (voir la recette à la page 118). Terminez le repas par un yogourt glacé.

Portions selon le Guide

PRODUITS CÉRÉALIERS	LÉGUMES ET FRUITS
	3
	1
PRODUITS LAITIERS	VIANDES ET SUBSTITUTS

Valeur nutritionnelle

PAR PORTION			
Calories	415	Glucides	34,4 g
Protéines	25,3 g	Fibres alimentaires	5,1 g
Matières grasses	20,0 g	Sodium	84 mg

Excellente source de vitamine A, de vitamine C, de thiamine, de niacine, de vitamine B$_6$, d'acide folique et de vitamine B$_{12}$. **Bonne** source de riboflavine et de fer. **Riche** en fibres alimentaires.

Couscous aux crevettes et aux moules

Johanne Trépanier
BROMONT, QUÉBEC

Voici un plat aussi délicieux que simple, selon les dires de Johanne. Le couscous est un accompagnement parfait, prêt en quelques minutes seulement!

CONSEIL

On doit rincer les moules plusieurs fois à l'eau froide pour les débarrasser de tout leur sable.

Examinez les moules avant la cuisson et jetez toutes celles qui sont brisées ou qui ne se referment pas : les manger comporterait des risques. De même, après la cuisson, jetez toutes les moules qui ne se sont pas ouvertes.

15 ml	huile d'olive	1 c. à table
250 ml	poireaux tranchés, parties vertes et blanches	1 tasse
125 ml	carottes coupées en dés	1/2 tasse
1	boîte de 540 ml (19 oz) de tomates étuvées	1
5 ml	ail émincé	1 c. à thé
250 ml	poivrons verts découpés en lanières	1 tasse
500 g	moules fraîches nettoyées	1 lb
375 ml	couscous à cuisson rapide	1 1/2 tasse
12	grosses crevettes cuites	12

1. Chauffer l'huile à feu moyen-élevé dans une grande casserole ou un faitout. Y faire sauter les poireaux pendant 2 ou 3 minutes. Ajouter les carottes, les tomates et l'ail puis porter à ébullition. Couvrir, réduire le feu et laisser mijoter pendant 10 minutes.

2. Ajouter les lanières de poivron vert et les moules. Cuire à couvert pendant 5 minutes ou jusqu'à ce que les moules se soient ouvertes. Jeter toute moule qui resterait fermée.

3. Pendant ce temps, cuire le couscous suivant les instructions du fabricant.

4. Ajouter les crevettes au mélange à base de moules et cuire pendant 2 minutes ou jusqu'à ce que le tout soit bien chaud. Servir sur un lit de couscous.

On prend un repas complet

Terminez votre repas par des petits fruits et de la crème glacée.

Portions selon le Guide

Produits céréaliers	Légumes et fruits
2	2 1/2
	1/2
Produits laitiers	Viandes et substituts

Valeur nutritionnelle

PAR PORTION			
Calories	390	Glucides	68,8 g
Protéines	18 g	Fibres alimentaires	5,7 g
Matières grasses	5 g	Sodium	489 mg

Excellente source de fer, de vitamine C, de vitamine A, de niacine, d'acide folique et de vitamine B_{12}. **Bonne** source de zinc, de thiamine et de vitamine B_6. **Riche** en fibres alimentaires.

Spaghettini au thon, aux olives et aux câpres

Donne 4 portions

Laurie A. Wadsworth, Dt. P.
ANTIGONISH, NOUVELLE-ÉCOSSE

CONSEIL

Si vous utilisez une sauce pour pâtes alimentaires commerciale dans cette recette, vous devez savoir qu'elle élèvera votre consommation de sodium.

250 à 375 g	spaghettini	8 à 12 oz
10 ml	huile d'olive	2 c. à thé
125 ml	oignons hachés	1/2 tasse
5	anchois (facultatifs)	5
750 ml	SAUCE PIQUANTE AUX TOMATES (voir la recette à la page 150) *ou* sauce pour pâtes alimentaires commerciale	3 tasses
1	boîte de 170 g (6 oz) de thon égoutté	1
125 ml	olives noires tranchées	1/2 tasse
25 ml	câpres égouttées	2 c. à table
50 ml	basilic frais haché *ou* 5 ml (1 c. à thé) de basilic séché	1/4 tasse

1. Cuire les pâtes à l'eau bouillante dans une grande casserole jusqu'à ce qu'elles soient *al dente*. Laisser égoutter.

2. Chauffer l'huile à feu moyen-élevé dans une grande poêle antiadhésive. Y faire sauter les oignons pendant 3 ou 4 minutes ou jusqu'à ce qu'ils aient ramolli. Ajouter les anchois, si on en utilise, et cuire pendant 1 minute ou 2 ou jusqu'à ce qu'ils se soient défaits.

3. Incorporer la sauce piquante aux tomates, le thon, les olives et les câpres. Porter à ébullition. Réduire le feu et laisser mijoter pendant 5 minutes. Incorporer le basilic et laisser cuire pendant 1 minute. Servir la sauce sur les pâtes.

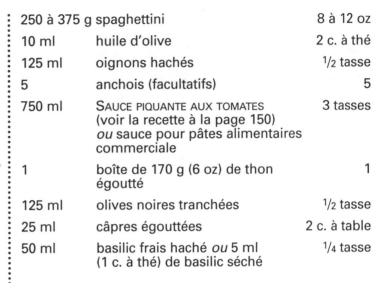

On prend un repas complet

Ce plat de pâtes est presque complet. Il ne lui manque qu'un verre de lait.

Portions selon le Guide

PRODUITS CÉRÉALIERS	LÉGUMES ET FRUITS
2	2 1/2
	1/2
PRODUITS LAITIERS	VIANDES ET SUBSTITUTS

Valeur nutritionnelle

PAR PORTION			
Calories	390	Glucides	60,6 g
Protéines	19,0 g	Fibres alimentaires	6,5 g
Matières grasses	8,8 g	Sodium	491 mg

Excellente source de vitamine C, de thiamine, de riboflavine, de niacine, d'acide folique, de vitamine B_6, de vitamine B_{12} et de fer. **Bonne** source de vitamine A et de zinc. **Très riche** en fibres alimentaires.

Donne 4 portions
Cocotte de thon et de riz

Marilyn Townshend
SOURIS,
ÎLE-DU-PRINCE-ÉDOUARD

P

PRÉCHAUFFER LE FOUR À 180 °C (350 °F)
PLAT D'UNE CAPACITÉ DE 2 L (8 PO), ALLANT AU FOUR ET GRAISSÉ

Voici un mets délicieux, prêt en moins de dix minutes, qui change de l'habituelle casserole de pâtes au thon. Ce plat est tellement simple que même les grands enfants et les adolescents peuvent s'y risquer. Les enfants plus jeunes peuvent vous donner un coup de main en râpant le fromage et en préparant la laitue.

1	boîte de 284 ml (10 oz) de crème de champignons	1
300 ml	riz instantané	1 ¼ tasse
250 ml	lait	1 tasse
125 ml	eau	½ tasse
1	boîte de 170 g (6 oz) de thon conservé dans l'eau, égoutté	1
250 ml	petits pois surgelés	1 tasse
50 ml	oignons hachés finement	¼ tasse
5 ml	jus de citron	1 c. à thé
	poivre noir au goût	
125 ml	cheddar râpé	½ tasse
	paprika au goût	

Pour accélérer les choses

Si vous n'avez pas le temps de préparer une salade, achetez des laitues prêtes-à-manger au supermarché.

Données nutritionnelles

Pour réduire la quantité de matières grasses, achetez du thon conservé dans l'eau et non dans l'huile végétale.

Au lieu de la crème de champignons ordinaire, essayez la variété réduite en gras.

1. Dans un grand bol, mélanger la soupe, le riz, le lait, l'eau, le thon, les petits pois, les oignons, le jus de citron et le poivre. Verser dans le plat préparé. Garnir de fromage et saupoudrer de paprika. Cuire au four préchauffé de 30 à 35 minutes ou jusqu'à ce que le plat soit bouillonnant et que le riz soit tendre.

On prend un repas complet

Servez ce plat avec une salade verte et votre vinaigrette préférée.

Portions selon le Guide

PRODUITS CÉRÉALIERS	LÉGUMES ET FRUITS
1	½
½	½
PRODUITS LAITIERS	VIANDES ET SUBSTITUTS

Valeur nutritionnelle

PAR PORTION			
Calories	330	Glucides	35,1 g
Protéines	19,4 g	Fibres alimentaires	2,2 g
Matières grasses	12,1 g	Sodium	874 mg

Excellente source de niacine et de vitamine B_{12}. **Bonne** source de calcium, de zinc, de thiamine, de riboflavine et de vitamine B_6. Source **moyenne** de fibres alimentaires.

Cari de pois chiches

Donne 6 portions

Shannon Crocker, Dt. P.
HAMILTON, ONTARIO

Voici un plat végétarien vite fait et simple, qui convient aux personnes qui souhaitent augmenter leur consommation d'acide folique, de calcium et de fer.

CONSEIL

Ajoutez à ce cari n'importe quel autre légume, laissez aller votre imagination. Vous pouvez remplacer les pois chiches par des haricots noirs ou rouges.

Données nutritionnelles

Le tofu est un produit du soya de texture crémeuse et de couleur blanche, vendu en petits blocs. Il en existe différentes sortes : mou ou soyeux (pour les laits frappés, les vinaigrettes, les desserts), ferme ou semi-ferme. Choisissez celui qui convient à vos besoins. En soi, le tofu est très fade. Cependant, cuit avec d'autres ingrédients, il absorbe leurs saveurs comme par magie. Utilisez le tofu dans les soupes, les chilis, les pâtes et les trempettes.

Le tofu est riche en protéines et peut remplacer la viande. Toutefois, il contient aussi du gras. Une portion de 100 g (3 ½ oz) de tofu caillé au sulfate de calcium apporte 77 calories, 8 g de protéines, 5 g de gras et 162 mg de calcium.

10 ml	huile d'olive	2 c. à thé
125 ml	oignons hachés	½ tasse
15 ml	pâte de cari	1 c. à table
2	boîtes de 796 ml (28 oz) de tomates italiennes coupées en dés, avec leur jus	2
1	boîte de 540 ml (19 oz) de pois chiches, rincés et égouttés	1
250 ml	patates douces coupées en dés	1 tasse
15 ml	sucre granulé	1 c. à table
5 ml	ail émincé	1 c. à thé
250 ml	tofu ferme coupé en dés	1 tasse
500 ml	pak-choï tranché en lanières	2 tasses
500 ml	fleurons de brocoli	2 tasses
2 ml	poivre noir	½ c. à thé

1. Chauffer l'huile à feu moyen-élevé dans une grande casserole ou un faitout. Ajouter les oignons et cuire jusqu'à ce qu'ils aient ramolli. Incorporer la pâte de cari. Ajouter les tomates en boîte, les pois chiches, les patates douces, le sucre et l'ail puis porter à ébullition. Réduire le feu et laisser mijoter à couvert de 12 à 15 minutes ou jusqu'à ce que les patates douces soient tendres.

2. Incorporer le tofu, le pak-choï, le brocoli et le poivre. Cuire à découvert pendant 2 minutes ou jusqu'à ce que le brocoli soit à la fois tendre et croquant. Rectifier l'assaisonnement au goût (ajouter un peu de pâte de cari si l'on apprécie les mets piquants).

On prend un repas complet

Servez accompagné de pain de blé entier.

Portions selon le Guide

PRODUITS CÉRÉALIERS	LÉGUMES ET FRUITS
	4
	1
PRODUITS LAITIERS	VIANDES ET SUBSTITUTS

Valeur nutritionnelle

PAR PORTION			
Calories	229	Glucides	37,2 g
Protéines	10,9 g	Fibres alimentaires	6,5 g
Matières grasses	5,8 g	Sodium	592 mg

Excellente source de vitamine A, de vitamine C, d'acide folique et de vitamine B_6. **Bonne** source de calcium, de fer, de zinc, de thiamine et de niacine. **Très riche** en fibres alimentaires.

Pâtes crémeuses au brocoli

Donne 6 portions

Esther Murphy
SIDNEY, COLOMBIE-BRITANNIQUE

Voici peut-être enfin le plat qui convertira vos enfants en inconditionnels du brocoli.

Données nutritionnelles
Si vos enfants n'aiment pas les légumes, ne les forcez pas à en manger, mais n'abandonnez pas non plus ! Continuez à leur offrir différents légumes, par petites portions. Les goûts évoluent et, avec le temps, les enfants en viennent à accepter certains aliments.

On prend un repas complet

Terminez le repas par une CRÈME CARAMEL À L'ORANGE (voir la recette à la page 168).

375 g	penne *ou* macaroni *ou* autres pâtes	12 oz
750 ml	brocoli haché (frais ou surgelé)	3 tasses
15 ml	beurre *ou* margarine molle	1 c. à table
15 ml	farine	1 c. à table
375 ml	bouillon de poulet *ou* bouillon de légumes	1 ½ tasse
5 ml	ail émincé	1 c. à thé
1	paquet de 125 g (4 oz) de fromage à la crème à l'ail et aux fines herbes, léger	1
	poivre noir	
90 ml	parmesan	6 c. à table

1. Cuire les pâtes à l'eau bouillante dans une grande casserole jusqu'à ce qu'elles soient *al dente*, et en ajoutant le brocoli 3 minutes avant la fin de la cuisson. Laisser égoutter et réserver.

2. Pendant ce temps, faire fondre le beurre à feu moyen dans une casserole de taille moyenne. Ajouter la farine et mélanger. En battant au fouet, incorporer le bouillon. Ajouter l'ail et cuire, en remuant sans arrêt, de 4 à 5 minutes ou jusqu'à ce que la sauce ait épaissi. Retirer du feu, incorporer le fromage à la crème et laisser fondre. Poivrer au goût.

3. Remuer les pâtes et le brocoli dans la sauce. Garnir chaque portion de 15 ml (1 c. à table) de parmesan.

Portions selon le Guide

PRODUITS CÉRÉALIERS	LÉGUMES ET FRUITS
2	1
¼	
PRODUITS LAITIERS	VIANDES ET SUBSTITUTS

Valeur nutritionnelle

PAR PORTION			
Calories	334	Glucides	47,2 g
Protéines	13,9 g	Fibres alimentaires	3,5 g
Matières grasses	9,8 g	Sodium	438 mg

Excellente source de vitamine C, de thiamine, de riboflavine, de niacine et d'acide folique. **Bonne** source de fer et d'acide folique. Source **moyenne** de fibres alimentaires.

Donne 6 portions

Chili végétarien

Marilynn Small
Céréales Post
TORONTO, ONTARIO

Données nutritionnelles

Bon nombre d'adultes et d'enfants ne trouvent pas suffisamment de fibres alimentaires dans leur alimentation. Ils régleront leur problème en mangeant ce chili hypernutritif. Quand vous mangez des plats riches en fibres, n'oubliez pas de boire une quantité abondante d'eau afin que les fibres vous soient bénéfiques.

On prend un repas complet

Servez ce délicieux chili riche en fibres alimentaires accompagné d'une salade du jardin bien croquante et d'un sorbet au citron ou à la lime en guise de dessert.

15 ml	huile végétale	1 c. à table
1	oignon haché	1
1	poivron rouge haché	1
2	gousses d'ail émincées	2
1	branche de céleri hachée	1
15 à 25 ml	assaisonnement au chili	1 à 2 c. à table
10 ml	cumin moulu	2 c. à thé
1	boîte de 796 ml (28 oz) de tomates	1
1	boîte de 398 ml (14 oz) de haricots noirs ou rouges, rincés et égouttés	1
1	boîte de 355 ml (12 oz) de maïs en grains, égoutté	1
250 ml	céréale au son	1 tasse
750 ml	riz cuit	3 tasses
125 ml	cheddar râpé	½ tasse

1. Chauffer l'huile dans une grande casserole à feu moyen-élevé. Y cuire l'oignon, le poivron, l'ail et le céleri jusqu'à ce que ces légumes soient tendres. Incorporer l'assaisonnement au chili et le cumin puis laisser cuire pendant 1 minute.

2. Ajouter les tomates en les défaisant à la cuillère. Incorporer les haricots, le maïs et les céréales puis porter à ébullition. Réduire le feu, couvrir et laisser mijoter pendant 5 minutes. Servir sur un lit de riz, garni de fromage.

Portions selon le Guide

PRODUITS CÉRÉALIERS	LÉGUMES ET FRUITS
1 ½	2
	½
PRODUITS LAITIERS	VIANDES ET SUBSTITUTS

Valeur nutritionnelle

PAR PORTION			
Calories	366	Glucides	68,3 g
Protéines	13,7 g	Fibres alimentaires	10,4 g
Matières grasses	7,1 g	Sodium	638 mg

Excellente source de fer, de zinc, de vitamine C, de thiamine, de niacine, de vitamine B$_6$ et d'acide folique. **Bonne** source de vitamine A. **Très riche** en fibres alimentaires.

Donne 4 portions   Fettuccine alla carbonara

*Proposé par l'Office canadien
de commercialisation des œufs*

*Dans les tests, ce plat s'est
révélé très populaire. Il est
facile à exécuter et vite
mangé. Parfait pour les
soirées où vous avez à ressortir après le souper.*

CONSEIL

Assurez-vous de toujours
utiliser des œufs propres,
exempts de fêlures.

Données
nutritionnelles

La prochaine fois que vous
ferez vos courses, recherchez
les œufs enrichis d'acides
gras oméga-3. Même s'ils sont
plus chers que les œufs ordinaires, ces œufs sont plus
faibles en gras saturés, plus
riches en gras oméga-3 et
contiennent davantage de
vitamine E.

350 g	fettuccine	12 oz
4	œufs	4
250 ml	parmesan râpé	1 tasse
50 ml	persil frais haché *ou* 15 ml (1 c. à table) de persil séché	1/4 tasse
2 ml	beurre	1/2 c. à thé
125 ml	oignons hachés finement	1/2 tasse
50 ml	jambon cuit haché *ou* bacon cuit émietté	1/4 tasse
0,5 ml	poivre noir	1/8 c. à thé

1. Cuire les fettuccine à l'eau bouillante dans une grande casserole selon les instructions du fabricant ou jusqu'à ce qu'elles soient *al dente*. Laisser égoutter, en réservant environ 125 ml (1/2 tasse) d'eau de cuisson. Remettre les fettuccine dans la grande casserole.

2. Dans un bol de taille moyenne, fouetter ensemble les œufs, 175 ml (3/4 tasse) du parmesan et le persil. Réserver.

3. Pendant ce temps, faire fondre le beurre à feu moyen dans une petite poêle antiadhésive. Y cuire les oignons jusqu'à ce qu'ils soient transparents. Incorporer le jambon.

4. Ajouter le mélange à base d'œufs aux pâtes chaudes et remuer jusqu'à ce que les œufs épaississent et qu'ils enrobent les fettuccine. Incorporer les oignons et le jambon. Si la sauce est trop épaisse, ajouter de l'eau de cuis-son réservée, par petites quan-tités, jusqu'à l'obtention de la consistance désirée. Servez les pâtes très chaudes, poivrées et saupoudrées de parmesan.

On prend un repas complet

*Servez
les fettuccine
accompagnées d'une
salade verte et d'une vinaigrette faible en matières
grasses, ou d'un
légume vert.*

Portions selon le Guide

Produits céréaliers	Légumes et fruits
3	1/4
1	1
Produits laitiers	Viandes et substituts

Valeur nutritionnelle

PAR PORTION			
Calories	532	Glucides	67 g
Protéines	29,6 g	Fibres alimentaires	4,0 g
Matières grasses	15,2 g	Sodium	660 mg

Excellente source de thiamine, de riboflavine, de niacine, d'acide folique, de vitamine B_{12}, de calcium, de fer et de zinc. **Bonne** source de vitamine A. **Riche** en fibres alimentaires.

Donne 4 portions

Renée Compton, Dt. P.
OTTAWA, ONTARIO

Pâtes aux légumes rôtis et au fromage de chèvre

PRÉCHAUFFER LE FOUR À 220 °C (425 °F)
GRANDE PLAQUE À BISCUITS MUNIE D'UN BORD, GRAISSÉE

1 l	courgettes coupées en cubes	4 tasses
500 ml	aubergine coupée en cubes	2 tasses
500 ml	poivrons rouges hachés grossièrement	2 tasses
250 ml	oignons blancs ou rouges hachés grossièrement	1 tasse
25 ml	huile d'olive	2 c. à table
7 ml	assaisonnement à l'italienne ou à la française	1 1/2 c. à thé
100 à 125 g	fromage de chèvre émietté	3 1/2 à 4 oz
250 g	rotini, penne *ou* autres pâtes	8 oz
	parmesan (facultatif)	

CONSEIL

Ce plat est une bonne façon d'augmenter votre consommation de légumes. Préparez les pâtes avec les légumes suggérés dans la recette ou avec tout autre légume qui plaît aux membres de votre famille. Les restes sont excellents servis froids ou réchauffés pour le lunch du lendemain midi.

Pour obtenir une meilleure saveur, prenez des fines herbes fraîches plutôt que des herbes séchées, mais ne les ajoutez qu'à la fin de la cuisson, avec le fromage. Comptez environ 25 ml (2 c. à table) d'herbe fraîche pour 5 ml (1 c. à thé) d'herbe séchée.

Données nutritionnelles

En choisissant des légumes à rôtir, prenez ceux qui ont une couleur foncée, rouges, orange ou verts. Ces légumes sont plus riches en éléments nutritifs et en substances phytochimiques.

On prend de l'avance

Vous pouvez faire rôtir les légumes une journée à l'avance. Réchauffez-les au four de 5 à 10 minutes ou jusqu'à ce qu'ils soient très chauds.

Variation

Ce mélange de légumes est excellent aussi sur la pizza. On garnit d'un peu de pesto ou de sauce à pizza.

1. Mettre les courgettes, l'aubergine, les poivrons et les oignons dans un grand bol. Ajouter l'huile et les fines herbes puis remuer pour enrober. Étendre les légumes, sans qu'ils se chevauchent, sur la plaque à biscuits préparée. Faire rôtir, en remuant de temps à autre, de 30 à 40 minutes ou jusqu'à ce que les légumes soient dorés et légèrement ramollis.

2. Pendant ce temps, faire cuire les pâtes à l'eau bouillante dans une grande casserole selon les instructions du fabricant ou jusqu'à ce qu'elles soient *al dente*. Laisser égoutter.

3. Mélanger les légumes et les pâtes. Répandre le fromage de chèvre émietté dessus. Mélanger et saupoudrer de parmesan, si on le désire.

On prend un repas complet

Ces pâtes sont merveilleuses pour une réception à la bonne franquette. Terminez le repas par une CRÈME CARAMEL À L'ORANGE (voir la recette à la page 168).

Portions selon le Guide

PRODUITS CÉRÉALIERS	LÉGUMES ET FRUITS
2	4 1/2
1/2	
PRODUITS LAITIERS	VIANDES ET SUBSTITUTS

Valeur nutritionnelle

PAR PORTION			
Calories	395	Glucides	56,3 g
Protéines	13,7 g	Fibres alimentaires	6,5 g
Matières grasses	13,4 g	Sodium	99 mg

Excellente source de fer, de vitamine C, de vitamine A, de thiamine, de riboflavine, de niacine et d'acide folique. **Bonne** source de zinc et de vitamine B_6. **Très riche** en fibres alimentaires.

Donne 8 portions

Sauce piquante aux tomates

Laurie A. Wadsworth, Dt. P.
ANTIGONISH,
NOUVELLE-ÉCOSSE

P

DONNE 1,75 L (7 TASSES)

Il est vrai que les sauces commerciales en bocal ou en conserve sont pratiques, mais leur saveur n'égale en rien le produit maison.

Cette sauce est basée sur une vieille recette de famille. Elle est consistante, riche et relevée, idéale avec les pâtes. Qui plus est, cette sauce est plus faible en sodium que les sauces commerciales. Elle se congèle facilement.

25 ml	huile d'olive *ou* huile végétale	2 c. à table
250 ml	oignons hachés	1 tasse
10 ml	ail émincé	2 c. à thé
1	boîte de 796 ml (28 oz) de tomates coupées en dés	1
1	boîte de 398 ml (14 oz) de pâte de tomate, plus 1 boîte d'eau	1
10 ml	cassonade	2 c. à thé
5 à 10 ml	flocons de piment rouge broyés	1 à 2 c. à thé
	poivre noir au goût	

CONSEIL

Pour obtenir une sauce plus homogène, remplacez les tomates coupées en dés par des tomates broyées.

Pour servir huit personnes, calculez 500 g (1 lb) de pâtes sèches.

1. Chauffer l'huile à feu moyen dans une grande casserole ou un faitout. Y cuire les oignons et l'ail de 4 à 5 minutes ou jusqu'à ce que les oignons soient transparents. Éviter de laisser l'ail brunir.

2. Ajouter les tomates et la pâte de tomate. Remplir d'eau la boîte de pâte de tomate vide et remuer afin de détacher tout reste de pâte adhérant aux parois. Verser dans le mélange à base de tomates, avec la cassonade et les flocons de piment. Couvrir et porter à ébullition. Réduire le feu et laisser mijoter pendant 2 heures, en remuant de temps à autre. Poivrer au goût.

On prend un repas complet

Ajoutez de la viande à la sauce et servez sur des pâtes, en saupoudrant de parmesan.

Portions selon le Guide

PRODUITS CÉRÉALIERS	LÉGUMES ET FRUITS
	3
PRODUITS LAITIERS	VIANDES ET SUBSTITUTS

Valeur nutritionnelle

PAR PORTION			
Calories	110	Glucides	17,9 g
Protéines	3,3 g	Fibres alimentaires	3,7 g
Matières grasses	4,2 g	Sodium	202 mg

Excellente source de vitamine C. **Bonne** source de vitamine A, de fer et de vitamine B_6. Source **moyenne** de fibres alimentaires.

Penne aux champignons avec sauce piquante aux tomates

Donne 4 portions

Laurie A. Wadsworth, Dt. P.
ANTIGONISH, NOUVELLE-ÉCOSSE

Pour la préparation de cette sauce délicieuse, vous pouvez prendre à peu près n'importe quelle combinaison de champignons frais ou séchés et réhydratés. Assurez-vous seulement que la majeure partie du liquide s'est évaporée avant d'ajouter le reste des ingrédients.

Si on utilise des champignons séchés :
Mettre les champignons dans un bol, les recouvrir de 2,5 cm (1 po) d'eau. Laisser tremper pendant environ 30 minutes puis laisser égoutter. Tamiser le liquide de trempage à l'aide d'une mousseline afin de retenir le sable et utiliser ce liquide pour parfumer les soupes. Enlever les tiges, trancher les chapeaux des champignons et utiliser comme on ferait de champignons frais.

Données nutritionnelles
Si vous prenez de la sauce à pâtes alimentaires en bocal ou en conserve pour cette recette, la quantité de sodium s'élèvera à 1 102 mg par portion.

250 g	penne	8 oz
15 ml	huile d'olive	1 c. à table
750 ml	champignons tranchés	3 tasses
125 ml	oignons tranchés	1/2 tasse
50 ml	vin rouge	1/4 tasse
750 ml	SAUCE PIQUANTE AUX TOMATES (voir la recette à la page 150) *ou* sauce pour pâtes alimentaires commerciale	3 tasses
2 ml	sauce piquante au piment	1/2 c. à thé
25 ml	persil frais haché	2 c. à table
50 ml	parmesan râpé	1/4 tasse

1. Cuire les pâtes à l'eau bouillante dans une grande casserole jusqu'à ce qu'elles soient *al dente*. Égoutter.

2. Chauffer l'huile à feu moyen-élevé dans une grande poêle antiadhésive. Y cuire les champignons et les oignons de 6 à 8 minutes ou jusqu'à ce qu'ils aient ramolli et que leur liquide se soit évaporé. Verser le vin et cuire, tout en remuant, jusqu'à évaporation.

3. Incorporer la sauce piquante aux tomates et la sauce piquante au piment. Porter à ébullition. Réduire le feu et laisser mijoter pendant 1 minute ou 2. Incorporer le persil. Servir sur les pâtes et saupoudrer de parmesan.

On prend un repas complet
Servez avec du pain croûté frais et une portion de lait ou de yogourt.

Portions selon le Guide

PRODUITS CÉRÉALIERS	LÉGUMES ET FRUITS
2	3 1/2

1/4	
PRODUITS LAITIERS	VIANDES ET SUBSTITUTS

Valeur nutritionnelle

PAR PORTION			
Calories	382	Glucides	61,8 g
Protéines	13,7 g	Fibres alimentaires	6,8 g
Matières grasses	10,1 g	Sodium	297 mg

Excellente source de fer, de vitamine C, de thiamine, de riboflavine, de niacine et d'acide folique. **Bonne** source de zinc, de vitamine A et de vitamine B$_6$. **Très riche** en fibres alimentaires.

Rotini avec sauce aux tomates et aux légumes

Donne 4 portions

Laurie A. Wadsworth, Dt. P.
ANTIGONISH,
NOUVELLE-ÉCOSSE

La sauce simple utilisée ici est idéale pour les soirs de semaine chargée. Elle viendra augmenter votre consommation de légumes.

CONSEIL

Pour une version encore plus « santé », ajouter 250 ml (1 tasse) de lentilles cuites ou de toute autre légumineuse, et voilà, vous avez une sauce aux haricots riche en protéines.

Données nutritionnelles

Si vous choisissez une sauce en bocal ou en conserve pour cette recette, sachez que sa teneur en sodium s'élèvera à 1 125 mg par portion.

On prend de l'avance

Préparez la SAUCE PIQUANTE AUX TOMATES à l'avance et faites-la congeler en portions de 750 ml (3 tasses), dans des contenants hermétiques. La sauce se garde trois mois au congélateur.

250 g	rotini *ou* fusilli	8 oz
750 ml	SAUCE PIQUANTE AUX TOMATES (voir la recette à la page 150) *ou* sauce pour pâtes alimentaires commerciale	3 tasses
250 ml	courgette coupée en dés	1 tasse
250 ml	carottes râpées	1 tasse
125 ml	céleri haché	1/2 tasse
25 ml	persil haché (facultatif)	2 c. à table
50 ml	parmesan râpé	1/4 tasse

1. Cuire les pâtes à l'eau bouillante dans une grande casserole jusqu'à ce qu'elles soient *al dente*. Égoutter.

2. Pendant ce temps, mélanger la SAUCE PIQUANTE AUX TOMATES, la courgette, les carottes, le céleri et le persil puis porter à ébullition. Réduire le feu, couvrir et laisser mijoter pendant 15 minutes. Servir sur les pâtes. Saupoudrer de parmesan.

On prend un repas complet

Faites suivre ce plat de POUDING DE PAIN PERDU À L'ABRICOT (voir la recette à la page 158).

Portions selon le Guide

PRODUITS CÉRÉALIERS	LÉGUMES ET FRUITS
2	3 1/2
1/4	
PRODUITS LAITIERS	VIANDES ET SUBSTITUTS

Valeur nutritionnelle

PAR PORTION			
Calories	351	Glucides	62,1 g
Protéines	13,1 g	Fibres alimentaires	6,9 g
Matières grasses	6,6 g	Sodium	321 mg

Excellente source de fer, de vitamine C, de vitamine A, de thiamine, de riboflavine, de niacine et d'acide folique. **Bonne** source de zinc et de vitamine B_6. **Très riche** en fibres alimentaires.

Donne 6 portions

Mary Persi
TORONTO, ONTARIO

Tourte « pizza » aux épinards et aux champignons

PRÉCHAUFFER LE FOUR À 190 °C (375 °F)
MOULE À PIZZA DE 30 CM (12 PO) GRAISSÉ OU PLAQUE À BISCUITS GRAISSÉE

750 g	pâte à pizza préparée	1 ½ lb
15 ml	huile d'olive	1 c. à table
10 ml	ail émincé	2 c. à thé
125 ml	oignons hachés	½ tasse
500 ml	champignons tranchés	2 tasses
1	paquet de 300 g (10 oz) d'épinards hachés, surgelés, décongelés et essorés	1
0,5 ml	muscade	⅛ c. à thé
1 ml	poivre noir	¼ c. à thé
500 ml	cheddar fort râpé	2 tasses

CONSEIL

Prenez soin de faire cuire les légumes jusqu'à évaporation totale du liquide. Autrement, la croûte s'imprégnerait de liquide et deviendrait pâteuse.

L'utilisation d'un moule à pizza perforé permettra d'obtenir une pâte plus croustillante.

On prend de l'avance

La pizza peut être préparée une journée à l'avance puis réchauffée dans un four à 190 °C (375 °F). N'essayez pas de réchauffer la pizza au micro-ondes, car la croûte deviendrait pâteuse.

On prend un repas complet

Cette pizza est relativement riche en matières grasses ; servez-la donc accompagnée d'un fruit ou d'une salade de laitue romaine, avec une vinaigrette faible en gras.

1. Diviser la pâte en deux morceaux. Un des morceaux, destiné au fond de la tourte, doit être légèrement plus gros que l'autre. Abaisser le morceau le plus gros en un disque de 30 cm (12 po) de diamètre et le mettre sur le moule à pizza graissé. Réserver.

2. Chauffer l'huile à feu moyen dans une grande poêle antiadhésive. Y cuire l'ail, les oignons et les champignons, en remuant sans arrêt, de 5 à 6 minutes ou jusqu'à ce que les légumes soient légèrement dorés. Ajouter les épinards et cuire, en remuant sans arrêt, jusqu'à ce que le liquide se soit évaporé et que la préparation soit passablement sèche. Incorporer la muscade et le poivre. Étendre le mélange uniformément sur la pâte et garnir de fromage.

3. Abaisser le morceau de pâte qui formera le couvercle et le poser sur la tourte. Humecter un peu les bords et les pincer pour bien sceller. Piquer le dessus de la tourte à plusieurs endroits à la fourchette. Cuire dans la partie inférieure du four préchauffé de 25 à 35 minutes ou jusqu'à ce que le fond de la tourte soit doré et que le dessus soit doré et croustillant. Laisser tiédir pendant 5 minutes avant de découper en pointes.

Portions selon le Guide

PRODUITS CÉRÉALIERS	LÉGUMES ET FRUITS
3 ½	1
¾	
PRODUITS LAITIERS	VIANDES ET SUBSTITUTS

Valeur nutritionnelle

PAR PORTION			
Calories	496	Glucides	59,2 g
Protéines	19,3 g	Fibres alimentaires	3,5 g
Matières grasses	20,2 g	Sodium	809 mg

Excellente source de vitamine A, de thiamine, de riboflavine, de niacine, d'acide folique, de calcium et de fer. **Bonne** source de vitamine B₁₂ et de zinc. Source **moyenne** de fibres alimentaires.

Tofu sauté à la sauce teriyaki

Donne 4 portions

Lorraine Fullum-Bouchard, Dt. P.
OTTAWA, ONTARIO

« Cette recette est idéale pour une personne qui fait l'essai du tofu pour la première fois, prétend Lorraine. Elle est facile à exécuter et très savoureuse. »

Variation

Prenez des légumes qui vous plaisent, comme le brocoli et le chou-fleur, les pois mange-tout et les carottes tranchées finement, ou tout autre légume que vous avez sous la main.

Données nutritionnelles

La sauce teriyaki est assez riche en sel. Si vous devez surveiller votre consommation de sodium, remplacez-la par une sauce à teneur réduite en sodium.

On prend un repas complet

Complétez ce repas en prenant un yogourt aux fruits.

325 ml	tofu ferme coupé en dés	1 1/3 tasse
125 ml	sauce teriyaki	1/2 tasse
5 ml	cassonade	1 c. à thé
5 ml	fécule de maïs	1 c. à thé
15 ml	eau	1 c. à table
10 ml	huile d'olive	2 c. à thé
125 ml	oignons coupés en dés	1/2 tasse
250 ml	poivrons verts coupés en dés	1 tasse
250 ml	poivrons rouges coupés en dés	1 tasse
5 ml	ail émincé	1 c. à thé
5 ml	gingembre pelé et râpé	1 c. à thé
500 ml	légumes hachés grossièrement (voir la Variation dans la marge, pour les suggestions)	2 tasses
750 ml	riz cuit	3 tasses
15 à 25 ml	coriandre fraîche hachée ou persil frais (facultatif)	1 à 2 c. à table

1. Dans un bol de taille moyenne, remuer délicatement le tofu dans la sauce teriyaki et la cassonade pour bien l'en enrober. Couvrir et garder au réfrigérateur pendant 10 minutes ou plusieurs heures.

2. Dans un petit bol, fouetter ensemble la fécule de maïs et l'eau. Réserver.

3. Chauffer l'huile à feu moyen-élevé dans une grande poêle antiadhésive. Y faire sauter les oignons, les poivrons verts et rouges, l'ail et le gingembre pendant 3 minutes. Incorporer des légumes au choix et faire sauter de 3 à 4 minutes ou jusqu'à ce qu'ils soient à la fois tendres mais encore croquants.

4. Ajouter le tofu et le mélange à base de fécule de maïs. Remuer pendant 3 ou 4 minutes ou jusqu'à ce que la sauce ait épaissi et que le tout soit bien chaud. Servir sur un lit de riz. Garnir de coriandre, si on en utilise.

Portions selon le Guide

PRODUITS CÉRÉALIERS	LÉGUMES ET FRUITS
1 1/2	2
	1/2
PRODUITS LAITIERS	VIANDES ET SUBSTITUTS

Valeur nutritionnelle

PAR PORTION			
Calories	287	Glucides	49,3 g
Protéines	11,9 g	Fibres alimentaires	3,0 g
Matières grasses	5,5 g	Sodium	1 405 mg

Excellente source de vitamine C et d'acide folique. **Bonne** source de vitamine A, de niacine, de vitamine B6, de calcium et de fer. Source **moyenne** de fibres alimentaires.

La note finale

Un peu de ce qui

Si vous appréciez les desserts riches, mais que vous craignez le gras et les calories, vous n'avez pas à renoncer complètement à votre penchant. Il suffit de prendre des portions plus petites. De la sorte, vous vous payez un petit plaisir

Est-ce que le DESSERT est *bon* pour la santé ?

Voici la preuve que vous pouvez écouter vos penchants tout en jouissant d'un régime alimentaire santé. Dans ce chapitre, vous trouverez une grande variété de desserts populaires comme les gâteaux, tartes, tourtes et croquants. Nombre de ces desserts apportent d'importants éléments nutritifs, tandis que d'autres ne sont là que pour vous faire plaisir. Et ces plaisirs, consommés avec modération, sont sans inconvénient. Bien entendu, toutes ces recettes sont vite faites et faciles à exécuter. Nous avons même inclus des desserts à emporter au travail, pour vous aider à prendre de meilleurs repas quand vous êtes à l'extérieur de chez vous.

Les desserts et les friandises ne sont pas les aliments les plus intéressants sur le plan nutritif, mais leur saveur est divine et ils enrichissent notre environnement gastronomique. Ces aspects ont leur importance dans une alimentation équilibrée. Rappelez-vous que l'alimentation, ce n'est pas seulement *ce* que nous mangeons, mais aussi *comment* nous mangeons et ce que nous ressentons alors. De plus, le dessert fait partie de nos traditions et de nos célébrations gastronomiques.

Ici comme ailleurs, l'essentiel est l'équilibre. Si vous mangez bien et que vous comblez vos besoins en éléments nutritifs, rien ne vous empêche de vous payer une sucrerie de temps à autre.

Il faut considérer les desserts et les friandises comme des compléments savoureux des repas santé, et non comme remplacement d'aliments à valeur nutritive supérieure.

Si vous voulez vous payer un dessert riche, comme du gâteau, de la tarte, du gâteau au fromage, de la bagatelle, de la crème caramel, des pâtisseries ou de la crème glacée, n'oubliez pas d'équilibrer les autres repas de la journée en mangeant des aliments moins gras et plus nutritifs.

Qu'en est-il des desserts sans gras ?

Pour mériter l'appellation « sans gras », un dessert (ou tout autre aliment) doit contenir moins de 0,5 g de matières grasses par portion. Mais le fait qu'un aliment soit sans gras ne signifie pas que vous puissiez en manger autant que vous voulez, sans gain de poids.

Il est préférable de consommer ces aliments sans gras dans le cadre d'un régime alimentaire équilibré. Rappelez-vous que « sans gras » ne signifie pas « sans calorie ».

VOUS plaît...

tout en gardant un œil sur le nombre de calories et la quantité de matières grasses que vous ingérez. Ainsi, vous vous contenterez d'une boule de crème glacée, au lieu de la portion normale de deux. Au restaurant, il suffit de commander le dessert riche qui vous attire et de le partager avec quelqu'un d'autre !

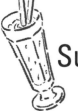

Suggestions pour

sucrer

le bec des **enfants**

Préparez une assiette de fraises, de cantaloup, de pommes et de bananes. Servez avec une trempette au yogourt ou une sauce au chocolat. Le tout aura tôt fait de disparaître !

Présentez différents fruits préparés, comme des fraises, des raisins, des pommes, des bananes, des poires et des ananas. Sortez les brochettes et laissez chacun agencer ses propres compositions.

Créez des coupes glacées avec des bananes tranchées, des fraises, des pêches en conserve, des poires ou des mandarines. Arrosez le tout de sauce au chocolat ou au caramel.

Servez-vous du mélangeur pour créer des laits frappés avec des fruits frais et du lait. Ajoutez de la crème glacée, du yogourt glacé et du yogourt parfumé aux fruits.

Optez pour
DES DESSERTS SANTÉ

- *Gardez la saveur, et non le gras.* Essayez de consommer davantage de sorbet aux fruits, de yogourt glacé, de tofu glacé, de lait glacé et de crème glacée réduite en matières grasses.

- *Augmentez votre consommation de calcium.* Les bons choix sont le pouding au lait, le yogourt et le pouding au riz.

- *Recherchez les fibres alimentaires.* Certains desserts contiennent plus de fibres que d'autres. Essayez les croquants aux fruits, les tourtes et les poudings de pain perdu.

- *Fruitez-vous le bec.* Pour des desserts rafraîchissants et nutritifs, les fruits sont durs à battre. Essayez différentes combinaisons, par exemple melon et raisins, fraises et poires, melon et bleuets, poires et kiwis, oranges et melon, bleuets et pêches. Mangez-les nature ou habillez-les de yogourt à la vanille, de crème glacée, de yogourt glacé, de crème anglaise (ou cossetarde), de pouding à la vanille ou de fromage de yogourt sucré. Pour les grandes occasions, servez des fruits, du sorbet dans des coquilles de meringue ou dans des coupes de chocolat.

Donne 8 portions

Margie Armstrong
AURORA, ONTARIO

Pouding de pain perdu à l'abricot

PRÉCHAUFFER LE FOUR À 180 °C (350 °F)
PLAT D'UNE CAPACITÉ DE 2,5 L (10 TASSES), ALLANT AU FOUR ET GRAISSÉ

8	tranches de pain rassis	8
25 ml	beurre ramolli	2 c. à table
125 ml	confiture d'abricots ou d'autres fruits	1/2 tasse
125 ml	raisins secs	1/2 tasse
625 ml	lait	2 1/2 tasses
3	œufs	3
125 ml	sucre granulé	1/2 tasse
5 ml	vanille	1 c. à thé
5 ml	zeste d'orange râpé	1 c. à thé
1 ml	sel	1/4 c. à thé

CONSEIL

Tout pain de la veille donne de bons résultats dans cette recette.

N'hésitez pas à remplacer la confiture d'abricots par une autre, à votre goût.

Données nutritionnelles

Dans cette recette, les quatre groupes alimentaires sont représentés. Un dessert aussi nutritif que celui-ci est une excellente façon de terminer un repas.

1. Tartiner le beurre et la confiture d'abricots sur les tranches de pain. Superposer une tranche de pain sur l'autre pour créer des « sandwiches » à la confiture. Découper en cubes de 2,5 cm (1 po) à l'aide d'un couteau denté. Mettre dans le plat graissé et incorporer les raisins.

2. Dans un bol, fouetter ensemble le lait, les œufs, le sucre, la vanille, le zeste d'orange et le sel. Verser sur les cubes de pain. Cuire au four préchauffé de 50 à 60 minutes ou jusqu'à ce que la cossetarde ait figé en son centre et que le dessus soit doré.

Portions selon le Guide

PRODUITS CÉRÉALIERS	LÉGUMES ET FRUITS
1	1/2
1/4	1/4
PRODUITS LAITIERS	VIANDES ET SUBSTITUTS

Valeur nutritionnelle

PAR PORTION			
Calories	295	Glucides	51,6 g
Protéines	7,8 g	Fibres alimentaires	1,0 g
Matières grasses	7,2 g	Sodium	314 mg

Bonne source de riboflavine et d'acide folique.

Gâteau à l'ananas

Zita Bersenas-Gers, Dt. P.
HAMILTON, ONTARIO

PRÉCHAUFFER LE FOUR À 180 °C (350 °F)
PLAT D'UNE CAPACITÉ DE 3 L (13 SUR 9 PO), ALLANT AU FOUR ET GRAISSÉ

« Ce gâteau se prépare très rapidement et très aisément à partir d'ingrédients simples, affirme Zita. Grands et petits l'adorent. En plus, il se congèle très bien. »

CONSEIL

Ce qui fait la particularité de ce gâteau, c'est qu'il se prépare sans beurre ni margarine. Ce sont les pacanes qui apportent le gras qui entre dans sa composition ! Quand vous mélangerez les ingrédients, vous aurez peut-être l'impression qu'il manque quelque chose, car la pâte n'aura pas l'apparence normale. Mais ne vous en faites pas, car une fois cuit, le gâteau aura belle allure.

Données nutritionnelles

Ce dessert apporte beaucoup de calories et de matières grasses. Servez-le donc après un plat relativement maigre.

Gare aux allergies

Étant donné que ce gâteau contient des noix, et beaucoup, informez-vous des allergies éventuelles de vos invités avant de le servir.

Gâteau

500 ml	farine tout usage	2 tasses
375 ml	sucre granulé	1 ½ tasse
250 ml	pacanes hachées finement	1 tasse
5 ml	bicarbonate de soude	1 c. à thé
1	boîte de 540 ml (19 oz) d'ananas broyé, avec le jus	1
2	œufs battus	2
5 ml	vanille	1 c. à thé

Glaçage

25 ml	beurre ramolli	2 c. à table
1	paquet de 125 g (4 oz) de fromage à la crème léger, ramolli	1
300 ml	sucre glace	1 ¼ tasse
5 ml	vanille	1 c. à thé

1. Préparation du gâteau : Dans un grand bol, réunir la farine, le sucre, les pacanes et le bicarbonate de soude. Dans un autre bol, mélanger l'ananas, les œufs et la vanille. Creuser un puits au centre des ingrédients secs et y verser le mélange à base d'ananas. Remuer délicatement pour mélanger les ingrédients quelque peu.

2. Verser la pâte dans le moule préparé et cuire au four préchauffé de 40 à 45 minutes ou jusqu'à ce qu'une sonde introduite au centre du gâteau en ressorte propre. Laisser refroidir.

3. Préparation du glaçage : Dans un bol, mélanger le beurre et le fromage à la crème jusqu'à homogénéité. Incorporer le sucre glace et la vanille ; mélanger jusqu'à homogénéité. Étendre le glaçage sur le gâteau refroidi.

Portions selon le Guide

PRODUITS CÉRÉALIERS	LÉGUMES ET FRUITS
1	½
	¼
PRODUITS LAITIERS	VIANDES ET SUBSTITUTS

Valeur nutritionnelle

PAR PORTION			
Calories	364	Glucides	61,7 g
Protéines	4,9 g	Fibres alimentaires	1,7 g
Matières grasses	11,7 g	Sodium	175 mg

Bonne source de thiamine et d'acide folique.

Biscuits aux canneberges et à l'avoine

Lynn Roblin, Dt. P. [P]

Ces biscuits sont vite faits, agréables à manger et telle-ment faciles à préparer que la fille de Bev, âgée de 10 ans, y arrive toute seule.

CONSEIL

Voici le conseil de Ruby Bruce, de South Lake sur l'Île-du-Prince-Édouard. Si vous souhaitez avoir en réserve des biscuits bien frais, préparez un lot de pâte et cuisez quelques biscuits à manger sur-le-champ. Faites à partir du reste de la pâte de petites boules, placez-les sur une plaque à biscuits et congelez-les. Une fois les boules de pâtes durcies, placez-les dans un contenant et conservez-les au congélateur. Quand vous voudrez une douzaine de bis-cuits frais, il suffira de sortir les boules du congélateur, de laisser décongeler et de cuire au four.

PRÉCHAUFFER LE FOUR À 180 °C (350 °F)
PLAQUES À BISCUITS GRAISSÉES

250 ml	farine tout usage	1 tasse
50 ml	son de blé	1/4 tasse
2 ml	poudre à lever	1/2 c. à thé
125 ml	margarine molle	1/2 tasse
125 ml	sucre granulé	1/2 tasse
125 ml	cassonade	1/2 tasse
1	œuf	1
5 ml	vanille	1 c. à thé
250 ml	flocons d'avoine à cuisson rapide (non pas instantanés)	1 tasse
125 ml	canneberges séchées	1/2 tasse

1. Dans un petit bol, mélanger la farine, le son de blé et la poudre à lever. Réserver.

2. Dans un bol de taille moyenne, réduire la margarine, le sucre granulé et la cassonade en crème pâle et légère. Ajouter l'œuf, bien mélanger puis incorporer la vanille. Ajouter le mélange à base de farine et bien mélanger. Incorporer les flocons d'avoine et les canneberges.

3. Déposer la pâte à la cuillère sur les plaques à biscuits préparées, en espaçant les cuillerées d'environ 5 cm (2 po). Cuire au four préchauffé de 10 à 12 minutes ou jusqu'à ce que les biscuits soient dorés sur les bords.

Portions selon le Guide

PRODUITS CÉRÉALIERS	LÉGUMES ET FRUITS
1/2	
PRODUITS LAITIERS	VIANDES ET SUBSTITUTS

Valeur nutritionnelle

PAR PORTION DE 2 BISCUITS			
Calories	147	Glucides	22,8 g
Protéines	2,0 g	Fibres alimentaires	1,3 g
Matières grasses	5,7 g	Sodium	80 mg

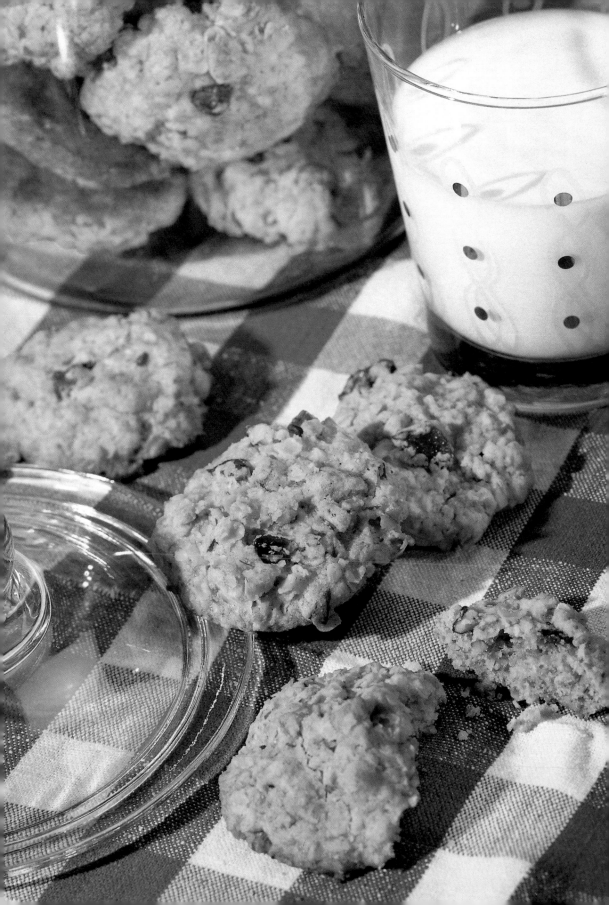

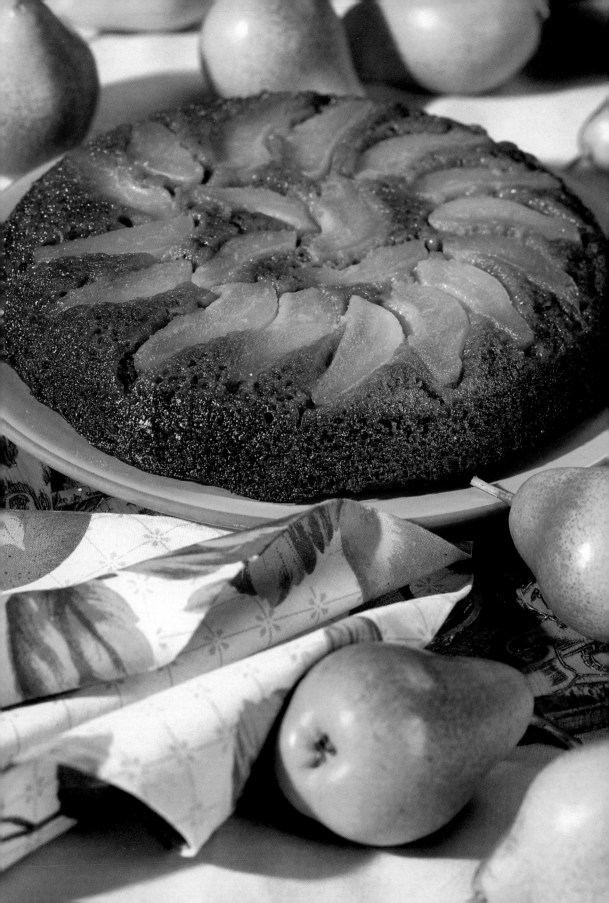

Mousse à l'érable

Ingrid Ermanovics
MAPLE RIDGE, COLOMBIE-
BRITANNIQUE

Donne 10 portions

*Dessert préféré d'Ingrid
lorsqu'elle était enfant, cette
mousse est celle qu'elle
demandait à sa mère de préparer quand de la visite allait
se pointer. La mousse à
l'érable est magnifique servie
avec des fruits frais.*

MOULE À SOUFFLÉ D'UNE CAPACITÉ DE 1,5 L (6 TASSES)

15 ml	gélatine sans saveur (1 sachet)	1 c. à table
25 ml	eau froide	2 c. à table
250 ml	sirop d'érable	1 tasse
1	œuf battu	1
0,5 ml	sel	1/8 c. à thé
500 ml	crème à fouetter (35 %)	2 tasses
125 ml	amandes effilées grillées (facultatives, voir le Conseil dans la marge)	1/2 tasse

CONSEIL

Pour faire griller les amandes :
Faire griller les amandes dans
une poêle antiadhésive à feu
moyen, en remuant sans arrêt,
de 3 à 4 minutes ou jusqu'à ce
qu'elles soient dorées. Ou
bien, chauffer les amandes au
micro-ondes à puissance
maximale de 3 à 5 minutes, en
remuant aux 60 secondes.

**Données
nutritionnelles**
Ce dessert est une vraie
bombe calorique ; contentez-
vous donc de petites portions.
C'est une sensation agréable
que de se permettre une
douceur et ne pas se sentir
privé.

1. Dans un petit bol, faire tremper la gélatine dans l'eau froide.

2. Pendant ce temps, fouetter ensemble dans un bain-marie sur feu moyen-faible le sirop d'érable, l'œuf et le sel. Cuire, en remuant sans arrêt, de 5 à 8 minutes ou jusqu'à ce que la préparation ait épaissi quelque peu. Retirer du feu et incorporer la gélatine en battant au fouet. Laisser refroidir la préparation au réfrigérateur.

3. Dans un bol, fouetter la crème au malaxeur électrique jusqu'à ce qu'elle forme une mousse ferme. Ajouter un tiers de la crème au mélange à base de sirop d'érable et battre jusqu'à homogénéité (la mousse prendra alors un peu plus de volume). Incorporer délicatement le reste de la crème. Verser dans le moule à soufflé. Laisser prendre au réfrigérateur. Garnir d'amandes, si on le désire.

Portions selon le Guide

PRODUITS CÉRÉALIERS	LÉGUMES ET FRUITS
PRODUITS LAITIERS	VIANDES ET SUBSTITUTS

Valeur nutritionnelle

PAR PORTION			
Calories	244	Glucides	21,4 g
Protéines	2,4 g	Fibres alimentaires	0 g
Matières grasses	17,2 g	Sodium	56 mg

Bonne source de zinc
et de vitamine A.

Croquant campagnard aux pommes et aux petits fruits

Donne 4 portions

Marilynn Small, Dt. P.
Céréales Post
Toronto, Ontario

CONSEIL

Ce dessert est aussi bon avec des fruits frais qu'avec des fruits surgelés. Pour obtenir un croquant pure pomme, omettez les petits fruits et ajouter une pomme de plus, coupée en tranches.

Données nutritionnelles

Regorgeant de petits fruits et de céréales entières, une portion de ce dessert apporte 2 portions du groupe Légumes et fruits ainsi qu'une quantité appréciable de fibres alimentaires.

Préchauffer le four à 190 °C (375 °F)
Plat d'une capacité de 1 l (4 tasses), allant au four et graissé

3	grosses pommes à cuire, évidées et tranchées finement	3
500 ml	petits fruits assortis	2 tasses
15 ml	fécule de maïs	1 c. à table
3	biscuits de blé filamenté « Shredded Wheat », émiettés	3
125 ml	cassonade bien tassée	½ tasse
50 ml	beurre *ou* margarine molle	¼ tasse
5 ml	cannelle moulue	1 c. à thé

1. Mélanger dans un bol les pommes, les petits fruits et la fécule de maïs.

2. Dans un autre bol, réunir les biscuits de blé filamenté, la cassonade, le beurre et la cannelle. Travailler le mélange du bout des doigts jusqu'à ce qu'il devienne friable. Réserver 250 ml (1 tasse) du mélange.

3. Mélanger le reste de la pâte friable et les fruits. Étendre cette préparation dans le plat graissé. Étaler dessus le mélange réservé.

4. Couvrir et cuire au four préchauffé pendant 20 minutes. Ôter le couvercle et prolonger la cuisson de 10 minutes ou jusqu'à ce que les pommes soient tendres. Servir bien chaud.

Portions selon le Guide

Produits céréaliers	Légumes et fruits
½	2

Produits laitiers	Viandes et substituts

Valeur nutritionnelle

PAR PORTION			
Calories	405	Glucides	75,9 g
Protéines	2,7 g	Fibres alimentaires	8,6 g
Matières grasses	12,7 g	Sodium	129 mg

Bonne source de vitamine C. **Très riche** en fibres alimentaires.

Donne 16 portions

Joanne Triandafillou, Dt. P.
NEPEAN, ONTARIO

Gâteau à l'avoine et aux dattes avec glaçage au moka

Données nutritionnelles

Ce dessert est un peu plus riche que la moyenne au chapitre des calories et du gras ; contentez-vous donc de portions modestes ou équilibrez le repas en mangeant un plat de résistance léger.

Gare aux allergies

Informez-vous des éventuelles allergies de vos invités avant de servir ce gâteau. Cependant, il ne contient pas d'œufs et convient donc aux personnes allergiques aux œufs.

PRÉCHAUFFER LE FOUR À 180 °C (350 °F)
PLAT CARRÉ D'UNE CAPACITÉ DE 2,5 L (9 PO), ALLANT AU FOUR ET GRAISSÉ

Gâteau

250 ml	flocons d'avoine	1 tasse
375 ml	eau bouillante	1 ½ tasse
250 ml	farine tout usage	1 tasse
5 ml	bicarbonate de soude	1 c. à thé
1 ml	sel	¼ c. à thé
125 ml	margarine	½ tasse
250 ml	cassonade	1 tasse
5 ml	vanille	1 c. à thé
250 ml	dattes hachées	1 tasse
125 ml	noix de Grenoble hachées	½ tasse

Glaçage au moka

25 ml	margarine	2 c. à table
300 ml	sucre glace tamisé	1 ¼ tasse
10 ml	cacao en poudre	2 c. à thé
15 ml	café bien fort, refroidi	1 c. à table
5 ml	vanille	1 c. à thé

1. Préparation du gâteau : Dans un petit bol, mélanger les flocons d'avoine et l'eau bouillante. Laisser reposer le temps de tiédir.

2. Dans un autre bol, mélanger la farine, le bicarbonate de soude et le sel. Réserver.

3. Dans un grand bol, réduire la margarine et la cassonade en crème légère. En battant, incorporer la vanille, les flocons d'avoine trempés et le mélange à base de farine. Incorporer les dattes et les noix de Grenoble. Verser la préparation dans le moule graissé et cuire au four préchauffé de 30 à 35 minutes ou jusqu'à ce que la sonde introduite au centre du gâteau en ressorte propre. Laisser refroidir.

4. Préparation du glaçage au moka : Dans un bol, battre ensemble la margarine, le sucre, le cacao, le café et la vanille pour obtenir un mélange léger. Au besoin, diluer le glaçage en ajoutant un peu de café pour obtenir la consistance désirée. Tartiner sur le gâteau refroidi.

Portions selon le Guide

PRODUITS CÉRÉALIERS	LÉGUMES ET FRUITS
½	½
PRODUITS LAITIERS	VIANDES ET SUBSTITUTS

Valeur nutritionnelle

PAR PORTION			
Calories	252	Glucides	40,0 g
Protéines	2,5 g	Fibres alimentaires	2,1 g
Matières grasses	10,0 g	Sodium	211 mg

Source **moyenne** de fibres alimentaires.

Donne 6 portions

Meredith Jackson, Dt. P.
OAKVILLE, ONTARIO

Tarte aux fraises fraîches

Préparez cette délicieuse tarte quand les fraises sont de saison. Profitez-en pour aller cueillir vos propres fraises, c'est une activité familiale fantastique !

Données nutritionnelles

Les fraises sont une excellente source de vitamine C. Utilisez-les fraîches ou surgelées, non seulement dans les desserts, mais avec les crêpes, les céréales, le yogourt et les salades.

1 l	fraises équeutées	4 tasses
75 ml	eau froide	1/3 tasse
50 ml	sucre granulé	1/4 tasse
20 ml	fécule de maïs délayée dans 25 ml (2 c. à table) d'eau	4 c. à thé
1	croûte à tarte en biscuits graham émiettés de 22,5 cm (9 po) de diamètre	1
250 ml	crème fouettée (facultative) *ou* Garniture à la crème fouettée et au yogourt (voir la recette à la page 171)	1 tasse

1. Réduire 250 ml (1 tasse) de fraises en purée. On devrait obtenir un volume de 175 ml (^{3}/4 tasse) de fruits écrasés.

2. Dans une petite casserole, bien mélanger les fraises écrasées, l'eau et le sucre. Porter à ébullition à feu moyen et incorporer la fécule de maïs délayée. Cuire, en remuant sans arrêt, pendant 1 minute ou jusqu'à ce que la préparation ait épaissi quelque peu. Retirer du feu et laisser tiédir un peu.

3. Mettre le reste des fruits, côté tige vers le bas, dans la croûte à tarte. Étendre le mélange uniformément à la cuillère sur les fraises. Laisser refroidir le temps que le glaçage fige, soit environ 3 heures.

4. Servir tel quel ou, si on le désire, accompagné de crème fouettée ou de Garniture à la crème fouettée et au yogourt.

Portions selon le Guide

PRODUITS CÉRÉALIERS	LÉGUMES ET FRUITS
1/4	1

PRODUITS LAITIERS	VIANDES ET SUBSTITUTS

Valeur nutritionnelle

PAR PORTION			
Calories	196	Glucides	34,5 g
Protéines	2,0 g	Fibres alimentaires	2,5 g
Matières grasses	6,8 g	Sodium	178 mg

Excellente source de vitamine C. Source **moyenne** de fibres alimentaires.

Donne 15 tablettes

Tablettes citronnées

Producteurs laitiers du Canada

PRÉCHAUFFER LE FOUR À 180 °C (350 °F)
PLAT CARRÉ D'UNE CAPACITÉ DE 2 L (8 PO), ALLANT AU FOUR

Nous ressentons tous le besoin de nous arrêter et de nous détendre. Accordez-vous donc une pause et dégustez une de ces tablettes citronnées avec une bonne tasse de thé.

325 ml	farine tout usage	1 1/3 tasse
250 ml	sucre granulé	1 tasse
125 ml	beurre ramolli	1/2 tasse
2	œufs	2
25 ml	farine tout usage	2 c. à table
1 ml	poudre à lever	1/4 c. à thé
7 ml	zeste de citron râpé	1 1/2 c. à thé
45 ml	jus de citron	3 c. à table
	sucre glace	

Données nutritionnelles

Ces tablettes servent davantage à se faire plaisir qu'à soigner son alimentation. Mais ne vous en faites pas, les petits plaisirs, consommés avec modération, font partie intégrante d'une alimentation saine et équilibrée.

1. Dans un bol de taille moyenne, mélanger 325 ml (1 1/3 tasse) de farine, 50 ml (1/4 tasse) du sucre granulé et le beurre de manière à obtenir une préparation friable. Foncer le plat de cette pâte. Cuire au four préchauffé pendant 15 minutes ou jusqu'à ce que les bords de la pâte soient légèrement dorés.

2. Dans un petit bol, battre ensemble le reste du sucre granulé, les œufs, 25 ml (2 c. à table) de farine, la poudre à lever, le zeste et le jus de citron. Verser la garniture sur la croûte encore chaude. Cuire pendant 15 minutes ou jusqu'à ce que la garniture ait pris. Laisser refroidir sur une grille métallique. Saupoudrer de sucre glace. Découper en rectangles.

Portions selon le Guide

PRODUITS CÉRÉALIERS	LÉGUMES ET FRUITS
1/2	
PRODUITS LAITIERS	VIANDES ET SUBSTITUTS

Valeur nutritionnelle

PAR PORTION			
Calories	161	Glucides	22,9 g
Protéines	2,2 g	Fibres alimentaires	0,4 g
Matières grasses	6,9 g	Sodium	76 mg

Marguerite McDuff
SAINT-LOUIS-DE-BLANDFORD,
QUÉBEC

Donne 9 portions

Gâteau à la compote de pommes glacé à la crème au beurre

Mettez des morceaux de ce gâteau moelleux et délicieux dans votre lunch. Vous verrez vos collègues s'extasier d'envie. Mais ne limitez pas ce délice aux lunchs ; il est bon en tout temps !

Variation

Il est facile de convertir cette recette en gâteau à la citrouille ou à la banane. Il suffit de remplacer les 175 ml (3/4 tasse) de compote de pommes par 250 ml (1 tasse) de purée de citrouille ou deux bananes mûres de taille moyenne, écrasées.

Gare aux allergies

Pour les personnes intolérantes au lactose ou allergiques aux produits laitiers, il suffit de remplacer le glaçage par un mélange de sucre glace et de cannelle dont on saupoudre le gâteau.

PRÉCHAUFFER LE FOUR À 180 °C (350 °F)
PLAT D'UNE CAPACITÉ DE 2 L (8 PO), ALLANT AU FOUR ET GRAISSÉ

Gâteau

375 ml	farine tout usage	1 1/2 tasse
5 ml	poudre à lever	1 c. à thé
5 ml	cannelle moulue	1 c. à thé
2 ml	sel	1/2 c. à thé
2 ml	bicarbonate de soude	1/2 c. à thé
1 ml	muscade moulue	1/4 c. à thé
1 ml	clou de girofle moulu	1/4 c. à thé
2	œufs	2
50 ml	huile végétale	1/4 tasse
75 ml	sucre granulé	1/3 tasse
75 ml	cassonade bien tassée	1/3 tasse
175 ml	compote de pommes	3/4 tasse

Glaçage

25 ml	beurre ramolli	2 c. à table
250 ml	sucre glace	1 tasse
15 ml	lait *ou* crème	1 c. à table
2 ml	vanille	1/2 c. à thé

1. Préparation du gâteau : Dans un bol, tamiser ensemble la farine, la poudre à lever, la cannelle, le sel, le bicarbonate de soude, la muscade et le clou de girofle. Réserver.

2. En travaillant au malaxeur, mélanger dans un grand bol les œufs, l'huile, le sucre granulé et la cassonade à grande vitesse pendant 1 minute ou jusqu'à ce que la pâte soit pâle et légère. Incorporer la compote de pommes et battre à vitesse moyenne pendant 30 secondes. Ajouter les ingrédients secs et bien mélanger en battant à vitesse moyenne pendant 30 secondes. Verser dans le moule graissé et cuire au four préchauffé de 35 à 40 minutes ou jusqu'à ce qu'une sonde introduite au centre du gâteau en ressorte propre. Laisser refroidir dans le moule.

3. Préparation du glaçage : En travaillant au malaxeur, battre dans un bol de taille moyenne le beurre, le sucre glace, le lait et la vanille à grande vitesse pendant 2 minutes ou jusqu'à ce que la préparation soit pâle et légère. Ajouter un peu de lait au besoin pour obtenir un glaçage de la consistance désirée. Étendre le glaçage sur le dessus du gâteau. Saupoudrer de cannelle.

food guide servings

PRODUITS CÉRÉALIERS	LÉGUMES ET FRUITS
1	
PRODUITS LAITIERS	VIANDES ET SUBSTITUTS

Valeur nutritionnelle

PAR PORTION			
Calories	288	Glucides	46,7 g
Protéines	3,7 g	Fibres alimentaires	1,0 g
Matières grasses	10,0 g	Sodium	266 mg

Donne 8 portions

Office canadien de commercialisation des œufs P

Crème caramel à l'orange

PRÉCHAUFFER LE FOUR À 180 °C (350 °F)
PLAT ROND D'UNE CAPACITÉ DE 2 L (8 PO), ALLANT AU FOUR

125 ml	sucre granulé	1/2 tasse
50 ml	eau	1/4 tasse
5	œufs	5
125 ml	sucre granulé	1/2 tasse
625 ml	lait très chaud	2 1/2 tasses
15 ml	zeste d'orange râpé	1 c. à table
5 ml	extrait de vanille	1 c. à thé

Voici la note finale parfaite pour un repas de famille ou entre amis.

Données nutritionnelles

Cette recette donne une crème caramel à la fois plus légère et plus savoureuse que la version traditionnelle de ce dessert. Elle équilibre bien un plat de résistance plus lourd.

On prend de l'avance

La crème caramel peut se préparer deux jours à l'avance. Protégez-la d'une pellicule de plastique ou d'une feuille d'aluminium et conservez-la au réfrigérateur.

1. Mélanger 125 ml (1/2 tasse) de sucre et l'eau dans une petite casserole à fond épais. Cuire à feu moyen, en remuant sans arrêt, jusqu'à dissolution du sucre (prendre soin de ne pas laisser le liquide bouillir à ce stade-ci). Monter le feu à moyen-élevé et laisser bouillir, sans remuer, de 6 à 8 minutes ou jusqu'à ce que le mélange se caramélise et qu'il devienne doré. Verser immédiatement dans le plat, en l'inclinant pour recouvrir le fond.

2. Dans un bol de taille moyenne, dissoudre 125 ml (1/2 tasse) de sucre dans les œufs en remuant. Incorporer le lait chaud, le zeste d'orange et la vanille, en évitant de trop mélanger. Verser dans le plat sur le mélange de caramel. Placer le plat allant au four dans un plat plus grand, rempli d'eau bouillante. Cuire au four préchauffé de 40 à 45 minutes ou jusqu'à ce que la crème ait figé. Retirer le plat de l'eau bouillante. Laisser refroidir sur une grille métallique. Conserver au réfrigérateur jusqu'au moment de servir.

3. Pour démouler, passer une spatule délicatement autour de la crème. Poser une assiette de service pourvue d'un bord sur la crème et renverser le tout. Servir la crème découpée en pointes et arrosée de la sauce caramel demeurée dans le plat.

Portions selon le Guide

PRODUITS CÉRÉALIERS	LÉGUMES ET FRUITS
1/4	1/2
PRODUITS LAITIERS	VIANDES ET SUBSTITUTS

Valeur nutritionnelle

PAR PORTION			
Calories	183	Glucides	29,2 g
Protéines	6,4 g	Fibres alimentaires	0,1 g
Matières grasses	4,6 g	Sodium	78 mg

Bonne source de riboflavine et de vitamine B$_{12}$.

Donne 6 portions

Tourte aux pêches

Margie Armstrong
AURORA, ONTARIO

PRÉCHAUFFER LE FOUR À 180 °C (350 °F)
PLAT D'UNE CAPACITÉ DE 2 L (8 PO), ALLANT AU FOUR ET GRAISSÉ

Préparez cette tourte simple et faites cuire au four pendant que vous mangez le plat principal. Dégustez la tourte encore chaude, accompagnée de crème glacée à la vanille ou de yogourt glacé.

CONSEIL

Quand les pêches sont de saison, prenez 750 ml (3 tasses) de pêches tranchées et omettez complètement les pêches en conserve et leur jus. Remuez les tranches afin de les laisser dégager un peu de jus et saupoudrez-les du mélange sucre-fécule de maïs. Ajoutez le jus de citron et mélangez en remuant.

Données nutritionnelles

Choisissez un dessert comme celui-ci si vous souhaitez augmenter votre consommation quotidienne de produits céréaliers et de fruits.

Fond

1	boîte de 796 ml (28 oz) de pêches tranchées, égouttées (on réserve 125 ml [¹/₂ tasse] de jus)	1
25 ml	sucre granulé	2 c. à table
10 ml	fécule de maïs	2 c. à thé
5 ml	jus de citron	1 c. à thé

Garniture

250 ml	préparation pour biscuits	1 tasse
0,5 ml	muscade	¹/₈ c. à thé
75 ml	lait	¹/₃ tasse

1. Préparation du fond : Placer les pêches dans un plat allant au four, graissé. Mélanger dans un bol le sucre et la fécule de maïs puis y incorporer le jus de pêche réservé. Incorporer le jus de citron. Verser ce mélange sur les pêches. Réserver.

2. Préparation de la garniture : Dans un bol de taille moyenne, mélanger la préparation pour biscuits et la muscade. Incorporer le lait et mélanger pour obtenir une pâte collante. Laisser tomber la pâte à la cuillère sur les pêches (la pâte ne recouvrira pas tous les fruits). Cuire au four préchauffé de 40 à 45 minutes ou jusqu'à ce que la croûte soit légèrement dorée.

Portions selon le Guide

PRODUITS CÉRÉALIERS	LÉGUMES ET FRUITS
1	1
PRODUITS LAITIERS	VIANDES ET SUBSTITUTS

Valeur nutritionnelle

PAR PORTION			
Calories	158	Glucides	31,6 g
Protéines	2,7 g	Fibres alimentaires	1,4 g
Matières grasses	2,8 g	Sodium	272 mg

Barbara Selley, Dt. P.
TORONTO, ONTARIO

Donne 12 portions

Pain d'épice renversé aux poires

PRÉCHAUFFER LE FOUR À 180 °C (350 °F)
PLAT D'UNE CAPACITÉ DE 2,5 L (9 PO), ALLANT AU FOUR ET GRAISSÉ

Ce dessert est délicieux en soi, mais pour vous gâter encore un peu plus, servez-le accompagné de Garniture à la crème fouettée et au yogourt (voir la recette à la page suivante). N'en abusez pas cependant, car vous ajouteriez trop de matières grasses et de calories à votre dessert.

Données nutritionnelles

La mélasse qui entre dans la composition de ce gâteau est une bonne source de fer.

Garniture aux poires

50 ml	beurre fondu	1/4 tasse
125 ml	cassonade bien tassée	1/2 tasse
1	boîte de 796 ml (28 oz) de poires en demies, égouttées	1

Gâteau

50 ml	beurre ramolli	1/4 tasse
125 ml	cassonade bien tassée	1/2 tasse
2	œufs	2
250 ml	compote de pommes	1 tasse
125 ml	mélasse de fantaisie	1/2 tasse
375 ml	farine tout usage	1 1/2 tasse
10 ml	gingembre moulu	2 c. à thé
5 ml	poudre à lever	1 c. à thé
5 ml	bicarbonate de soude	1 c. à thé
5 ml	cannelle moulue	1 c. à thé
2 ml	clou de girofle moulu	1/2 c. à thé
1 ml	sel	1/4 c. à thé

1. Préparation de la garniture aux poires : Mélanger dans un bol le beurre fondu et la cassonade. Étendre au fond du plat graissé. Déposer les poires sur la cassonade, faces coupées orientées vers le haut. Trancher les morceaux trop gros en deux.

2. Préparation du gâteau : En travaillant au malaxeur, réduire le beurre et la cassonade en crème dans un grand bol. Ajouter les œufs et battre jusqu'à ce que le mélange soit pâle et léger. Incorporer la compote de pommes et la mélasse.

3. Dans un autre bol, mélanger la farine, le gingembre, la poudre à lever, le bicarbonate de soude, la cannelle, le clou de girofle et le sel. Incorporer dans le mélange à base de compote de pommes.

4. Déposer la pâte à la cuillère sur les fruits. Cuire au four préchauffé de 45 à 50 minutes ou jusqu'à ce qu'une sonde enfoncée au centre du gâteau en ressorte propre.

5. Passer un couteau sur les bords du gâteau et le renverser immédiatement dans une assiette de service. Laisser le moule en place sur le gâteau renversé pendant une minute ou deux afin de laisser toute la garniture retomber sur le gâteau.

Garniture à la crème fouettée et au yogourt

Voici la garniture à dessert tout usage de Barbara Selley :
Battre 125 ml (½ tasse) de crème à fouetter jusqu'à ce qu'elle épaississe. Ajouter 15 ml (1 c. à table) de sucre et 2 ml (½ c. à thé) de vanille. Battre la crème jusqu'à ce qu'elle soit ferme. Incorporer délicatement 125 ml (½ tasse) de yogourt nature réduit en matières grasses, et bien mélanger. Donne environ 375 ml (1 ½ tasse) de garniture.

Apporte 88 calories et 7,4 g de matières grasses par portion de 50 ml (¼ tasse) ; la même quantité de crème fouettée ordinaire apporte 103 calories et 11 g de matières grasses, et moins de calcium.

Portions selon le Guide

PRODUITS CÉRÉALIERS	LÉGUMES ET FRUITS
½	½

PRODUITS LAITIERS	VIANDES ET SUBSTITUTS

Valeur nutritionnelle

PAR PORTION			
Calories	279	Glucides	48,6 g
Protéines	3,0 g	Fibres alimentaires	1,7 g
Matières grasses	8,8 g	Sodium	266 mg

Bonne source de fer.

DIMANCHE	LUNDI	MARDI	MERCREDI
Repas du soir	**Soirée boulangère**	**Superfacile**	**Plats tout en un**
POULET ET POMMES DE TERRE AU FOUR	PLAT AUX LÉGUMES, AU BŒUF ET AUX PÂTES	FILETS DE POISSON AU PARMESAN ET AUX FINES HERBES	CÔTELETTES DE PORC AVEC PATATES DOUCES ET COUSCOUS
OU	OU	OU	OU
FILET DE PORC AVEC POMMES DE TERRE RÔTIES	PÂTÉ DE DINDON	POULET EXOTIQUE AU GINGEMBRE ET AU CUMIN	CARI DE POIS CHICHES
•	OU	•	Petits pains de grains entiers
Haricots verts	PASTITSIO	Riz minute au micro-ondes	—
CAROTTES GLACÉES AU MIEL	SALADE GRECQUE EXPRESS	Brocoli vapeur	Sorbet
Petits pains de blé entier		—	
—	*Conseil : tous ces plats peuvent se préparer le dimanche.*	Yogourt aux fruits	
CROQUANT CAMPAGNARD AUX POMMES ET AUX PETITS FRUITS		*Conseil : faites un supplément de riz en vue des BURRITOS « BOURRATIFS » EXPRESS du jeudi.*	
Réunion familiale	**On prend de l'avance**	**Soirée de soupe**	**Soupers de pâtes**
ROUELLES DE JAMBON AVEC SALSA À L'ANANAS ET À LA MANGUE	SPAGHETTINI AU THON, AUX OLIVES ET AUX CÂPRES	SOUPE AU BŒUF, AUX LÉGUMES ET AUX HARICOTS	FETTUCCINE ALLA CARBONARA
POMMES DE TERRE À LA NORMANDE	OU	OU	OU
Légumes verts vapeur	ROTINI AVEC SAUCE AUX TOMATES ET AUX LÉGUMES	CHAUDRÉE DE FRUITS DE MER	PÂTES CRÉMEUSES AU BROCOLI
OU	—	OU	OU
BIFTECK SALISBURY EN SAUCE AU VIN	Yogourt glacé	SOUPE AUX LÉGUMES ET AUX LENTILLES	POULET AUX AMANDES AVEC VERMICELLES À LA CHINOISE
Purée de pommes de terre		•	•
Petits pois	*Conseil : utilisez le reste de SAUCE PIQUANTE AUX TOMATES préparée le dimanche.*	Pain de grains complets	Salade et vinaigrette
Pain de blé entier			
—		*Conseil : vous pouvez préparer la soupe à l'avance en fin de semaine.*	
TABLETTES CITRONNÉES			
Pique-nique ou souper	**Mets faciles**	**Souper de salade**	**Mets vite faits**
Poulet froid	FILETS DE POISSON AUX POMMES DE TERRE ET AUX ASPERGES	SALADE DE SAUMON, DE POMMES DE TERRE ET DE HARICOTS VERTS	BŒUF ET BROCOLI SAUTÉS À LA SAUCE HOISIN
OU	OU	OU	OU
Assiettes de charcuteries maigres	SALADE DE THON GRATINÉE	SALADE DE POULET ET DE HARICOTS	CÔTELETTES DE PORC AUX PÊCHES ET AUX KIWIS
•	Crudités	OU	OU
SALADE DE POMMES DE TERRE À L'ALLEMANDE	TREMPETTE AU MIEL ET À LA MOUTARDE	SALADE GRECQUE EXPRESS	TOFU SAUTÉ À LA SAUCE TERIYAKI
•	OU	•	•
SALADE DE BETTERAVE, D'ORANGE ET DE JICAMA	SOUPE AUX TOMATES ET AUX HARICOTS	Pain pita	Riz minute au micro-ondes
•	Rôties de blé entier, petits pains ou bagels	*Conseil : achetez un poulet déjà rôti.*	*Conseil : préparez un supplément de riz en vue du vendredi.*
Petits pains frais			
•			
Gâteau au chocolat			
•			
Melon d'eau			

JEUDI	VENDREDI	SAMEDI
Les enfants cuisinent	**Souper du vendredi soir**	**On prend de l'avance**
BURRITOS « BOURRATIFS » EXPRESS	PIZZA AU POIVRON ROUGE ET AU FROMAGE DE CHÈVRE	SAUCE PIQUANTE AUX TOMATES
ou	ou	•
FAJITAS AU POULET	TOURTE « PIZZA » AUX ÉPINARDS ET AUX CHAMPIGNONS	PENNE AUX CHAMPIGNONS AVEC SAUCE PIQUANTE AUX TOMATES
—		*Conseil : conservez la moitié de la sauce en vue du mardi.*
Fruits frais ou en conserve Pouding à la vanille	Yogourt glacé	•
		Pain français ou italien
Conseil : les enfants âgés de moins de 10 ans doivent être supervisés.	BISCUITS AUX CANNEBERGES ET À L'AVOINE	•
		Salade et vinaigrette
		—
		GÂTEAU À LA COMPOTE DE POMMES
Mets vite faits	**Plats populaires**	**Grandes occasions**
POULET À LA CRÉOLE Riz minute au micro-ondes	CHILI EXPRESS	SAUMON AVEC LÉGUMES RÔTIS
ou	ou	Riz brun
COCOTTE DE THON ET DE RIZ	CHILI VÉGÉTARIEN	ou
ou	ou	CARI DE POIVRONS ROUGES ET DE POULET
FRITTATA À LA BETTE À CARDE	AILES DE POULET AU MIEL ET À L'AIL	Riz à la noix de coco
	•	RAÏTA AU CONCOMBRE
	Riz minute au micro-ondes	—
	•	Fruits frais
	Crudités	ou
	TREMPETTE AU YOGOURT ET AUX FINES HERBES	TOURTE AUX PÊCHES
	•	
	Pain à l'ail	
	—	
	Sorbet	
Sur le gril	**Repas planifiés**	**Partie en plein air**
HAMBURGERS DE DINDON PIQUANTS	RIZ FRIT AUX ŒUFS ET AUX CHAMPIGNONS	Croustilles de pain pita Crudités
ou	ou	TREMPETTE PIQUANTE VERTE
BIFTECK DE FLANC À L'ORIENTALE	POULET PARMIGIANO AU FOUR	•
ou	Riz minute au micro-ondes	SATAYS DE BŒUF BARBECUE
HAMBURGERS DE POISSON	•	
•	Légume vert	SALADE DE POULET ET DE HARICOTS
SALADE DE HARICOTS		SALADE CRÉMEUSE AU BROCOLI
ou	*Conseil : prenez le riz du mercredi.*	•
FRITES DE PATATES DOUCES		Corbeille de pain
		—
Cornets de crème glacée		TARTE AUX FRAISES FRAÎCHES
		ou
		Gâteau des anges avec petits fruits et Garniture à la crème fouettée et au yogourt

Durée de conservation des aliments

Voici quelques lignes directrices sur la durée de vie de différents ingrédients. Lisez les étiquettes et notez les dates de péremption ainsi que les indications de type « Meilleur avant ». Une fois un contenant ouvert, cette dernière date perd sa validité. Certains aliments ne présentent pas de dangers s'ils sont conservés plus longtemps, mais leur saveur et leur valeur nutritive risquent d'en souffrir. Jetez les aliments qui semblent douteux.

	RÉFRIGÉRATEUR	CONGÉLATEUR
Cocottes, pâtés à la viande, sauces (cuits)	2 à 3 jours	3 mois
Fromage à pâte dure	plusieurs mois	3 mois
Fromage traité		
Non entamé	plusieurs mois	
Entamé	3 à 4 semaines	3 mois
Œufs	3 semaines	
Poisson cuit	1 à 2 jours	
Poisson cru		
à chair grasse (saumon, maquereau, touladi)	1 à 2 jours	2 mois
à chair maigre (morue, aiglefin, brochet, éperlan)	1 à 2 jours	6 mois
Viandes cuites	3 à 4 jours	2 à 3 mois
Viandes (charcuteries)	3 à 4 jours	
Viande traitée ou fumée	6 à 7 jours	1 à 2 mois
Viande hachée crue	1 à 2 jours	2 à 3 mois
Viande à rôtir crue	3 à 4 jours	10 à 12 mois
Viande (steak et côlettes) crue	2 à 3 jours	8 à 12 mois
Lait, crème, cottage, yogourt (ouverts)	3 jours	
Volaille cuite	3 à 4 jours	1 à 3 mois
Volaille crue		
Morceaux	2 à 3 jours	6 mois
Entière	2 à 3 jours	1 an
Vinaigrettes et mayonnaises		
Ouvertes	1 à 2 mois	
Pétoncles et crevettes crues	1 à 2 jours	2 à 4 mois
Crustacés	1 à 2 jours	
Soupes	2 à 3 jours	4 mois

* Adapté du ministère de l'Agriculture, de l'Alimentation et des Affaires rurales de l'Ontario, *Food Handler's Storage Guide* (1995).

Lignes directrices canadiennes pour le poids santé
Indice de masse corporelle (IMC)

Pour les adultes âgés de 20 à 65 ans

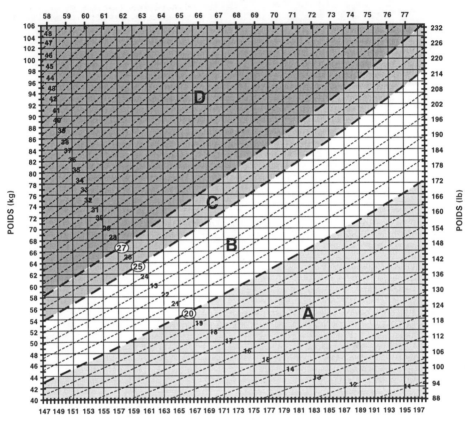

Pour évaluer votre indice de masse corporelle (IMC), repérez sur le tableau le point d'intersection de votre poids et de votre taille. Lisez la valeur située sur la ligne pointillée la plus rapprochée du point d'intersection. Ainsi, si vous pesez 69 kg et mesurez 173 cm, votre IMC est d'environ 23 et se situe dans la zone B.

Vous pouvez également déterminer votre indice de masse corporelle à l'aide de la formule : $IMC = \dfrac{poids\ (kg)}{taille\ (m^2)}$

Zone	IMC	Impact sur la santé
A	<20	Peut être associé à des problèmes de santé chez certaines personnes
B	20 à 25	Poids santé pour la plupart des gens
C	25 à 27	Peut mener à des problèmes de santé chez certaines personnes
D	> 27	Risques élevés de problèmes de santé

Source : Santé et Bien-être social Canada. *Promoting Healthy Weights : A Discussion Paper*. Approvisionnements et Services Canada, Ottawa, Ontario, 1988.

Health Canada   Santé Canada

Canadä

Santé Health
Canada Canada

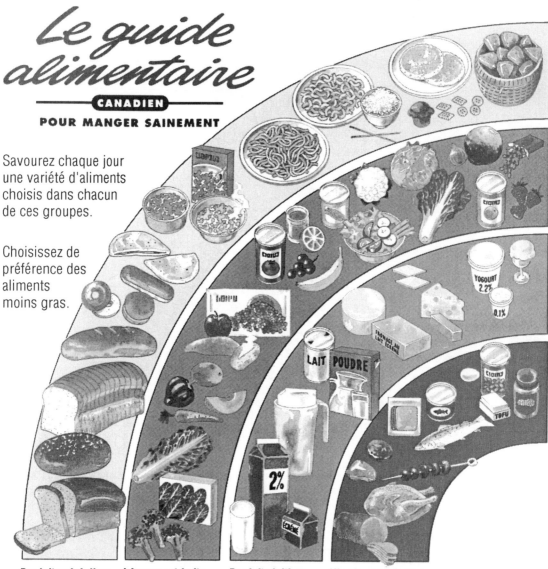

Le guide alimentaire
CANADIEN
POUR MANGER SAINEMENT

Savourez chaque jour
une variété d'aliments
choisis dans chacun
de ces groupes.

Choisissez de
préférence des
aliments
moins gras.

Produits céréaliers
Choisissez de préfé-
rence des produits à
grains entiers ou
enrichis.

Légumes et fruits
Choisissez plus souvent
des légumes vert foncé
ou orange et des fruits
orange.

Produits laitiers
Choisissez de préfé-
rence des produits
laitiers moins gras.

Viandes et substituts
Choisissez de préférence
viandes, volailles et
poissons plus maigres
et légumineuses.

Canadä

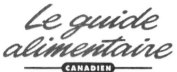

Le guide alimentaire

CANADIEN

POUR MANGER SAINEMENT

À L'INTENTION DES QUATRE ANS ET PLUS

Des quantités différentes pour des personnes différentes

La quantité que vous devez choisir chaque jour dans les quatre groupes alimentaires et parmi les autres aliments varie selon l'âge, la taille, le sexe, le niveau d'activité; elle augmente durant la grossesse et l'allaitement. Le guide alimentaire propose un nombre plus ou moins grand de portions pour chaque groupe d'aliments. Ainsi, les enfants peuvent choisir les quantités les plus petites et les adolescents, les plus grandes. La plupart des gens peuvent choisir entre les deux.

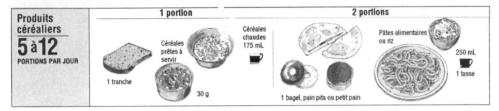

Produits céréaliers
5 à 12
PORTIONS PAR JOUR

1 portion

2 portions

Céréales prêtes à servir — 1 tranche — 30 g

Céréales chaudes 175 mL

1 bagel, pain pita ou petit pain

Pâtes alimentaires ou riz — 250 mL — 1 tasse

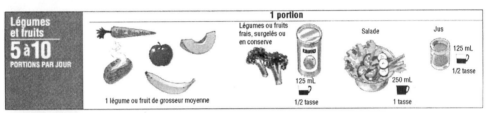

Légumes et fruits
5 à 10
PORTIONS PAR JOUR

1 portion

1 légume ou fruit de grosseur moyenne

Légumes ou fruits frais, surgelés ou en conserve — 125 mL — 1/2 tasse

Salade — 250 mL — 1 tasse

Jus — 125 mL — 1/2 tasse

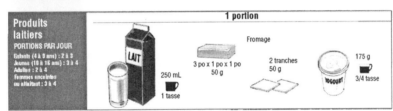

Produits laitiers
PORTIONS PAR JOUR
Enfants (4 à 9 ans) : 2 à 3
Jeunes (10 à 16 ans) : 3 à 4
Adultes : 2 à 4
Femmes enceintes ou allaitant : 3 à 4

1 portion

250 mL — 1 tasse

Fromage — 3 po x 1 po x 1 po — 50 g

2 tranches — 50 g

175 g — 3/4 tasse

Autres aliments

D'autres aliments et boissons qui ne font pas partie des quatre groupes peuvent aussi apporter saveur et plaisir. Certains de ces aliments ont une teneur plus élevée en gras ou en énergie. Consommez-les avec modération.

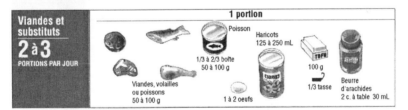

Viandes et substituts
2 à 3
PORTIONS PAR JOUR

1 portion

Viandes, volailles ou poissons — 50 à 100 g

Poisson — 1/3 à 2/3 boîte — 50 à 100 g

1 à 2 oeufs

Haricots 125 à 250 mL

100 g — 1/3 tasse

Beurre d'arachides 2 c. à table 30 mL

Mangez bon, mangez bien. Bougez. Soyez bien dans votre peau. C'est ça la VITALITÉ

Réimpression 1994

Système d'équivalents de

l'Association canadienne du diabète

Le système d'équivalents de l'Association canadienne du diabète a été appliqué aux recettes de ce livre conformément au guide *Vive la santé ! Vive la bonne alimentation !* (1994), utilisé par les personnes atteintes de diabète dans la planification des repas. Le nombre d'équivalents des différentes recettes a été calculé de manière à faciliter la planification des repas. Dans les calculs, on n'a pas tenu compte des ingrédients facultatifs. Il convient de mesurer les portions avec soin, car une modification de la taille des portions changerait le nombre d'équivalents à la hausse ou à la baisse. Certaines recettes sont susceptibles d'inclure des choix qui ne conviennent pas aux personnes diabétiques. Dans ce cas, on conseille de réduire la taille des portions avant d'intégrer la recette à un repas.

Le système d'équivalents de l'Association canadienne du diabète employé dans le guide *Vive la santé ! Vive la bonne alimentation !* est fondé sur le *Guide alimentaire canadien pour manger sainement.* Pour obtenir davantage d'informations sur le diabète, communiquez avec le bureau de l'Association canadienne du diabète, 5635, rue Sherbrooke Est, Montréal (Québec) H1N 1A3.
Courriel : info@cda-nat.org
Site Internet : www.diabetes.ca

POUR COMMENCER LA JOURNÉE DU BON PIED			ÉQUIVALENTS PAR PORTION						
PAGE	RECETTE	PORTION	■	▨	◆	✳	▨	▲	++
30	Lait frappé à l'orange (lait à 1 %)	1		1	3	2 ½			
31	Lait frappé à la banane et aux petits fruits (lait à 2 %)	½		1 ½	2	1 ½			
32	Pain à la banane	1/12	1	½			½	1	
33	Muffins au son	1 muffin	2	½			1 ½	2	
34	Muffins à la semoule de maïs	1 muffin	1 ½				1	1	
35	Muffins à la citrouille et aux raisins secs	1 muffin	1	1			½	1	
36	Scones à l'avoine, à l'orange et à l'abricot	1 scone	1 ½				½	1 ½	
37	Gruau au micro-ondes (lait à 2 %)	1	1 ½	1 ½	1			½	
38	Muesli	125 ml (½ tasse)	1 ½				½	½	1
39	Muesli à emporter (lait à 2 %)	½	2	1 ½	2	1 ½	1		
40	Gâteau aux pommes à la mode finlandaise (lait à 2 %)	½	1	1 ½	½	½	1	2	
41	Crêpes au son (lait à 2 %)	¼	1 ½		½		½	1	
42	Omelettes individuelles à la salsa fresca	½		½			2	1	
44	Strata au brocoli et au fromage (lait à 2 %)	¼	1		1		3 ½	2	

■ : Féculents ; ▨ : Fruits et légumes ; ◆ : Lait ; ✳ : Sucres ; ▨ : Protéines ; ▲ : Matières grasses et huile ; ++ : Divers

REPAS ET COLLATIONS RAPIDES — ÉQUIVALENTS PAR PORTION

PAGE	RECETTE	PORTION	■	◢	◆	✳	◉	▲	++
48	Salsa aux haricots noirs	125 ml (1/2 tasse)	1	1/2			1/2		
49	Trempette piquante verte	50 ml (1/4 tasse)	1/2				1/2		1
50	Trempette au miel et à la moutarde (lait entier)	50 ml (1/4 tasse)			1/2	1			
51	Trempette minute aux poivrons rouges rôtis	50 ml (1/4 tasse)		1/2			1/2	1/2	
52	Salsa aux fraises et aux pommes avec croustilles à la cannelle	1/5	1	1/2		1		1/2	
53	Amuse-gueule pour randonneurs	125 ml (1/2 tasse)	1	1				1/2	
54	Riz frit aux œufs et aux champignons	1/4	2	1/2			1	1	1
55	Chili de riz et de haricots	1	5	1/2			1		
56	Couscous et patates douces aux pêches	1	4	3 1/2					
57	Satays de bœuf barbecue	1/8					2		1
58	Ailes de poulet au miel et à l'ail	1/6				2 1/2	3	1	
59	Roulés de salade de poulet au cari	1 roulé	2	1/2			2	2	
60	Fajitas au poulet	1 fajita	2	1/2			1 1/2	1/2	
61	Burritos « bourratifs » express	1 burrito	3				1	1	
62	Frittata à la bette à carde	1/2	2	1			3	1 1/2	
63	Salade de thon gratinée	1/8	1 1/2				1 1/2	1/2	
64	Pizza au poivron rouge et au fromage de chèvre	1/4	2	1/2			1 1/2	2 1/2	1

DES SOUPES NOURRISSANTES — ÉQUIVALENTS PAR PORTION

PAGE	RECETTE	PORTION	■	◢	◆	✳	◉	▲	++
68	Soupe au dindon et aux nouilles à l'orientale	1/6	1				2		
69	Soupe au bœuf, aux légumes et aux haricots	1/8	1/2	1			2	1/2	
70	Soupe au jambon et aux haricots noirs à la caribéenne	1/6	1 1/2	1/2			1		
71	Soupe aux carottes à l'orange	1/6		1			1/2	1	1
72	Soupe froide au melon et à la mangue	1/4		2		1			
73	Soupe aux légumes et aux lentilles	1/6	1				1		
74	Chaudrée de fruits de mer (lait à 2%)	1/8	1/2	1/2	2		1 1/2		
75	Soupe aux patates douces	1/6	1	1/2			1/2	1/2	1
76	Soupe aux tomates et aux haricots	1/4	1	1			1 1/2	1	

■ : Féculents ; ◢ : Fruits et légumes ; ◆ : Lait ; ✳ : Sucres ; ◉ : Protéines ; ▲ : Matières grasses et huile ; ++ : Divers

LES SALADES ET LES LÉGUMES — ÉQUIVALENTS PAR PORTION

PAGE	RECETTE	PORTION	■	◨	◆	✳	◪	▲	++
80	Salade de betterave, d'orange et de jicama	1/6		1				1/2	
81	Salade de poulet et de haricots	1/4	1	1/2			2 1/2		
82	Salade de chou	175 ml (3/4 tasse)		1/2				1/2	
83	Salade colorée de haricots et de maïs	1/10	1					1/2	
84	Salade crémeuse au brocoli	1/6		1/2		1/2	1/2	1 1/2	
85	Raïta au concombre (lait à 2 %)	1/6			1/2				1
86	Salade grecque express	1/4		1/2			1	2	1
87	Salade de fusilli et de fruits	1/6	1	2 1/2					
88	Salade de pommes de terre à l'allemande	250 ml (1 tasse)	2				1/2	1/2	
89	Salade aux mandarines et aux amandes	1/4		1		1/2	1/2	1 1/2	1
90	Salade de penne aux asperges et au thon	1/8	1 1/2	1/2			1 1/2		
91	Salade de poivrons rouges rôtis	1/6		1/2				1/2	1
92	Salade de saumon, de pommes de terre et de haricots verts	1/4	1 1/2				2	1 1/2	1
93	Salade de haricots avec riz et artichauts	1/6	1 1/2	1/2			1/2	1/2	1
94	Salade de poulet et de vermicelles de riz à la vietnamienne	1/6	1	1/2			2 1/2		
95	Chou-fleur en cocotte	1/6	1				1	1	1
96	Pommes de terre à la normande	1/8	1	1/2			1/2	1/2	
97	Carottes glacées au miel	1/4		1				1/2	1
97	Frites de patates douces	1/4	1					1/2	1
98	Carottes et panais rôtis	1/8		1	1/2			1	
99	Épinards sautés aux pignons	1/4					1/2	1	1

LES PLATS DE RÉSISTANCE – LE BŒUF — ÉQUIVALENTS PAR PORTION

PAGE	RECETTE	PORTION	■	◨	◆	✳	◪	▲	++
104	Bifteck de flanc à l'orientale	1/4				1 1/2	4		
105	Ragoût de bœuf mijoté	1/4		2			3 1/2		
106	Chili express	1/8	1 1/2	1			3		
107	Bœuf et brocoli sautés à la sauce hoisin	1/4		1/2		1/2	2 1/2		
108	Lasagne flemmarde (lait à 2 %)	1/8	1 1/2	1 1/2	1/2		3	1 1/2	
109	« Muffins » à la viande avec sauce barbecue (lait à 2 %)	1/6	1/2		1/2	1 1/2	3 1/2	2	
110	Pastitsio (lait à 2 %)	1/6	1 1/2	1/2	1/2		2 1/2	1 1/2	
112	Bifteck Salisbury en sauce au vin	1/6		1/2			4		1
114	Gratin de légumes, de bœuf et de pâtes	1/6	1	1			3	1 1/2	

■ : Féculents ; ◨ : Fruits et légumes ; ◆ : Lait ; ✳ : Sucres ; ◪ : Protéines ; ▲ : Matières grasses et huile ; ++ : Divers

LES PLATS DE RÉSISTANCE – LE PORC ET L'AGNEAU — ÉQUIVALENTS PAR PORTION

PAGE	RECETTE	PORTION	■	◪	◆	✳	◪	▲	✛
115	Rouelles de jambon avec salsa à l'ananas et à la mangue	1/4		1 1/2			2 1/2		
116	Gigot d'agneau grillé	1/6					4		
117	Côtelettes d'agneau grillées avec courgettes et poivrons sautés	1/4		1			2 1/2	1	
118	Brochettes de porc à la polynésienne	1/4		1		1/2	3 1/2		
119	Côtelettes de porc aux pêches et aux kiwis	1/4		1 1/2			3		1
120	Filet de porc avec pommes de terre rôties	1/3	1				4		
121	Côtelettes de porc avec patates douces et couscous	1/4	3	1			3 1/2		

LES PLATS DE RÉSISTANCE – LA VOLAILLE — ÉQUIVALENTS PAR PORTION

PAGE	RECETTE	PORTION	■	◪	◆	✳	◪	▲	✛
122	Poulet et pommes de terre au four	1/4	2				4 1/2		
123	Poulet parmigiano au four	1/4		1			6 1/2		
124	Poulet aux amandes avec vermicelles à la chinoise	1/4	3	1/2			4		
126	Papillons en sauce crémeuse avec poulet, épinards et poivrons (lait à 2 %)	1/4	2	1/2	1		4	1/2	
128	Poulet à la créole	1/8		1			4	1/2	
129	Cari de poulet à la pomme et à la banane (lait à 2 %)	1/6		1 1/2	1/2		3 1/2		
130	Cari de poivrons rouges et de poulet	1/6		1/2			3		
131	Hamburgers de dindon piquants	1/4	2 1/2			1/2	3	1	
132	Paella au poulet et aux crevettes	1/6	2	1			3		
134	Pâté de dindon (lait à 2 %)	1/6	1 1/2	1 1/2	1/2		3 1/2	1/2	
136	Poulet exotique au gingembre et au cumin	1/8		1			4		

LES PLATS DE RÉSISTANCE – LE POISSON — ÉQUIVALENTS PAR PORTION

PAGE	RECETTE	PORTION	■	◪	◆	✳	◪	▲	✛
137	Hamburgers de poisson	1/4	4	1/2		1/2	3 1/2		
138	Filets de poisson au parmesan et aux fines herbes	1/4	1/2	1/2			3		
139	Pâtes avec sauce blanche aux palourdes (lait à 2 %)	1/4	3	1/2	1/2		3		
140	Filets de poisson aux pommes de terre et aux asperges	1/2	1				3		
141	Saumon avec légumes rôtis	1/2	1	1 1/2			3	2	
142	Couscous aux crevettes et aux moules	1/4	3 1/2	1			1 1/2		
143	Spaghettini au thon, aux olives et aux câpres	1/4	2 1/2	1 1/2			2	1/2	1
144	Cocotte de thon et de riz (lait à 2 %)	1/4	1 1/2	1/2	1/2		2	1	1

■ : Féculents ; ◪ : Fruits et légumes ; ◆ : Lait ; ✳ : Sucres ; ◪ : Protéines ; ▲ : Matières grasses et huile ; ✛ : Divers

LES PLATS DE RÉSISTANCE – LES PÂTES ET LES LÉGUMINEUSES	ÉQUIVALENTS PAR PORTION						
PAGE	RECETTE	PORTION	■	▨	◆	✳	▨	▲	✚
145	Cari de pois chiches	1/6	1	1 1/2			1 1/2		
146	Pâtes crémeuses au brocoli	1/6	3				1	1 1/2	
147	Chili végétarien	1/6	3 1/2	1/2			1	1	
148	Fettuccine alla carbonara	1/4	4	1/2			3	1	
149	Pâtes aux légumes rôtis et au fromage de chèvre	1/4	2 1/2	1			1	2	1
150	Sauce piquante aux tomates	1/8		1 1/2				1	
151	Penne aux champignons avec sauce piquante aux tomates	1/4	2 1/2	1 1/2			1	1 1/2	
152	Rotini avec sauce aux tomates et aux légumes	1/4	2 1/2	2			1	1	
153	Tourte « pizza » aux épinards et aux champignons	1/6	3 1/2	1/2			1 1/2	3	
154	Tofu sauté à la sauce teriyaki	1/4	2	1		1/2	1	1/2	

LA NOTE FINALE	ÉQUIVALENTS PAR PORTION						
PAGE	RECETTE	PORTION	■	▨	◆	✳	▨	▲	✚
158	Pouding de pain perdu à l'abricot (lait à 2 %)	1/8	1	1	1/2	2 1/2	1/2	1	
159	Gâteau à l'ananas	1/12	1	1		3 1/2		2 1/2	
160	Biscuits aux canneberges et à l'avoine	2 biscuits	1			1/2		1	
161	Mousse à l'érable	1/10				2		3 1/2	
162	Croquant campagnard aux pommes et aux petits fruits	1/4	1	2 1/2		2 1/2		2 1/2	
163	Gâteau à l'avoine et aux dattes avec glaçage au moka	1/16	1/2	1		2		2	
164	Tarte aux fraises fraîches	1/6	1	1/2		1		1 1/2	
165	Tablettes citronnées	1 tablette	1/2			1 1/2		1 1/2	
166	Gâteau à la compote de pommes glacé à la crème au beurre	1/9	1 1/2			2 1/2		2	
168	Crème caramel à l'orange (lait à 2 %)	1/8			1/2	2 1/2	1/2	1/2	
169	Tourte aux pêches	1/6	1	1/2		1		1/2	
170	Pain d'épice renversé aux poires	1/12	1	1		2		1 1/2	

■ : Féculents ; ▨ : Fruits et légumes ; ◆ : Lait ; ✳ : Sucres ; ▨ : Protéines ; ▲ : Matières grasses et huile ; ✚ : Divers

INDEX

S

T